Liu Qi Gong

Qingshan Liu

Qi Gong

Der chinesische Weg für ein gesundes, langes Leben

IRISIANA

IRISIANA

Eine Buchreihe herausgegeben von
Rüdiger und Margit Dahlke

Die Deutsche Bibliothek – CIP-Einheitsaufnahme
Liu, Qingshan:
Qi-Gong : der chinesische Weg für ein gesundes, langes Leben /
Qingshan Liu. – 2. Aufl. – München : Hugendubel, 1995
(Irisiana)
ISBN 3-88034-576-7

2. Auflage 1995

Umschlaggestaltung: Zembsch' Werkstatt, München, unter Verwendung eines Motivs von Ute Dissmann
Produktion: Tillman Roeder, München
Satz: Uhl + Massopust, Aalen
Druck und Bindung: Huber, Diessen
Printed in Germany

ISBN 3-88034-786-6

Inhalt

Danksagung

Mein herzlicher Dank geht zuerst an meinen langjährigen treuen Qi-Gong-Freund Klaus Gürtner. Er hat die Formulierungen des ersten Entwurfs und die weiteren Änderungen Wort für Wort verbessert und handschriftlich niedergeschrieben. Herzlichen Dank auch meiner Kursteilnehmerin Christine Behle, die freiwillig die mühsame Tipparbeit übernommen hat und die saubere erste Rohfassung herstellte. Für die Fotoaufnahmen bedanke ich mich herzlich bei Alexander Gall, Carolin Hahnemann, Claudia Zoch, Qingmei Liu.

Mein weiteres Dankeschön geht an die Personen, die meine Rohfassung Korrektur gelesen haben. Dies sind u. a. Professor Dr. Paul Unschuld, Lehrstuhl für die Geschichte der Medizin an der LMU München und Dr. med B. Ostermayr, Chefarzt der Klinik für Innere Medizin und Naturverfahren in München-Harlaching.

Für die ausführlichen Beratungen und Vorschläge bedanke ich mich bei meinen Freunden, u. a. Dr. med. Heribert Hermannstaller und Dr. med. Horst Mehmel, Orthopädie, sowie Bernd Roßmüller, Arzt; Annette Schrag, Ärztin, und Rudi Pihusch, Arzt. Für die wichtige Mitarbeit an der Endkorrektur möchte ich besonders Caroline Schmauser danken.

Ein herzliches Dankeschön verdient mit Sicherheit auch der Hugendubel Verlag, der für die gute Organisation und die Veröffentlichung des Buches gesorgt hat.

Vorwort

Es ist sehr erfreulich, daß in der letzten Zeit im Westen Interesse und Spaß an Qi Gong so rasch zugenommen haben. Diese Entwicklung ist nicht nur darauf zurückzuführen, daß Qi Gong leicht zu praktizieren ist, uns fröhlicher macht und gesund hält, sondern auch darauf, daß es für alle Altersgruppen geeignet ist und keine besondere Begabung oder Beweglichkeit voraussetzt. Qi Gong hilft uns außerdem dabei, wieder gesund zu werden, wenn wir schon krank sind. In China ist sehr bekannt, daß mit Hilfe von Qi Gong sogar schwere Krankheiten erfolgreich behandelt werden können. Umso weniger sollten wir uns wundern, wenn wir uns nach dem Qi-Gong-Üben ausgeglichen und entspannt fühlen. So ist gut zu verstehen, warum so viele Millionen von Menschen in China ihre Qi-Gong-Übungen regelmäßig praktizieren.

Dank meiner Familientradition habe ich schon als Kind diese wunderbare Kunst kennengelernt. Später habe ich sie als Meister unterrichtet und meine Kenntnisse darüber noch durch das Medizinstudium in Peking vertieft.

Es war eine interessante Erfahrung für mich, feststellen zu können, daß meine Kursteilnehmer im Westen die Qi-Gong-Übungen genauso gut erlernen und praktizieren können wie meine Schüler in China, wenn sie den Sinn des Qi Gong kennengelernt haben. Das Entscheidende ist, seine spezifische Wirkungsweise und die Unterschiede zur Gymnastik oder anderen Sportarten zu kennen. Dieses Buch soll den Menschen im Westen helfen, Qi Gong ganzheitlich kennenzulernen und zu praktizieren.

Die in diesem Buch vorgestellten Übungen habe ich für Sie ausgewählt und mich dabei bemüht, sie besonders verständlich zu beschreiben. Sie sind sehr leicht zu erlernen und sehr wirkungsvoll. Es ist die erste Veröffentlichung dieser Art in deutscher Sprache. Für eine bessere Übersicht der bildlichen Darstellungen habe ich ein neues System entwickelt, mit dessen Hilfe Sie allein anhand der Bilderserie die Übungsbewegungen mit der richtigen Atmung und dem genauen Zeitablauf nachmachen können. Außerdem gibt es eine Begleit-Video-Kassette zum Lernen und Mitüben, die über den Buchhandel oder mich zu beziehen ist.

Ich wünsche mir sehr, Ihnen durch mein Buch Freude an diesem jahrtausendealten Weg zur Harmonie von Körper und Geist zu vermitteln, der sowohl im Westen als auch in China aktueller denn je ist. Dieses Buch ist sowohl für Anfänger als auch für Fortgeschrittene geeignet und dient ebenfalls als Begleitbuch für meine Kurse.

Mit besten Wünschen für Ihre Gesundheit und ein glückliches, langes Leben

München, im Februar 1992 QINGSHAN LIU

1. Qi und Qi Gong – eine Einführung

Traditionelle Chinesische Medizin (TCM) und westliche Schulmedizin

Qi Gong (sprich: Tschi Gung), die aus China kommende Methode für ein gesundes, langes Leben, beruht auf uraltem Wissen. Beginnen wir damit, die Traditionelle Chinesische Medizin mit der westlichen Schulmedizin zu vergleichen, um Qi Gong kennenzulernen.

Die westliche Schulmedizin baut auf naturwissenschaftlichen Erkenntnissen auf. Sie zieht die Forschungsergebnisse der Biologie heran, um festzustellen, wie Lebewesen entstehen, welche Formen sie annehmen und wie sie ihre Lebensfunktionen steuern. In der Anatomie zerteilt sie den menschlichen Körper so, daß seine Strukturen getrennt sichtbar werden, und versucht, diese systematisch zu erfassen. Die Physiologie hilft festzustellen, wie diese anatomischen Strukturen funktionieren und welche Bedeutung sie für das Leben haben. Chemische Prozesse werden unter Anwendung der Chemie analysiert, in der Pathologie werden Krankheitsprozesse anhand von Gewebs- und Organveränderungen analysiert.

Durch Zuhilfenahme all dieser einzelnen Wissenschaften differenziert die Schulmedizin zwischen normalen und krankhaften biologischen Funktionen. Sie sieht als Ursache der Krankheit einen gestörten Funktionsablauf einzelner Organsysteme. Mit Hilfe verschiedener Disziplinen wie Innere Medizin oder Chirurgie behandelt sie die Erkrankungen durch Beeinflussung dieser gestörten Funktionsabläufe und bedient sich dabei auch der Pharmakologie, der Lehre von den Arzneimitteln.

Die Traditionelle Chinesische Medizin (TCM) baut nicht auf dieser Art von Anatomie oder Physiologie auf, sondern beruht auf der Beobachtung von Körperreaktionen und der Interpretation von Körpererfahrungen. Sie kennt zwar auch die Hauptstrukturen der Anatomie wie Magen, Leber usw., aber betrachtet sie nicht auf histologischer und zytologischer Ebene. Chirurgie und Innere Medizin sind der Traditionellen Chinesischen Medizin bekannt; sie gebraucht sie jedoch in einem ganz anderen Sinne. Sie interessiert sich überhaupt nicht für Chemie, sondern für etwas, was in der Schulmedizin kein Thema ist: das *Qi* (die Lebensenergie, Lebenskraft), von dem in diesem Buch die Rede ist. Kurz gesagt, das Qi und seine

Bewegungen bestimmen das Leben. Die Traditionelle Chinesische Medizin meint, daß man gesund und das Abwehrsystem dann auch stark ist, wenn das Qi in Harmonie ist. »Wenn das wahre Qi in Harmonie ist, woher käme Krankheit?« (*Huang Di Nei Jing*). Wenn das Qi in Disharmonie ist, ist man krank. Qi-Disharmonie ist also die Krankheit selbst. Diese Krankheitsdefinition unterscheidet sich von jener der westlichen Schulmedizin.

Um das Qi zu untersuchen, wurden die Zungendiagnose (zum Beispiel aufgrund von Zungenform, -farbe und -belag) sowie die Augen-, Ohren- oder Pulsdiagnose entwickelt, die durch äußere Körpererscheinungen das »unsichtbare« Qi und seinen Zustand feststellen.

Die Unterschiede zwischen westlicher Schulmedizin und Traditioneller Chinesischer Medizin möchte ich mit folgendem Bild deutlicher machen:

Man kann den menschlichen Körper mit einem gefüllten Kochtopf vergleichen, der auf dem Herd steht. Die Schulmedizin erforscht detailliert, wie dick die Topfwand ist und woraus sich die im Topf befindliche Nahrung zusammensetzt. Eine genaue Bestandsaufnahme der verschiedenen Vitamine und Proteine, der Kalorienzahl und der Flüssigkeit gehören dazu. Wenn der Koch einen Schuß Essig hinzugibt, weiß die Schulmedizin sofort, wie sich der pH-Wert ändert, usw.

Die Traditionelle Chinesische Medizin wüßte, daß das Essen auf dem Herd gart und gut schmecken soll. Sie konzentriert sich damit auf Betrachtungen zu Aussehen und Beschaffenheit des Essens. Sie überwacht, welche Farbe es hat und ob es klebrig oder trocken, weich oder hart ist. Für diese Beobachtungen gibt es sehr viele Anhaltspunkte, die in der Schulmedizin unbekannt sind.

Plötzlich sind nun Ameisen in den Topf eingedrungen. Das entspricht beim menschlichen Körper einer Krankheit, beispielsweise einer Infektion.

Die Schulmedizin fragt sich, womit sie das Ungeziefer beseitigen kann. Um die Antwort zu finden, muß sie zuerst wissen, um was für einen Typ von Ameisen es sich handelt, ob es Typ A, Typ B oder sogar Typ C ist. Für bestimmte Erreger werden bestimmte Gegenmittel eingesetzt. Einige Ameisen müssen aus dem Topf herausgenommen werden, um unter dem Mikroskop untersucht zu werden. Das entspricht z. B. einer Blutentnahme oder Biopsie, also einer Laboruntersuchung. Aus der Mikrobiologie weiß die Schulmedizin, wie alle bekannten Erreger aussehen. Sie wird beispielsweise anhand der äußeren Form, wie etwa der Hinterbeine oder Kopfform der Ameisen, feststellen, daß es sich um eine Ameise vom Typ A, entsprechend z. B. um eine Bakterie vom Typ A handelt. Entsprechend würde sie mit Hilfe von Biochemie und Pharmakologie herausfinden, welches Mittel es gegen diesen Ameisentyp A gibt – das entspräche etwa einem Antibiotikum. Damit werden die Ameisen im Topf bekämpft und schließlich beseitigt. Wie wir Pharmazeutika kennen – es gibt fast kein Medikament ohne unerwünschte Nebenwirkungen – werden am Ende die Ameisen zwar vernichtet sein, das Essen wäre aber nun nicht mehr genießbar. Man spricht trotzdem von einer Heilung. Erschwerend kann hinzu kommen, daß nicht nur Ameisen eines Typs zu bekämpfen sind. Ist das Mittel gegen Typ A zufällig günstig für Typ B, der ebenfalls vorhanden ist, könnte Typ B sich nun übermäßig vermehren, und die Krankheit würde sich verschlimmern. Wenn die Art der vorgefundenen Ameisen nicht bekannt ist, wüßte man nicht, womit man sie bekämpfen kann.

Während der Schulmedizin die Klassifikation von Krankheitserregern für die Strategie ihrer Vernichtung wichtig ist, konzentriert sich die Chinesische Medizin auf das Qi und die Qi-Harmonie. Gesundheit wird durch die Harmonie des Qi in der Einheit, die Körper, Seele und Geist bilden, gewährleistet. Also versucht die Chinesische Medizin nicht, die Ameisen unter die Lupe zu nehmen und zu kategorisieren, sondern die Harmonie des Ganzen zu überprüfen.

Bezogen auf unser Beispiel würde sie sich zunächst fragen, warum die Ameisen plötzlich im Essen vorhanden sind. Sie würde feststellen, daß die Qi-Harmonie gestört ist, weil der Herd nicht genug Hitze abgegeben hat. Daher können sich jetzt die Ameisen im Topf halten. Die Ursache dieser Krankheit ist demnach nicht die Ameiseninvasion, sondern die Disharmonie aller Faktoren. Die Temperatur ist gesunken. Aus Erfahrung weiß man, daß zur Erhöhung der Temperatur das Feuer angefacht werden muß. Feuer wird durch Holz geschürt und durch Wasser gelöscht. Das entspräche der Theorie der fünf Wandlungsphasen der Chinesischen Philosophie und Medizin (s. »Einführung in die Theorie der fünf Elemente«). Die Chinesische Medizin wird jetzt feststellen, daß entweder zu wenig Holz vorhanden ist oder zu feuchtes benutzt wurde. Also wird sie trockenes Holz nachlegen, das Feuer wird daraufhin mehr Wärme geben und die Ameisen vertreiben. Die Chinesische Medizin hat den Topf unberührt gelassen; das Essen bleibt genießbar. Im übertragenen Sinn hätte sie lediglich den Körper wieder funktionsfähig gemacht. Obwohl sie sich nach wie vor nicht dafür interessiert hätte, welcher Typ von Bakterien auftrat, hätte sie die Krankheit geheilt, und zwar ohne Nebenwirkungen. Auf diese Art und Weise hat die Traditionelle Chinesische Medizin Tausende von Methoden zum »Feuermachen« entwickelt. Sie weiß außerdem, daß, so lange Harmonie herrscht – in diesem Fall die Hitze – die Ameisen nicht wiederkommen.

Die Traditionelle Chinesische Medizin will die Entstehungsursachen von Krankheiten beseitigen. Die Heilung mit Hilfe spezifischer Medikamente hat hingegen nur die Symptome (Ameisen) beseitigt, nicht aber die wahre Ursache, so daß die Krankheit möglicherweise immer wieder auftreten kann, sobald die Wirkung des Medikaments nachgelassen hat.

Durch dieses Beispiel möchte ich nur den Unterschied zwischen den beiden Systemen erklären und sie nicht bewerten. Schulmedizin und Traditionelle Chinesische Medizin stehen keineswegs im Gegensatz zueinander. Sie können sich im Gegenteil sehr gut ergänzen. Wenn beispielsweise das »Feuermachen« in bestimmten Fällen nicht schnell genug wirkt und die Ameisen alles zu vernichten drohen, müßte man sie wohl auch gleichzeitig »operativ« entfernen; wenn der Topf eines Tages durch ein Mißgeschick beschädigt ist, muß man sehr wohl wissen, wie man ihn repariert. In solchen Fällen sind schulmedizinische Kenntnisse und Disziplinen wie die Unfallchirurgie unentbehrlich.

Was ist Qi?

»Qi« ist die Transkription eines Zeichens, das, wie die meisten chinesischen Schriftzeichen, viele Bedeutungen hat. Qi (氣) bedeutet Gas, Luft, Atem, Geruch und noch vieles mehr. Qi ist ein zentraler Begriff der chinesischen Philosophie und bezeichnet eine sehr feine und wichtige Substanz. In der Chinesischen Medizin steht Qi für die physiologische Aktivität und funktionelle Vitalität des Organismus, also für Lebenskraft und Lebensenergie.

Warum hat das Wort »Qi« so viele Bedeutungen, die zunächst scheinbar wenig miteinander zu tun haben? Der Grund liegt vermutlich darin, daß all diese Bedeutungen eben doch mehr oder minder mit der Atmung verbunden sind. Luft ist ein gasförmiger Stoff, den wir ein- und ausatmen; Geruch ist durch Atmen wahrnehmbar, und durch Atmen sammeln wir Energie. Mit tiefem Atemholen und herausgedrückter Brust demonstrieren wir Kraft. Erschöpfung zeigen wir, wenn uns im wahrsten Sinne des Wortes die Luft ausgegangen und die Brust eingesunken ist.

Durch Qi-Gong-Übungen kann man spüren, wie sich mit dem Einatmen der Körper mit Energie füllt. Deshalb haben unsere Vorfahren die aufgenommene Luft und die zugeführte Energie als Einheit gesehen und als Qi bezeichnet. Heute wissen wir, daß wir Luft einatmen und dieses Einatmen die Qi-Energie beeinflußt. Man kann sich jedoch streiten, ob der Vorgang getrennt zu sehen ist. Jedenfalls kann man durch Qi-Gong-Übungen den Zusammenhang von Atmung, Luft und Lebensenergie deutlicher als sonst wahrnehmen.

Haben wir schon Qi erfahren?

Wenn ich jemanden, der nie mit Qi Gong zu tun hatte, frage, ob er das Qi schon einmal erlebt oder wahrgenommen habe, lautet die Antwort wahrscheinlich: »Ich habe jetzt zum ersten Mal überhaupt davon gehört!«

Ohne den Begriff »Qi« zu kennen, haben wir jedoch alle das Qi schon gespürt. Wenn wir beispielsweise gähnen, merken wir, daß eine Art von Wärme oder Kälte über den Rücken zum Kopf fließt, uns zuweilen eine Gänsehaut überkommt oder Tränen in die Augen treten. Eine Berührung der Fußsohle oder der Taille beschränkt sich nicht auf diese Stellen, sondern wirkt im ganzen Körper. Beim Wasserlassen erleben Kinder öfters eine unwillkürliche Körpererschütterung. All dies sind Qi-Wahrnehmungen.

Wenn der Körper von eisiger Kälte geschüttelt wird, so ist das eine Qi-Bewegung. Auch das Gefühl, daß die Kälte bis in die Knochen dringt, kommt von einer Bewegung des Qi. Hinter der Aufforderung: »Zieh dich warm an, damit du dich nicht erkältest!« steckt die unbewußte Vorstellung, daß man von der Kälte krank werden kann. Für die Erfahrung, daß man durch Einwirkung von Kälte einen Schnupfen bekommen kann, gibt die Bewegung des Qi eine hinreichende Erklärung: das Qi zieht sich zurück und dadurch wird das Immunsystem in den betreffenden Körperteilen bis hin zum ganzen Körper geschwächt.

Auch Aufregungen, die mit Herzklopfen und Schweißausbrüchen verbunden sind, liegt eine Qi-Bewegung zugrunde. Das Erröten und Schwitzen in peinlichen Situationen geht ebenfalls auf starke Qi-Bewegungen zurück. Entsprechendes gilt für das Aufkommen von zärtlichen Gefühlen und sexuelle Erregung.

Akupunktur ist eine Methode, das Qi an den entsprechenden Stellen mit Hilfe von Nadeln und feinen Handtechniken zu beeinflussen. Auch die Anwendung von Kräutern und anderen natürlichen Heilsubstanzen in der Phytotherapie und Tuina-Anmo-Heilmassage, Akupressur, Moxibustion (Behandlung durch glühendes Moxe-Kraut in unmittelbarer Nähe der Akupunkturstellen) und insbesondere Qi-Gong-Übungen wirken spürbar auf den Fluß des Qi und bewirken eine fühlbare Qi-Umverteilung.

Was ist Qi Gong?

Den Begriff »Qi« haben wir bereits erklärt. »Gong« hat vielerlei Bedeutungen wie beispielsweise Verdienst, Errungenschaft, Leistung, Erfolg, Wirkung. Im Zusammenhang mit Qi Gong ist es eine Abkürzung von »Gong Fu«. »Gong Fu« bedeutet zunächst Zeit, Mühe, Anstrengung, Arbeit; im weiteren Sinne auch Können und Geschicklichkeit, die man sich mit viel Zeit und Mühe erworben hat. Dabei handelt es sich um Fähigkeiten, die man sich durch körperliche Übungen und nicht etwa nur durch Intelligenz aneignet.

Zu Gong Fu gehören viele Arten der Körperbeherrschung wie Tanz und Akrobatik, auch die im Ausland und bei Fachleuten als »Kung Fu« bezeichnete Kunst der Selbstverteidigung, die in China offiziell »Wu Shu« heißt.

Qi Gong bedeutet demnach »Gong Fu des Qi«, also alle Fähigkeiten, das Qi zu beeinflussen und im weiteren Sinne alle Übungen, die dafür geeignet sind. Es bildet somit einen umfassenden Begriff für viele verschiedenartige Übungen und Techniken. Das Wort »Qi Gong« ist so umfassend wie das Wort »Musik«. Die Zahl der Qi-Gong-Übungen läßt sich so wenig schätzen wie die Zahl der Musikstücke, die bis heute komponiert worden sind. Weil Qi Gong nichts anderes ist als die Summe einer Unzahl über lange Zeit gesammelter und weiterentwickelter Körpererfahrungen, umfaßt es auch eine unübersehbare Zahl von einzelnen Übungen und Heilmethoden, von denen jede einen eigenen Namen trägt. Deswegen spricht man heute auch von »Qi Gong Xue«, der Wissenschaft vom Qi Gong.

Viele Chinesen und einfache chinesische Lexika bezeichnen Qi Gong als Atemübung. Aber im Qi Gong wird das Qi nicht nur als Atem beziehungsweise Luft verstanden, sondern im gleichen Sinne gebraucht wie in der chinesischen Philosophie und Medizin. Wir verstehen darunter die Grundsubstanz oder das Grundmaterial des menschlichen Körpers, aller Lebewesen und allen Lebens. Im *Zhi Bei You* der Sammlung *Zhuang Zi* heißt es: »Das menschliche Leben entsteht durch Zusammenkommen von Qi; wenn es zusammenkommt, gibt es Leben, wenn es auseinandergeht, bedeutet es Tod.« Ein Sprichwort sagt: »Die Menschen leben im Qi wie die Fische im Wasser.« »Qi ist die Wurzel des Menschen.« (*Nan Jing*); »Die Menschen sind im Qi, Qi ist in den Menschen«. Die Menschen sind also nichts anderes als »ein Teil des gesamten Qi von Himmel und Erde« (*Bao Pu Zi* und *Tai Qing Tiao Qi Jing*).

Früher glaubte man, daß die ganze Welt aus dieser Qi-Energie besteht. Chinesische Philosophie und Weltanschauung sind eng mit diesem Begriff verbunden. Qi ist deshalb ein häufig verwendeter Ausdruck und drückt neben seiner eigentlichen

Grundbedeutung geistige und moralische Stärke aus. In anderem Zusammenhang hat es z. B. folgende Bedeutung: Das Qi des Himmels ist das Wetter, das Qi des Schicksals ist der Glücksfall; Qi zu schüren bedeutet, sich zu ärgern; das Qi der Beamten ist bürokratisches Verhalten.

Eigenschaften des Qi

Naturwissenschaftliche Forschungen, unter anderem im Bereich der Quantenphysik, haben ergeben, daß das Qi, das von verschiedenen Qi-Gong-Meistern im Qi-Gong-Zustand auf andere Menschen übertragen wird, eine Art elektromagnetische Welle mit einem sehr weiten Spektrum ist, das von Radiowellen, über Mikrowellen, Infrarot, sichtbares Licht, Ultraviolett bis zu radioaktiven Wellen reicht. Es kann auch die Eigenschaften von Infraschall oder die eines Magnetfeldes besitzen (*Qi Gong de Ke Xue Ji Chu*).

Die Übertragung von Qi auf Patienten haben in China schon einige Qi-Gong-Meister mit Erfolg zur Schmerzbetäubung bei Schilddrüsenoperationen eingesetzt.

Wo existiert das Qi?

Durch Qi-Gong-Übungen, mit deren Hilfe man Körpererfahrungen sammeln und das Qi wahrnehmen kann, hat man entdeckt, daß sich in unserem Körper viele Qi-Zentren (Dan Tian) und Qi-Laufbahnen (Chin.: Mai = (Qi-)Gefäß) befinden, die den ganzen Körper durchziehen. Daneben gibt es viele Stellen, meist auf einem der Haupt-Qi-Gefäße, der Meridiane, gelegen, an denen das Qi den Körper »betritt oder verläßt« und an denen sich das Qi durch verschiedene innere und äußere Einwirkungen beeinflussen läßt. Die Stellen werden im Westen meistens als Akupunkturpunkte bezeichnet, – vielleicht weil Akupunktur als chinesische Therapie im Westen am bekanntesten ist –, obwohl nicht alle diese Punkte als Akupunkturpunkte benutzt werden dürfen.

Man hat auch entdeckt, daß manche Stellen in besonders starker Verbindung mit dem Makrokosmos stehen. Aus diesem Grund tragen sie Namen, die auf Gestirne hinweisen, wie zum Beispiel »Sonne und Mond« (Ri-Yue) oder »Himmelsbrunnen« (Tian-Jing), »Himmelsquelle« (Tian-Quan), »Himmelsteich« (Tian-Chi) oder »Mittelpol« (Zhong-Ji). Manche Bezeichnungen haben mit dem Wetter zu tun, beispielsweise mit Wind wie »Windteich« (Feng-Chi), »Windstadt« (Feng-Shi), »Windresidenz« (Feng-Fu); mit Wolken wie »Wolkentor« (Yun-Men), mit Donner wie »Großdonner« (Feng-Long) oder mit Blitz wie »Himmelsspalt« (Lie-Que).

Ferner finden sich geographische Bezeichnungen, wie »Berg«, »Tal«, »Hügel«; Bezeichnungen für Gewässer wie »Kanal« oder »Fluß« (Gou), »Grab« (Du), »Teich« (Chi); für Feuchtigkeit oder Wasseransammlung wie »Moor« oder »Sumpf« (Ze), »Brunnen« oder »Quelle« (Quan), »Meer« oder »See« (Hai).

Manche Stellen verdanken ihren Namen der Funktion, die sie ausüben, zum Beispiel »Palast« oder »Residenz«, »Speicher«, »Halle«, »Durchgang«, »Innenhof«, »Fenster«, »Tor«, »Tür«, »Wohnung«, »Schlucht«, »Kreuzung«.

Qi-Gefäße (in europäischem Sprachgebrauch häufig als Meridiane bezeichnet) verbinden Körperstellen nach einem bestimmten Plan, teilweise führen sie auch zu inneren Organen. Letztere werden nach den betreffenden Organen benannt, zum Beispiel Leber-, Lungen- oder Herz-Meridiane. Andere verbinden Meridiane untereinander und führen nicht unbedingt zu Organen. Sie haben dann eigene Namen, die meistens nach ihrer Funktion gewählt wurden.

Damit ist gesagt, daß das Qi in unserem Körper verteilt wird, durch manche Stellen am Körper ein- und austritt. Unser Körper ist für das Qi durchlässig. Durch das Qi ist er mit der Umgebung und der Natur in Verbindung. Es vollzieht sich ein kontinuierlicher Austausch zwischen Mikrokosmos und Makrokosmos. Das Qi befindet sich somit in ständiger Bewegung in unserem Körper, im Mikrokosmos und im Makrokosmos.

Die Meridiane (Jing Luo)

Der ganze Körper wird von Qi-Gefäßen, Meridianen, durchzogen, die wie ein Netz alle Bereiche des Körpers verbinden. Dieses Netz ist etwa vergleichbar mit den Straßen einer Stadt oder eines Landes, die sich kreuzen und verschiedene Orte (Organe) verbinden. Sie sind meistens symmetrisch angeordnet.

Meridiane und Akupunkturstellen helfen uns, im Körper das Qi zu lenken und zu harmonisieren, so wie Straßen und Verkehrsknotenpunkte in einem Stadtplan uns helfen, uns zurechtzufinden und an das Ziel zu kommen.

Über diese Qi-Laufbahnen gibt es viele Mutmaßungen. Zunächst dachte man an das Nervensystem, weil es ähnlich verlaufende Bahnen aufweist. Aber mit der Zeit hat man entdeckt, daß die Meridiane viele Wege gehen, auf denen keine entsprechenden Nervenstränge verlaufen.

Außerdem fließt das Qi nicht wie der elektrische Strom, wo ein Stromimpuls auf einen Nerv einen schockartigen Reiz auslöst. Das Qi fließt langsamer, etwa so wie der Reiz, der sich beim Gähnen oder bei Gänsehaut ausbreitet.

Es gibt wohl keine spezifische, den Meridianen entsprechende anatomische Struktur. Man sollte daraus aber nicht schließen, daß es keine Meridiane gibt. Die Meridiane hat man noch nie mit den Augen gesehen. Entdeckt worden sind sie durch Körperbeobachtung. Dies ist vergleichbar mit dem Hören eines Geräusches. Wir wissen, daß es Geräusche gibt, weil wir alle sie hören können. Wenn wir nicht sicher wären, daß das Geräusch eine Bewegung der Luft, eine Schwingung in einem bestimmten Frequenzbereich, ist, könnten wir dem Wesen des Geräusches nicht auf die Spur kommen. Ebenso ist zum Nachweis der Existenz der Meridiane an sich keine Entdeckung einer spezifischen anatomischen Struktur nötig.

Eine bestimmte anatomische Struktur, die dem Verlauf der Meridiane entspricht, existiert vermutlich gar nicht. Trotzdem wird das Qi den Meridianen entsprechend durch den Körper geleitet, oder es fließt die Meridiane entlang durch ihn hindurch. Wir können annehmen, daß die Meridiane auch eine Qi-leitende Funktion verschiedener, uns schon längst bekannter anatomischer Strukturen darstellen.

Die Chinesische Medizin arbeitet auf Grund der Meridian- und Qi-Theorie bereits seit Jahrtausenden mit Erfolg. Es wäre auch begrüßenswert, wenn die westliche Schulmedizin die Meridiane wissenschaftlich erforschen würde. Unter Umständen könnten dadurch neue Meridiane entdeckt werden. Ich will damit sagen, daß es schade wäre, wenn man die Meridiantheorie nur deshalb ablehnen würde, weil die Meridiane bisher nicht anatomisch identifiziert werden konnten.

Meiner Meinung nach hat der Fluß des Qi sehr viel mit dem Muskeltonus zu tun. Vermutlich fließt das Qi im wesentlichen in Muskelsträngen, Bändern, Sehnen und Bindegeweben. Viele Akupunktur- und Akupressurstellen befinden sich dort, wo die Muskelfasern am dichtesten gebündelt sind sowie an den Ansätzen von Muskeln, Bändern und Sehnen.

Qi Gong ist eine uralte Therapie. Durch Qi Gong sind auch zuerst die Qi-Zentren, die Meridiane und schließlich das gesamte Meridiansystem entdeckt worden.

Durch das Wissen vom Qi haben sich neben der Akupunktur noch das chinesische Verfahren der Diagnose und viele andere Methoden der Einwirkung auf das Qi entwickelt. So zum Beispiel die Akupressur (chinesisch: Tui-Na, An-Mo, Zhi-

Zhen, japanisch: Shiatsu) als eine Art Chiropraktik, durch Fingerdruck; die Selbstheilmassage durch Körperabklopfen und Oberflächenreiben; die Wärmebehandlung verschiedener Arten (Moxibustion); die traditionellen chinesischen Arzneimittel (Heilkräuter und andere Heilmittel aus der Natur) und schließlich durch die Entwicklung der Technik sogar die Behandlung mit Laserstrahlen, die auf Akupunkturstellen gerichtet werden.

Qi-Zentren (Dan Tian)

»Dan« bedeutet Medizin in Form von Pillen oder Pulvern. Im Zusammenhang mit Qi Gong hat es die Bedeutung von »Pillen der Unsterblichkeit« und entstammt der taoistischen Alchimie. »Tian« bedeutet Feld oder Boden.

»Dan Tian« ist die Stelle, auf der die Medizin für die Unsterblichkeit wächst. Daher ist Dan Tian ein Begriff für viele Stellen, auf die man sich beim Üben konzentriert und an denen das Qi gesammelt wird. Für das Dan Tian gibt es je nach Dynastie, Autor und Literaturstelle Hunderte von verschiedenen Ausdrücken. Im Mittelpunkt stehen jedoch drei Zentren: das obere, mittlere und untere Dan Tian.

Wenn wir im Qi Gong von Dan Tian sprechen, ohne anzugeben, welches gemeint ist, handelt es sich fast immer um das untere. Über die genaue Lage des unteren Dan Tian gibt es verschiedene Meinungen, von drei Zentimeter unterhalb des Nabels bis zum Geschlechtsorgan, also etwa die Akupunkturpunkte *Qi Hai*, *Guan Yuan* und *Shi Men* oder die Akupunkturstelle *Hui Yin* zwischen äußerem Geschlechtsorgan und Anus.

Mit dem mittleren Dan Tian ist meist der Akupunkturpunkt *Dan Zhong*, also eine Stelle auf dem Brustbein in Höhe der Brustwarzen, gemeint.

Über die Lage des oberen Dan Tian gibt es ebenfalls verschiedene Meinungen. Früher hat man verschiedentlich gemeint, es läge im Gehirn, manchmal auch am oberen Teil des Kopfes, heute wird überwiegend angenommen, es befinde sich zwischen den Augenbrauen.

Qi, Gesundheit und Krankheit

Jeder von uns kennt das Gefühl, krank zu sein, ohne daß ein Arzt etwas feststellen könnte. Die Frage ist, ob wir dann auch tatsächlich krank sind. Wenn die Antwort »ja« lautet, warum kann der Arzt dann keine Krankheit feststellen? Wenn »nein«, warum fühlen wir uns dann matt und elend? Was ist, wenn wir etwa Schmerzen oder Verspannungen fühlen, die wir für harmlos halten?

Um zu verstehen, was Qi mit Gesundheit und Krankheit zu tun hat und warum Qi Gong als Methode zur Prophylaxe und Therapie wirkt, möchte ich zunächst einen Satz aus einer der ältesten chinesischen Schriften über Medizin, *Huang Di Nei Jing*, zitieren: »Die Weisen heilen das, was noch nicht krank ist.« Das »noch nicht krank« bezeichnet eine Qi-Störung, das heißt einen Zustand, der zu einer Krankheit im schulmedizinischen Sinne führen kann. In der Chinesischen Medizin geht es deshalb darum, die Qi-Störung möglichst frühzeitig zu erkennen und zu beseitigen. Dazu müssen wir uns näher mit dem Qi befassen.

Die zwei Hauptarten des Qi

Man kann Qi in zwei Hauptarten einteilen: *das angeborene und das erworbene Qi.*

Erstens haben wir das von unseren Eltern vererbte Qi. Traditionell wird es als »das von Himmel und Erde gekommene Qi« bezeichnet. Es ist unser ursprüngliches und *angeborenes Qi* (元 氣 = Yuan Qi oder 炁 = Qi), unsere Grundausstattung an Lebensenergie.

Die Japaner, die früher fast ausschließlich die chinesischen Schriftzeichen benutzt haben, verwenden das Wort »Yuan Qi« für »Gesundheit«. Wenn man im Deutschen fragen würde: »Was macht deine Gesundheit?«, würde es auf japanisch heißen: »Wie geht's deinem Yuan Qi?« Wie wir daraus ersehen, ist für die Japaner der Wert des angeborenen Qi von grundlegender Bedeutung für die Gesundheit.

Zweitens nehmen wir von Geburt an Qi auch durch Nahrung und Atmung auf: *das erworbene Qi.* Das erworbene Qi umfaßt hauptsächlich die Energie, die uns die Natur bereitstellt. Außerdem bezeichnet es Einflüsse auf das angeborene Qi. Einerseits schöpfen wir die notwendige Energie durch Essen, Trinken und Atmen, damit die Lebensfunktionen überhaupt aufrechterhalten werden können, andererseits wird das angeborene Qi von der Außenwelt auf psychischem und körperlichem Wege beeinflußt. Die Qualität der Nahrung und Luft, die Art und Weise der

Atmung und der Lebensführung, die körperlichen und physischen Belastungen spielen dabei gleichermaßen eine wichtige Rolle.

Das angeborene Qi hat seinen Sitz in einem System, das als »Nieren« bezeichnet wird. Dieses System umfaßt ebenso wie das System der Lunge oder der Milz nicht nur das genannte Organ im anatomischen Sinne, sondern auch den dazugehörigen Meridian mit den betroffenen anatomischen Strukturen und einen großen Funktionskreis, der sich sowohl im Körperlichen als auch im Geistig-Seelischen auswirkt.

Das angeborene Qi wird durch die Nieren nach oben zum Magen-Milz-System geführt. Dort verbindet es sich mit dem durch Nahrung erworbenen Qi. Es steigt weiter nach oben zum Lungensystem und trifft dort auf das klare, von den Lungen eingeatmete Qi. Aus diesen drei Teilen entsteht unser momentanes Qi. Das angeborene Qi bestimmt die ursprüngliche Lebensdauer und den ursprünglichen Gesundheitszustand. Das erworbene Qi wirkt darauf ein, und so bestimmt beider Zusammenwirken den tatsächlichen Gesundheitszustand und die tatsächliche Lebensdauer. Wenn sich das momentane Qi in Harmonie befindet, sind wir gesund, wenn es in Disharmonie geraten ist, sind wir krank, und wenn eine gravierende Disharmonie chronisch wird, könnte das ursprüngliche Qi so schnell verbraucht werden, daß das Leben vorzeitig endet.

Die fünf physiologischen Funktionen des Qi

Qi hat physiologisch im wesentlichen fünf Funktionen:

1. Triebkraft

Das Qi ist eine sehr aktive Feinsubstanz, die Wachstum und Entwicklung des Körpers und die physiologischen Aktivitäten aller seiner Organe bewirkt, Blut und die anderen Körperflüssigkeiten entstehen läßt, im Körper richtig verteilt, bewegt und ausscheidet. Ist das Qi zu schwach, so sprechen wir von »Xu«, das bedeutet »unzureichend, erschöpft, leer«. Der menschliche Körper ist dann nicht in der Lage, angemessen zu wachsen und zu reifen, oder er altert vorzeitig. Auch die Organe werden geschwächt. Das Blut und andere Körperflüssigkeiten werden nicht in ausreichendem Umfang produziert. Sie fließen langsamer oder bleiben stehen, und es bilden sich entsprechende Krankheiten.

2. Wärmequelle

Das Qi versorgt den menschlichen Körper mit gleichbleibender Wärme. Diese hält damit das Blut und die übrigen Körperflüssigkeiten im Normalzustand und läßt alle Organe in der richtigen Weise funktionieren. Kann das Qi diese Aufgabe nicht hinreichend erfüllen, sinkt die Körpertemperatur. Manche Körperteile (wie die Extremitäten) werden kälter und empfindlicher gegen Kälte. Die Körperflüssigkeiten fließen langsamer, was als »Han Zheng« (durch Verkühlung hervorgerufene Krankheitssymptome) bezeichnet wird.

3. Abwehr

Das Qi schützt den Körper einerseits gegen äußere negative Einflüsse, andererseits bekämpft es Krankheiten, die den Körper schon befallen haben. Ist es geschwächt, dann ist die Abwehrkraft nicht ausreichend. Man wird anfälliger und braucht länger, um wieder gesund zu werden – wenn überhaupt.

4. Stabilisierung und Pflege (Gu und Sche)

»Gu« bedeutet »stabilisieren« und »festigen«. »Sche« hat die Bedeutung von »in sich aufnehmen« oder »pflegen«, in diesem Zusammenhang eher »pflegen«. Qi erhält beispielsweise das Blut und die anderen Körperflüssigkeiten in gutem Zustand und verhindert, daß sie verlorengehen. Es sorgt dafür, daß das Blut nicht aus den Gefäßen austritt. Bei Schweiß, Urin, Speichel, Magensaft, Samen usw. ist es für das Ausscheiden verantwortlich. Ist das Qi nicht in Ordnung, so hat es Folgen wie grundloses Schwitzen, vorzeitigen Samenerguß und Pollutionen, ständigen Verlust von Speichel oder nicht mehr kontrolliertes Wasserlassen. Zusammen mit der zuerst genannten Funktion des Antriebs lenken Gu und Sche die Entstehung der Körperflüssigkeiten, ihre Bewegung, Verteilung, ihre Bewahrung und ihre Ausscheidung.

5. Verwandeln (Qi Hua)

»Qi Hua«, ein Begriff aus der Traditionellen Chinesischen Medizin, bedeutet Änderung und Umwandlung durch Qi. Es bezeichnet konkret alle Stoffwechselvorgänge, bei denen die von der Nahrung aufgenommenen feinen Substanzen in Blut und andere Körperflüssigkeiten umgewandelt werden, wodurch neues Qi entsteht. Es nimmt die nützlichen Substanzen auf und scheidet die übrigen aus. Funktioniert es nicht richtig, so werden Nahrungsaufnahme, Stoffwechsel, Verdauung und Ausscheidung beeinträchtigt, und es entstehen entsprechende Krankheiten.

In allen fünf Funktionen ist das Qi lebensnotwendig, und sein Fehlen verursacht Krankheiten.

Qi, Körper und Psyche

Das Qi in uns kann aus vielen Gründen in Unordnung geraten. So heißt es im *Huang Di Nei Jing*: »Hunderte (alle) Krankheiten entstehen durch Qi(-Disharmonien). Bei Ärger steigt das Qi nach oben; bei Freude verläuft es gemächlich; bei Trauer ist das Qi entmutigt, bei Angst geht das Qi nach unten oder es wird geschwächt, bei Kälte zieht es sich zurück, bei Hitze entweicht es; bei Schreck gerät das Qi durcheinander, bei körperlicher Überarbeitung wird es verbraucht; bei zuviel Bedenken und Nachsinnen staut es sich auf. Dies sind ein paar Gründe für die Unordnung des Qi.«

Die Theorie der Traditionellen Chinesischen Medizin besagt, daß Ärger die Leber schädigt, zuviel Freude und Lachen das Herz, zuviel Bedenken und Überlegen die Milz und den Magen; zuviel Traurigkeit und Weinen die Lunge und Angst die Nieren. Das entspricht einer psychosomatischen Erklärung der Veränderung an Organsystemen und der Entstehung von Krankheit.

Befindet sich das Qi in Harmonie, dann wird es als »Qi He« bezeichnet. Ist das Qi in Unordnung, so sprach man früher von »dämonischen Einflüssen« oder »üblem« Qi (Xie Qi). Heute kann man es als negative Einflüsse oder schlechtes Qi bezeichnen. Schlechtes Qi führt zunächst zu einem Gefühl des Unbehagens, zu Schmerz und im weiteren Verlauf zu funktionellen Störungen oder organischen Veränderungen. So entstehen Krankheiten. Deshalb der Ratschlag: Um die Vorstufe einer Krankheit zu heilen, müssen wir das Qi und seine Natur kennenlernen und unausgeglichenes Qi wieder in Harmonie bringen.

In der Chinesischen Medizin spricht man nicht eigens von Psychosomatik. Die Chinesische Medizin, die die Einheit von Körper und Psyche umfaßt, ist an sich schon psychosomatische Medizin, denn ihr entscheidender Begriff ist das Qi, das Körper und Psyche beeinflußt und das von ihnen wiederum beeinflußt wird, d. h. Körper $\rightleftharpoons$ Qi $\rightleftharpoons$ Psyche.

Um dies an einem Beispiel anschaulich zu machen: Vergleichen wir unseren Körper mit einem Radiogerät. Es bringt Klang hervor, den wir mehr oder minder gut hören können und den wir in diesem Beispiel mit unserer Psyche gleichsetzen. Nur wenn das Gerät gut funktioniert, können wir auch einen guten Klang hören. Das Gerät benötigt Energie, zum Beispiel einen Satz Batterien, vergleichbar mit Qi. Funktioniert das Radio perfekt, verbraucht es wenig Energie und produziert doch einen guten Klang. Das entspricht einem gut funktionierenden Körper mit einer ausgeglichenen Psyche.

Treten psychische Belastungen wie Traurigkeit, Ärger, Streß und Angst auf, wird die Qi-Harmonie gestört. Das entspricht in unserem Beispiel einem ständig zu laut aufgedrehten Radio. Das überstrapazierte Radio verbraucht nicht nur mehr Energie, so daß die Batterien vorzeitig verbraucht sind, sondern sein Klang wird auch schlechter, und es geht schließlich kaputt. Im menschlichen Körper wird das Qi durch verschiedene psychische Belastungen gestört und sein Fluß irgendwo gehemmt. Dadurch treten im Körper psychosomatische Symptome auf wie Schmerzen, Verspannungen oder Magengeschwüre.

Wird unser Körper übermäßig beansprucht, durch körperliche Überarbeitung, übermäßige Sexualität, falsche Ernährung, Fehlhaltungen oder gar Verletzungen, wird auch das Qi geschädigt. Es treten nicht nur Müdigkeit und körperliche Beschwerden auf, es kommt auch zu geistigen und seelischen Beeinträchtigungen wie Nervosität, Hektik, Reizbarkeit und anderen psychischen Krankheitserscheinungen.

Das Qi ist wie das Wasser in einem Becken. Ist das Becken voll, so ist man gesund. Der Verbrauch an Energie durch körperliche und psychische Belastungen ist wie das Abfließen des Wassers. Ist nicht mehr ausreichend Qi vorhanden, verschlechtert sich der Gesundheitszustand, wird man anfälliger und leichter krank. Um gesund zu bleiben, muß ebensoviel Wasser zufließen, wie abfließt. Es sollte immer ein ausgewogenes Verhältnis bestehen. Man kann das Qi einerseits auffüllen durch gesunde Ernährung, geeigneten Sport und vor allem durch Qi-Gong-Übungen. Man kann aber andererseits die Beanspruchung des Qi mindern, indem man Psyche und Körper pflegt und körperliche wie psychische Belastungen gering hält.

Meiner Ansicht nach sind die meisten chronischen Erkrankungen psychosomatischer Natur und können durch Wiederherstellung der Qi-Harmonie, mittels TCM, z. B. durch Qi Gong, geheilt werden. Sogar sehr fortgeschrittene Krebserkrankungen sind durch Qi-Gong-Therapie geheilt worden. Es muß kein »Wunder« geschehen, um solche »unheilbaren« Krankheiten zu heilen, da sie auch nicht durch ein Wunder entstanden sind.

Durch Qi-Gong-Übungen wird das Qi in Fluß gebracht. Wir können das spüren, indem wir uns nach dem Üben erleichtert und erfrischt, befreit und glücklich fühlen. Diese Gefühle sind Zeichen der Qi-Harmonie.

Man sollte nicht davon ausgehen, daß man die eigene Gesundheit nicht zu pflegen braucht und Körper und Psyche beliebig belasten kann, um sozusagen das Leben zu »genießen«, und daß es die Schuld der Ärzte ist, wenn sie eine weit fortgeschrittene Krankheit nicht mehr heilen können. Jeder ist selbst für seine eigene Gesundheit verantwortlich. Es ist nicht Aufgabe der Mediziner zu sagen: »Genießen Sie das Leben und machen Sie sich keine Gedanken um Ihre Gesundheit. Wenn Sie krank sind, sind wir noch da.« Viele Krankheiten »bekommt« man nicht, man »holt« sie sich!

Geschichte und Schulen des Qi Gong

Qi-Gong-Übungen hat es gegeben, ehe der Begriff »Qi Gong« existierte, und man kann nicht genau sagen, wie alt Qi Gong wirklich ist. Vielleicht ist es so alt wie die Menschheit, weil es nicht zu einem bestimmten Zeitpunkt erfunden, sondern durch Beobachtung des Körpers und seiner Reaktionen allmählich entwickelt worden ist. Als mehr oder minder systematische Übungstechnik und Heilmethode ist es vermutlich mindestens 4000 Jahre, vielleicht sogar 7000 Jahre alt.

Diese Körpererfahrungen machen wir heute noch. Wenn wir beispielsweise müde werden, gähnen wir, strecken die Arme und dehnen unseren Körper. Danach fühlen wir uns entspannt und erfrischt. Oder wir setzen uns hin, schließen die Augen und atmen ruhiger, um uns wieder munterer zu machen. Das ist der Ursprung von Streck- und Dehnübungen sowie von Konzentrationsübungen ohne körperliche Bewegungen (Jing Gong = statische Übungen).

Fühlen wir an einer Stelle unseres Körpers eine Verspannung oder einen drückenden Schmerz, dann klopfen wir ab und zu leicht mit der Handfläche auf diese Stelle oder reiben sie oder drücken mit einem Finger darauf, damit das unangenehme Gefühl nachläßt. Das ist der Ursprung der Selbstheilmassage.

Wenn wir in gedrückter Stimmung oder traurig sind, seufzen wir zuweilen tief. Das ist die natürliche Ausgangsform später entwickelter Übungen, wie zum Beispiel die der heilenden Laute, die zur Behandlung mancher Krankheiten der inneren Organe eingesetzt werden.

Im *Huang Di Nei Jing* wird erwähnt, daß im mittleren Teil Chinas, wo es von Natur aus feucht und der Boden deshalb ertragreich ist, die Menschen über eine Fülle verschiedener Nahrungsmittel verfügten, ohne viel arbeiten zu müssen. Sie litten deshalb an zahlreichen Gesundheitsstörungen, die vom Mangel an Bewegung bei üppigem Essen herrührten. Sie entwickelten daher eine Reihe von Übungen wie »Dao-Yin« (Führen, Leiten) und »An-Qiao« (Drücken, Anheben), die nichts anderes als Techniken waren, einerseits durch Körperübungen das Qi im Körper zu aktivieren und zu leiten, andererseits das Qi durch Techniken, von denen die heutige

Selbstheilmassage abstammt, zu harmonisieren. Hier haben wir es mit den ursprünglichen Formen von Qi-Gong-Übungen zu tun, die später zu bestimmten Bewegungsserien entwickelt wurden.

In vielen andern Klassikern wurde erwähnt, daß vor rund 4000 Jahren, in der Tang-Yao-Zeit, als in zentralen Gebieten Chinas (am Mittel- und Unterlauf des Gelben Flusses) die Menschen von zahlreichen Überschwemmungen heimgesucht wurden und deshalb im besonderen Maße an Gesundheitsstörungen der Haut, der Muskeln und der Gelenke litten, entwickelten sie als »Wu« (Tanzen, Springen oder Hüpfen) ausgeführte Übungen, mit deren Hilfe sie den gesamten Bewegungsapparat trainierten und die Durchblutung förderten.

Einer etwa 5000 Jahre alten, in der Provinz Qinghai ausgegrabenen, bunt bemalten Keramikschüssel aus der jüngeren Steinzeit können wir entnehmen, daß man damals bereits Qi Gong gemeinsam in Gruppen in einer Art Tanz geübt hat. Eine andere Art von Körperbewegungen entwickelte sich aus dem Nachahmen von Tierbewegungen. All dies waren ursprüngliche Formen der späteren Qi-Gong-Übungen mit Körperbewegungen (Dong Gong = dynamische Übungen).

Von vielen Menschen über lange Zeit entwickelt, umfaßt Qi Gong viele Schulen. Bis heute unterscheiden wir etwa fünf Hauptrichtungen:

1. Die taoistische Schule.
2. Die buddhistische Schule, deren Übungen zum Teil von Indien mit dem Buddhismus nach China gebracht und nach Japan weitergegeben wurden. Auf diese Weise sind viele Yoga-Übungen nach China gekommen und dort in eine Schule integriert worden, die zuweilen Ähnlichkeiten mit Yoga aufweist. Ansonsten wurden von den chinesischen Buddhisten eigenständige Qi-Gong-Übungen entwickelt.
3. Die konfuzianische Schule.
4. Die medizinische Schule, die eine Vielzahl von therapeutischen Übungen entwikkelt hat, immer noch weiterentwickelt und die heute bereits in die Krankenhausbehandlung Eingang gefunden hat.
5. Die Wu-Shu-(Kung-Fu-)Schule, deren Übungen von den Kampfkünstlern entwickelt wurden, um den Körper zu stärken und die Harmonie von Körper und Geist zu bewahren.

Ungeachtet dieser Unterteilung wird alles unter den Oberbegriff Qi Gong zusammengefaßt. Man kann auch andere Unterteilungen vornehmen, wie zum Beispiel in

»weiches« und »hartes« Qi Gong. Hartes Qi Gong wurde hauptsächlich in der Selbstverteidigungsschule entwickelt und soll den Körper so stählen, daß er unverwundbar wird. Durch Üben des harten Qi Gong kann man sogar mit einem Finger einen Backstein durchbohren oder mit einem Kopfstoß einen Grabstein brechen, ohne sich zu verletzen. Es gibt viele weitere Beispiele, und obwohl auch hartes Qi Gong der Stabilisierung von Geist und Körper dient, beschränkt sich dieses Buch im wesentlichen auf das weiche Qi Gong.

Tai Ji Quan (alte Schreibweise: T'ai Chi Ch'uan) ist, kurz gesagt, eine Übung aus dem Qi Gong. Qi Gong ist der Sammelbegriff für alle Übungszweige, die sich nach dem Qi-Gong-Prinzip von Körper, Atem und Geist richten. Setzen wir den Begriff Qi Gong mit »Musik« gleich, so entspricht Tai Ji Quan einer Sinfonie. Tai Ji Quan gehört zur Qi-Gong-Schule des Wu Shu (Kung Fu). Dem Namen nach gehört es auch zur taoistischen Schule, denn »Tai Ji« ist ein Begriff aus der chinesischen Philosophie und bedeutet im *Yi*: Ursprung von allem, Weltanfang, Ausgleich von Yin und Yang (Harmonie). Später wurde »Tai Ji« auch als Wahrheit aller Dinge zwischen Himmel und Erde interpretiert, oder als Qi, das vor der Trennung von Himmel und Erde, als die Welt aus dem Chaos entstand, noch ungekünstelt klar, leer und nichtig war (chin.: Hun-Dun, Qing-Xu). Quan bedeutet Faust. Tai Ji Quan ist also die Kunst der Selbstverteidigung mit den bloßen Händen nach dem Yin-Yang-Prinzip des Tai Ji.

2. Die Grundlagen des Qi Gong

Das Qi-Gong-Prinzip

Zu Qi-Gong-Übungen gehören im wesentlichen drei Elemente:

1. Der Körper (Shen), das heißt, die Haltung des Körpers und seine Bewegungen, um Entspannung zu erreichen.
2. Der Atem (Xi), das heißt die Technik des Atmens.
3. Das Herz (Xin), das heißt Konzentration und autosuggestive Vorstellungen. Das entsprechende chinesische Zeichen für »Herz« meint hier nicht das körperliche Organ, sondern die gedankliche Ebene.

Der Körper (Shen)

Qi Gong kann im Stehen, Sitzen und Liegen geübt werden, statisch (Jing-Gong) oder dynamisch (Dong-Gong) und natürlich auch gemischt. Die richtige Körperhaltung ist Voraussetzung für das richtige Verhältnis um Anspannung und Entspannung und für das Aktivieren des Qi.

Der Atem (Xi)

Es gibt viele Atemtechniken. Sie sind alle aus der Erfahrung entwickelt worden und können deswegen von jedem erlernt und als angenehm empfunden werden. Es gibt z. B. die Atembeobachtung, das Brustatmen, das Bauchatmen und das gemischte Atmen (Brust-Bauch-Atmen). Beim Bauchatmen existieren mehrere Techniken: zum Beispiel das natürliche und das paradoxe Bauchatmen. Beim natürlichen Bauchatmen dehnt sich der Unterbauch beim Einatmen. Beim paradoxen Bauchatmen, das bereits eine höhere Stufe darstellt, wird der Unterbauch beim Einatmen eingezogen und beim Ausatmen gedehnt.

Eine weitere Stufe bildet das Hautatmen oder Embryo-Atmen, das von manchen auch als Nicht-Atmen (Wu-Xi) bezeichnet wird. Bei ihm ist ein Atemvorgang nicht mehr wahrnehmbar; sogar eine Daune würde von einem solchen Atem nicht mehr bewegt werden. Bei dieser Technik übernimmt vermutlich die Haut die Hauptarbeit des Atmens. Außerdem ist der Stoffwechsel so verlangsamt, daß besonders wenig Sauerstoff benötigt wird.

Die Atemtechniken für das harte Qi Gong werden hier nicht dargestellt; sie können in den einschlägigen Lehrbüchern nachgelesen werden.

Das Herz (Xin)

Es bezeichnet die Konzentration auf den Körper, seine Bewegungen und die Atmung; ferner eine Art der Beobachtung des Qi, seiner Bewegung und der Umgebung im weitesten Sinne. Während der Übung nehmen wir ständig wahr, was im Körper vor sich geht, wie sich Empfindungen, beispielsweise Wärme- oder Kältegefühl, entwickeln.

Autosuggestive Vorstellungen unterstützen den Übenden. Er stellt sich beispielsweise vor, er befinde sich in schöner Natur, atme frische Luft und habe keine Sorgen. Es handelt sich um die gefühlsmäßige, positive Einstellung zur Übung. Wenn man etwa Beschwerden hat oder krank ist, stellt man sich vor, daß durch die Übung die Beschwerden gelindert werden und die Krankheit geheilt wird. Auch im System der Meridiane sind die autosuggestiven Vorstellungen dazu da, das Qi allein durch entsprechende Gedanken oder Vorstellungen in Bewegung zu setzen und durch die Körperbahnen zu leiten.

Die drei Elemente des Qi Gong stehen in ständiger Wechselwirkung. Ohne die richtige Körperhaltung kann man nicht richtig atmen, weil Körperbewegungen, wie die Dehnung des Brustkorbs und die Bewegung des Zwerchfells, das Atmen ermöglichen. Durch die richtige Atemtechnik wiederum können wir den Körper noch mehr entspannen und das Qi leicht durch den Körper führen. Um aber die korrekten Körperhaltungen und -bewegungen sowie die passende Atemtechnik zu finden, benötigen wir Konzentration. Wir müssen also gleichzeitig auf der geistigen Ebene üben. Durch autosuggestive Vorstellungen können wir unseren Körper noch mehr entspannen und positiv auf ihn einwirken.

Die richtige Atemtechnik beeinflußt auch unsere Konzentration und unsere Vorstellungen. Atmen wir beispielsweise nicht nach dem Prinzip des Qi Gong, also auf natürliche Weise, sondern hektisch, angestrengt und unregelmäßig, beginnt das Herz schneller zu arbeiten. Wir werden mit der Zeit aufgeregt, nervös und dadurch auch unkonzentriert.

Man kann also sagen, daß die drei Elemente in gleichem Maße wichtig sind und keines vernachläßigt werden darf.

Was ist der Unterschied zwischen Qi Gong, Gymnastik und Sport?

Anhand der Harmonie der drei Elemente zeigt sich auch der Unterschied zwischen Qi Gong und anderen Sportarten wie Tanz oder Gymnastik. Zwar besteht Qi Gong manchmal auch aus Körperbewegungen und sieht zuweilen wie ein sanfter Tanz aus, beim Tanzen jedoch bewegt man den Körper, um etwas auszudrücken und in der Gymnastik, um Körperteile zu lockern und Muskeln zu trainieren. Beim Qi Gong liegt der Zweck der Bewegung darin, den Fluß des Qi durch den Körper zu ermöglichen. Die Konzentration bei dieser Übung richtet sich nicht nur auf den Körper, sondern mehr noch auf das Qi, das gerade durch den Körper fließt. Qi-Gong-Übungen wirken erst dann richtig, wenn das Qi wirklich fließt und nicht schon, wenn nur die Bewegungen ausgeführt werden. Das Qi-Gong-Üben besteht also nicht nur im Nachahmen von Bewegungen ohne Kenntnis vom Sinn. Man sollte immer auch lernen, welchen Zweck die Bewegung hat und welche Vorstellung mit ihr verbunden sein soll. Erst wenn die Übungen nach diesen Prinzipien gemacht werden, werden sie zu Qi-Gong-Übungen. Bis dahin können sie diese Wirkung nicht richtig entfalten, auch wenn die Bewegungen scheinbar korrekt sind und angenehme, erfrischende Wirkungen haben.

Was ist der Unterschied zwischen Qi Gong und Autogenem Training?

Das Ziel des Autogenen Trainings ist den Körper durch Konzentration zu beruhigen und zu entspannen. Man versucht dabei, die Atmung zu regulieren und den Herzschlag zu verlangsamen, die Hände, Füße, und auch andere Körperteile warm zu machen. Das Ziel von Qi Gong ist es, bei einem entspannten Zustand das Qi bewußt durch den Körper zu führen. Wo das Autogene Training aufhört, fängt das Qi Gong erst richtig an.

Weitere grundlegende Bestandteile des Qi Gong

Zu Qi Gong gehören Vorbereitungs-, Haupt- und Abschlußübungen, Selbstheilmassage, Kenntnisse der richtigen Qi-Gong-Praxis und eine gesunde Lebensweise.

Vorbereitungsübungen

Zu Qi Gong im weiteren Sinne gehören auch die Vorbereitungsübungen, das sind z. B. Aufwärm- und Dehnübungen. Beim Qi Gong soll das Qi durch den Körper fließen. Bestimmte Methoden des Aufwärmens helfen, das Qi in Bewegung zu setzen. Zu diesen Übungen gehören beispielsweise Abklopfübungen, bei denen mit den Händen oder mit einem Gegenstand auf bestimmte Körperteile geklopft und damit die Durchblutung angeregt wird. Weiterhin zählen dazu auch Dehnübungen, mit denen die Gelenke mobilisiert und die Meridiane angeregt werden. Das Qi staut sich leicht in den Gelenken. Werden die Gelenke warm und locker und die sie durchziehenden Meridiane aktiviert, kann das Qi diese Stellen besser passieren. Wer ohnehin ständig viel Bewegung hat, etwa durch regelmäßiges Jogging, Schwimmen oder Tanzen, benötigt nicht unbedingt Vorbereitungsübungen. Diese sind aber immer eine gute Hilfe und daher für alle Qi-Gong-Übungen zu empfehlen.

Abschlußübungen

Abschlußübungen sind im Qi Gong von großer Bedeutung, um die Aktivierung des Qi sanft zu Ende zu bringen. Weil im Qi Gong das Qi durch äußere und innere Bewegungen sowie durch Konzentration in verschiedener Art und Weise im Körper geführt und gesammelt wird und die Bewegung des Qi beeinflußt, ist es notwendig, mit Hilfe einer Abschlußübung das Qi und somit auch den Körper in den Normalzustand zurückzubringen. Das Qi soll sich richtig im Körper verteilen. Mit einer plötzlichen Beendigung der Übung wird das Qi abrupt in seinem Fluß gestoppt, was einen unangenehmen Zustand bis hin zu ernsten Folgen nach sich ziehen kann. Abschlußübungen sind notwendig, um die innere und äußere Bereitschaft zur Beendigung der Übung herzustellen. So wie wir uns ganz unwohl und unausgeglichen fühlen, wenn wir plötzlich aus dem Tiefschlaf gerissen werden, so kann es noch unangenehmer werden, wenn wir die tiefen Qi-Gong-Übungen ohne Abschlußübung beenden. Deshalb gilt unter Fachleuten der Satz: »Auch wenn der Himmel einstürzt, eine Abschlußübung muß sein.«

Wer zufällig durch irgendwelche Umstände doch an einer Abschlußübung gehindert wird, sollte sich bewußt so bald wie möglich wieder in den Qi-Gong-Zustand versetzen, so tief wie möglich üben und dann langsam und so intensiv wie möglich seine Abschlußübung machen, bis er wieder das Gefühl der Harmonie verspürt. Manchmal benötigt man dazu mehrere Wiederholungen dieses ganzen Vorgangs.

Selbstheilmassage

Neben allen anderen Qi-Gong-Übungen gehören auch Selbstheilmassage und Akupressur zu Qi Gong, weil sie ebenfalls eine Methode sind, das Qi im Körper zu aktivieren und in Fluß zu bringen.

Selbstheilmassage umfaßt das Abklopfen und Reiben der Körperoberfläche. Damit wird die Durchblutung verbessert und das Qi aktiviert. Bei bestimmten Methoden wird das Qi auch dem Meridiansystem entsprechend durch den Körper geführt. Die Selbstheilmassage kann eine sehr nützliche Begleitung zu anderen Qi-Gong-Übungen sein, aber auch unabhängig davon angewandt werden.

Als Akupressur wird eine Reihe spezieller Techniken aus China bezeichnet, bei denen mit der Hand, meistens mit der Daumenspitze, bestimmte Körperstellen, vor allem die sogenannten Akupunkturpunkte, stimuliert werden. Auch damit wird das Qi beeinflußt und gelenkt.

Notwendige Kenntnisse für die Qi-Gong-Praxis

Sie sind unverzichtbare Bestandteile des Qi Gong. Da sich Qi Gong stark von anderen Sportarten unterscheidet, genügt es nicht, lediglich den Übungsablauf zu lernen. Man muß auch über Kenntnisse der richtigen Übungszeit, Übungsdauer und der möglichen Fehlerquellen verfügen.

Gesunde Lebensweise

Zu Qi Gong gehört auch eine gesunde Lebensweise. Qi Gong sollte nicht nur aus praktischen Übungen bestehen, die man täglich eine bestimmte Zeit absolviert, sondern auch aus einer bewußten, gesunden Lebensweise. Hauptziel des Qi Gong ist, einen Zustand umfassender Qi-Harmonie und Stabilität von Geist und Körper herzustellen. Darum genügt es nicht, zeitlich begrenzt zu üben. Man sollte bewußt und immerwährend nach diesem Prinzip leben, indem man bei allem, was man tut, also etwa auch beim Lesen, Gehen, Essen oder Sprechen, auf den Körper achtet und versucht, die Haltung zu korrigieren und Bewegung und Atem harmonisch zu führen. Allein dies kann schon viel bewirken, weil das Qi aktiviert und harmonisiert wird.

李營邱松多作盤結
如龍蟠鳳翥

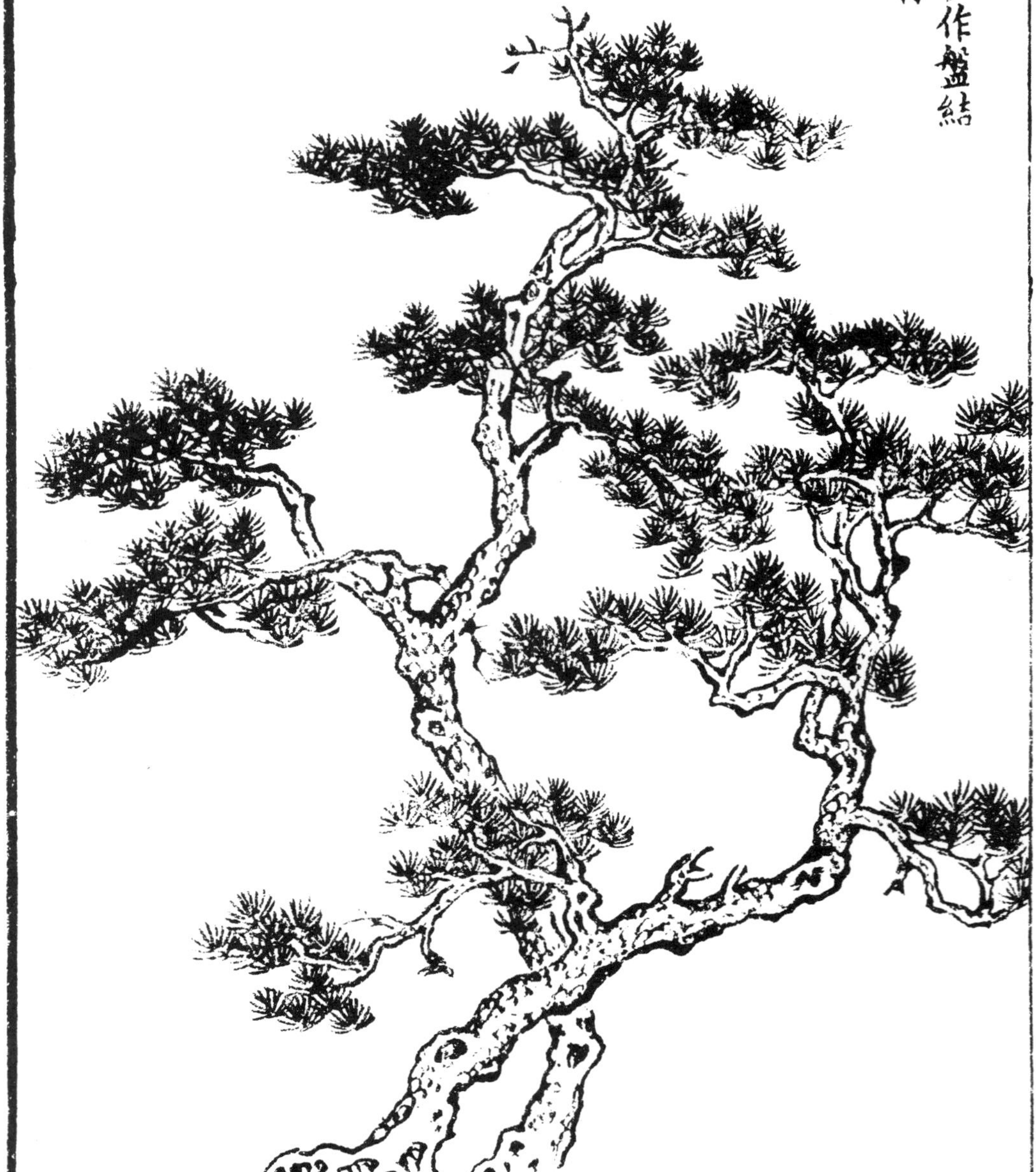

3. Die Praxis des Qi Gong

a) PRAKTISCHE KENNTNISSE

Wann sollte man üben?

Im Grunde kann man Qi Gong zu jeder Tageszeit üben. Weil aber das Qi des Makrokosmos unseren Mikrokosmos beeinflußt, gibt es Tageszeiten, die zum Üben besonders geeignet sind.

Grundsätzlich sind vier Zeiten von besonderer Bedeutung für den Lauf des Qi: Mittag, Mitternacht, Morgen und Abend. Morgens und abends bedeutet jeweils zwischen 5 und 7 bzw. 17 und 19 Uhr. Das entspricht in China der Zeit von Sonnenaufgang und Sonnenuntergang; Mittag und Mitternacht ist die Zeit zwischen 11 und 13 bzw. 23 und 1 Uhr, das sind die Zeitpunkte, in denen Yin und Yang ihren Höhepunkt erreichen und beginnen, sich in das Gegenteil umzuwandeln. Für Berufstätige empfiehlt es sich, am Morgen und am Abend vor dem Schlafengehen zu üben und ansonsten irgendwann im Laufe des Tages.

Eine weitere Regel besagt, daß man weder nüchtern noch nach einer vollen Mahlzeit üben soll: Beim Qi-Gong-Üben werden vermehrt Magensäfte produziert, Hormone ausgeschüttet, verschiedene Körperpartien je nach dem Fluß des Qi vermehrt durchblutet und die Magen-Darm-Bewegungen angeregt. Übt man regelmäßig in hungrigem Zustand, können Magenbeschwerden auftreten.

Qi ist »der Herrscher des Blutes«, und wo das Qi hinfließt, wird auch das Blut hingeführt. Nach dem Essen, wenn das Verdauungssystem sehr viel Blut verbraucht, sollte man nicht durch Qi-Gong-Üben das Qi und damit das Blut in die Peripherie führen und dadurch die Verdauung beeinträchtigen.

Man sollte in der Regel eine Stunde vor und nach dem Essen nicht üben. Durch Erfahrung kann man selbst herausfinden, wie voll der Magen sein darf, um noch üben zu können.

Übt man morgens nach dem Aufstehen, sollte man nicht vorher ein volles Frühstück zu sich nehmen, starken Kaffee oder Alkohol trinken. Man kann jedoch Flüssigkeit zu sich nehmen, weil allein schon die Flüssigkeit die Magen-Darm-Bewegung anregt, die als innere Massage dient und damit das Qi-Gong-Üben unterstützt. In China ißt man ein wenig Reisbrei und Nudelsuppe oder trinkt lauwarmes Wasser mit aufgelöstem Honig. Der Honig dämpft den Hunger und sorgt für ausreichenden Blutzucker. Das verhindert das Auftreten von Schwindel, und ein klarer Kopf ist bei der Übung sehr wichtig für die geistige Konzentration und die autosuggestive Vorstellungskraft.

Es ist am günstigsten, morgens nach dem Aufstehen zwischen 5 und 7 Uhr (im Winter später und im Sommer früher) zu üben. Das entspricht der Zeit des Sonnenaufgangs. Mit der aufgehenden Sonne erhebt sich die Natur, und wir können diese natürlichen positiven Einflüsse in uns aufnehmen, die beim Qi-Gong-Üben zu dieser Tageszeit besonders stark wirken.

Das Üben um die Mittagszeit ist in China unter Fachleuten umstritten. Es gibt allerdings bestimmte Übungen, die gerade für die Mittagszeit gedacht sind. Bei der Beschreibung dieser Übungen wird darauf besonders hingewiesen. Im übrigen gilt, daß man das Üben mittags vermeiden soll. Das hat wahrscheinlich damit zu tun, daß wir diese Zeit mit Essen verbringen.

Abends, wenn die Sonne untergeht, ist ebenfalls eine Zeit, in der die Natur in besonderem Maße auf unseren Körper einwirkt. Auf dem Land können wir leicht feststellen, daß die Vögel um diese Zeit, ähnlich wie am Morgen, munter werden und besonders viel singen. Im Stadtleben ist das anders. Dort ist wegen der vielen Autos um diese Zeit die Luft verpestet und voller Lärm, und deshalb eignet sich die Abendstunde nicht sehr gut zum Üben. Auf dem Lande, in schöner Natur und guter Luft, kann man zu dieser Zeit wunderbar üben. Man sollte allerdings darauf achten, daß man nicht gerade Hunger hat oder vollgegessen ist.

Mitternacht ist ebenfalls eine besondere Zeit zum Üben. Es ist die Wende zum neuen Tag. Der Tageswechsel ist der Zeitpunkt, zu dem alles am ruhigsten ist und am tiefsten harmoniert. Danach erhebt sich die Natur wieder und ebenso das Qi. Deswegen können wir uns zu dieser Zeit am besten konzentrieren und entspannen. So können auch viele Leute nachts am besten geistig arbeiten. Für die Berufstätigen ist diese Zeit allerdings ungünstig. Man sollte zum Üben nicht eigens aufbleiben oder gar aufstehen. Deswegen empfiehlt es sich hier, statt dessen abends vor dem Schlafengehen zu üben.

Das Üben vor dem Schlafengehen ist besonders wichtig, weil wir Geist und Körper den ganzen Tag durch Arbeit belastet haben. Bevor wir ins Bett gehen, wo man dann über Stunden im gleichen Zustand bleibt, sollten wir Geist und Körper entspannen. Dann können wir ruhiger schlafen, und wir erholen uns im Schlaf besser.

Manche Leute meinen, sie hätten ohnehin sowenig Zeit für den Schlaf und würden lieber gleich ins Bett gehen und einschlafen. Es ist aber besser, eine halbe Stunde vor der Schlafenszeit für die Übungen aufzuwenden, als einen unruhigen Schlaf um eine halbe Stunde zu verlängern.

Zu bestimmten Tageszeiten wirkt der Makrokosmos auf bestimmte Organsysteme in unserem Mikrokosmos besonders ein. Es gibt deshalb eigene Übungen für bestimmte Organsysteme zu den entsprechenden Uhrzeiten.

Wann sollte man nicht üben?

Nicht üben sollte man bei Unwetter, starkem Nebel, Sturm oder Hagel, bei großer Hitze, auch nicht bei Gewitter oder wenn ein Gewitter heraufzieht, und zwar weder im Freien noch in geschlossenen Räumen. Das Üben ist ein Vorgang, bei dem die guten Einflüsse von außen, vom Makrokosmos, aufgenommen werden. In solchen Wetterlagen ist aber die Natur selbst nicht ausgeglichen. Wenn das Unwetter vorüber ist, die Luft wieder rein und die Natur ausgeglichen, kann man wieder üben, so wie man sich auch sonst nach einem großen Gewitter wieder besonders gerne in die Natur begibt.

Frauen können während der Menstruation prinzipiell geeignete Qi-Gong-Übungen praktizieren. Man sollte jedoch darauf achten, ob sich das Üben negativ auswirkt und gegebenenfalls in dieser Zeit aussetzen. Fühlt man sich wohl, kann man weiterüben.

Wo sollte man üben?

Beim Üben soll man ungestört sein, damit auch das Qi nicht gestört wird. Man sollte sich deshalb einen Ort suchen, wo man weder von Telefonanrufen und kleinen Kindern noch von Haustieren aufgeschreckt oder von Nachbarn und Passanten angesprochen wird. Auch die Umgebung ist wichtig. Am besten übt man an einem ruhigen Ort in freier Natur mit frischer Luft und geeigneter Pflanzenwelt.

Viele Pflanzen üben einen guten Einfluß auf unseren Körper aus, insbesondere Nadelbäume (Song Shu). »Song« bezeichnet die Gattung der Nadelbäume und bedeutet im heutigen Chinesisch auch »locker, entspannt«. Ihr Qi wirkt auf uns besonders entspannend und beruhigend. Beim Spazierengehen im Nadelwald können wir erleben, daß der Atem leicht wird, und die Luft besonders erfrischend ist. Von den Nadeln können wir besonders viel positives Qi spüren und aufnehmen. Natürlich sind auch Laubbäume wie zum Beispiel Ahornbäume und Trauerweiden sehr gut geeignet.

Eine gute Umgebung sind das Hochgebirge, das Meer, ein großer Fluß, ein See und überhaupt alle Wasserflächen, wo die Luft klar und feucht ist. Sehr zu empfehlen ist das Üben auf einer frisch gemähten Wiese, weil dann das Qi sehr stark ist.

Die Nähe bestimmter Pflanzen, wie beispielsweise des Oleanders, sollte man beim Üben meiden. Oleander ist bekanntlich giftig und hat ein sehr gespanntes Qi. Von ihm kann man negative Einflüsse aufnehmen. Allerdings haben nicht alle giftigen Pflanzen schlechtes Qi. Man sollte durch eigene Erfahrung herausfinden, bei welchen Pflanzen man sich entspannt und harmonisiert fühlt. Die Sensibilität für das Qi von Pflanzen ist je nach Person verschieden. Oleander ist nicht nur giftig und hat schlechtes Qi, er kann sogar Schmerzen verursachen.

Als Kind habe ich begonnen, Qi Gong zu üben. Und weil mein Meister mir immer gesagt hatte, ich solle die Nähe schöner Blumen und großer alter Bäume suchen, übte ich an einem Sommerabend vor einem prachtvollen Oleander. Da bemerkte ich, daß ich Schmerzen in den Unterarmen bekam und machte eine Abschlußübung. Als die Schmerzen dennoch anhielten, bat ich meinen Meister, mir die Ursache zu nennen. Er fragte mich, bei welchen Pflanzen ich geübt hätte. Als ich sagte, vor einem Oleander, da war für ihn die Sache klar. Oleander eigne sich nicht zum Üben von Qi Gong, meinte er, und die Schmerzen kämen daher. Der Schmerz in den Unterarmen, Handgelenken und Fingern hielt eine Woche an. Er saß tief, und ich mußte ihn ein paar Tage lang durch Übungen ableiten.

Beim Üben in frischer Luft sollte der aufgewärmte Körper nicht auskühlen. Man kann auch im Winter bei Schnee und Kälte im Freien üben, wenn man den Körper mit entsprechender Kleidung warm hält. Bei allen Übungen im Freien sollte man darauf achten, daß man nicht zu sehr dem Wind ausgesetzt ist.

Welche Kleidung sollte man beim Üben tragen?

Grundsätzlich gibt es keine Vorschriften. Da aber beim Qi Gong die Entspannung von grundlegender Bedeutung ist, sollte man dafür sorgen, daß die Kleidung bequem ist und nicht einengt.

Am besten eignen sich Schuhe mit flachen Absätzen, besser noch Turn- oder Gymnastikschuhe.

Schmuck und Uhren sollte man anfangs ablegen. Sie könnten die Wirksamkeit der Übung stören. Trägt man sie regelmäßig, dann ist man sich ihres Einflusses nicht mehr bewußt. Hat man eine Zeit lang ohne Schmuck und Uhren geübt, kann man versuchen herauszufinden, ob sie die Übung beeinträchtigen und sie dann anbehalten oder weglassen.

Wenn man beständig unbequeme Kleidung trägt, merkt man oft mit der Zeit nicht mehr, daß auch sie nervös machen kann und Verkrampfungen hervorruft. Trägt man nicht sonderlich bequeme Kleidung wie z. B. im Beruf, sollte man beim Üben beispielsweise Krawatte und Kragen öffnen, Gürtel und Hosenbund lockern und Schuhe mit hohen Absätzen ausziehen. Man soll sich einfach in der Kleidung wohlfühlen, dann kann man selbst in Jeans üben.

Wenn man genügend Zeit und Gelegenheit hat, sich umzuziehen, sollte man möglichst locker sitzende Kleidung anziehen, insbesondere solche, die im Gürtelbereich nicht einschnürt, damit das Qi durchfließen und die Übung damit besser wirken kann.

Darf man vor der Übung essen und trinken?

Vor dem Üben sollte man möglichst wenig zu sich nehmen, was auf das Bewußtsein einwirkt, wie etwa Alkohol, Kaffee oder Tee, auch wenn man daran gewöhnt ist und keine beunruhigende Wirkung zu verspüren meint. Zum Qi-Gong-Üben benötigen wir, wie bereits dargestellt, einen klaren Kopf. Werden Gedanken und Bewußtsein durch Alkohol, möglicherweise auch starken Kaffee oder Tee beeinflußt, so leidet die Konzentration. Man kommt nicht in tiefe Ruhe und Entspannung und das beeinträchtigt die Übung. Das gilt auch für die Nachwirkungen eines Abends mit viel Alkohol.

Die Wirkungen sind bei jedem verschieden. Deshalb kann man in Maßen genießen und dabei noch Qi Gong üben, wenn man das Gefühl hat, daß beides sich verträgt. Verträgt es sich nicht, so muß man sich entscheiden, ob man weiter Alkohol und starken Kaffee trinken will oder ernsthaft Qi Gong üben möchte. Hat man durch Qi-Gong-Üben an Sensibilität und Körpererfahrung hinzugewonnen, wird man selbst spüren, wie wichtig die Konzentration ist und wie leicht sie durch Genußgifte gestört wird.

Wie lange sollte man jedesmal Qi Gong üben?

Das Zeitmaß ist variabel. Es gibt Übungen von festgelegter Dauer und Übungen, deren Dauer beliebig ist. So kann die Stehübung Stunden in Anspruch nehmen oder nur etwa 10 bis 15 Minuten. Ich schlage im allgemeinen keine feste Zeitspanne vor, sondern meine, daß Anfänger die Übungen so lange machen sollten, bis sie ihre Wirkung erfahren können. Zu kurz zu üben, ist für einen Anfänger nicht zu empfehlen, weil er den Körper noch nicht so schnell entspannen kann. Erst wenn man die Körperhaltung nach dem Qi-Gong-Prinzip reguliert hat, kann das Qi gut durch den Körper fließen und die richtige Qi-Gong-Wirkung wird erzielt.

Am Anfang sollte man deshalb täglich wenigstens einmal so lange üben, daß man in einen Zustand der Versenkung kommt und dann in diesem Qi-Gong-Zustand für eine Zeit verweilen. Ich empfehle, zu Beginn etwa 15 bis 30 Minuten zu üben, damit man durch das Üben wenigstens lernt, den Körper zu entspannen und die Haltung zu regulieren.

Wie lange hält die Wirkung einer Qi-Gong-Übung an?

Die Wirkung einer Qi-Gong-Übung kann allerdings nicht mit der eines Medikaments verglichen werden, bei dem je nach Verteilung im Körper, je nach biochemischen Vorgängen des Abbaus oder der Ausscheidung sowie je nach Gewicht des Patienten eine bestimmte Wirkungsdauer berechenbar ist.

Qi Gong wirkt, weil durch das Üben das Qi in Ordnung gebracht wird und sich Körper und Geist schließlich in einem Zustand der Harmonie befinden. In diesem Zustand kann der Körper nicht krank werden oder er wird, wenn er es wegen des gestörten Qi schon ist, durch die Herstellung dieser Harmonie wieder gesund. Nach den Qi-Gong-Übungen befindet sich der Körper in einem harmonisierten Zustand, der gestört wird, wenn man sich daraufhin sofort wieder ungesund verhält oder sich nach der Abschlußübung gleich zu heftiger körperlicher oder seelischen Erregung aussetzt, also etwa anstrengenden Sport treibt oder sich ärgert und streitet.

Unmittelbar nach dem Qi-Gong-Üben sollte man nicht die Toilette aufsuchen müssen, denn beim Wasserlassen und beim Stuhlgang wird das Qi in eine bestimmte Bewegung gebracht. Gerade haben wir durch das Üben ein höheres Qi-Harmonie-Niveau erreicht, das wir nicht unnötig gefährden sollten. Zwar bedeutet nicht jeder solcher Einflüsse gleich eine Störung der Harmonie, aber er kann durchaus eine verursachen. Deshalb sollten wir vorsorgen und die Toilette vor der Übung aufsuchen, damit wir das Wasserlassen nicht mit Gewalt zurückhalten müssen, was auch nicht gut ist.

Auch nach der Abschlußübung muß das Qi gepflegt und die Harmonie so lange wie möglich aufrechterhalten werden. Solange die Qi-Harmonie erhalten bleibt, wirkt auch die Übung weiter.

Qi Gong ist kein Wundermittel, das man täglich einnimmt, um sonst keine Aufmerksamkeit auf seinen Gesundheitszustand mehr verschwenden zu müssen. Qi Gong ist also keine Übung mit einer bestimmten zeitlichen Wirkung, sondern eine Lebenshaltung, die man 24 Stunden am Tag pflegen soll.

Ist eine Übung zweimal täglich zu üben, so wirkt sie auch, wenn man sie aus irgendwelchen Gründen nur einmal machen kann, aber sie wirkt entsprechend weniger. Übt man öfter als vorgeschrieben, so führt das nicht zur »Überdosierung«. Die Übungen wirken im Gegenteil intensiver.

Man sollte sich aber nicht zum Üben zwingen oder zu »ehrgeizig« sein, sondern nur üben, wenn man in der entsprechenden Stimmung ist, weil sonst möglicherweise die nötige Konzentration fehlt. Man muß auch selbst wissen, wann es genug ist.

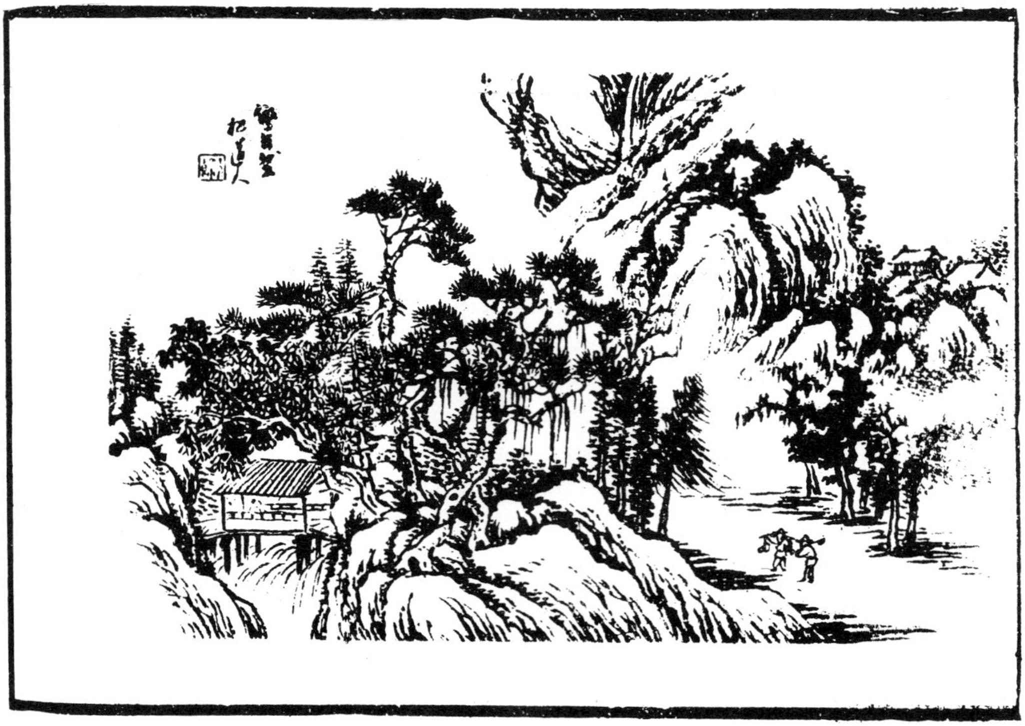

b) QI-GONG-ÜBUNGEN

Stehübung

Durch diese Übung kann man die Grundhaltung für fast alle Qi-Gong-Übungen erlernen.

Die Füße stehen parallel, etwa in Schulterbreite voneinander. Die ganze Fußsohle ist gleichmäßig belastet und vermittelt das Gefühl einer sehr festen und tiefen Verbindung mit dem Boden, so als seien die Füße eingewurzelt. Die Füße werden schwerer und wärmer, das Gefühl der Abgrenzung zum Boden verschwindet, und es entsteht über die Fußsohlen eine unmittelbare Verbindung der Erde zu den Beinen und damit zum ganzen Körper.

Wir bewahren dieses Gefühl und wenden unsere Aufmerksamkeit dem Kopf zu, dessen höchster Punkt »Bai Hui« heißt. Der Kopf ruht auf der Halswirbelsäule. Man hat das Gefühl, ihn mit Leichtigkeit zu tragen. Das Kinn wird etwas zurückgehalten. Der Blick ist geradeaus gerichtet. Für den Anfänger empfiehlt es sich, die Augen leicht zu schließen, um nicht abgelenkt zu werden. Der Kopf soll nun mit dem Hals nach oben schweben, also nicht nach vorne geneigt sein, sondern eine gerade, fließende Linie mit der Brustwirbelsäule bilden. Dabei stellen wir uns vor, die Halswirbelkörper seien luftig aufeinandergeschichtet.

Das Gesicht ist entspannt. Die Schultern bleiben locker. Anfangs können wir die Schultern bewußt beim Einatmen hochziehen, anspannen, beim Ausatmen fallen lassen und diesen Vorgang einige Male wiederholen. Die Schultern sollen jedoch locker fallen und nicht nach unten gedrückt werden.

Die Brust wird nicht herausgedrückt, auch nicht zurückgenommen. Die Vorstellung »Brust raus und Bauch rein« gilt hier nicht.

In Gedanken wenden wir uns der Achselhöhle zu und schaffen dort einen Raum, indem wir die Schulterblätter ohne Anstrengung auseinandergehen lassen. Wir stellen uns vor, daß sich zwischen den Schulterblättern eine Öffnung auftut. Gleichzeitig drehen wir die Oberarme ein wenig nach vorne (Innenrotation), so daß sich ihre Beugeseite nach innen dreht und dem Körper zuwendet. Unterarme und Hände bleiben dabei lose neben dem Körper an den Oberarmen hängen und die Handflächen zeigen zum Körper.

Als nächstes richten wir das Becken ein wenig auf, das heißt, wir schieben es unten ein wenig vor und nehmen es oben ein wenig zurück. Gleichzeitig lassen wir die Bauchmuskulatur locker. Der Bereich von Hüfte und Becken soll nicht angespannt

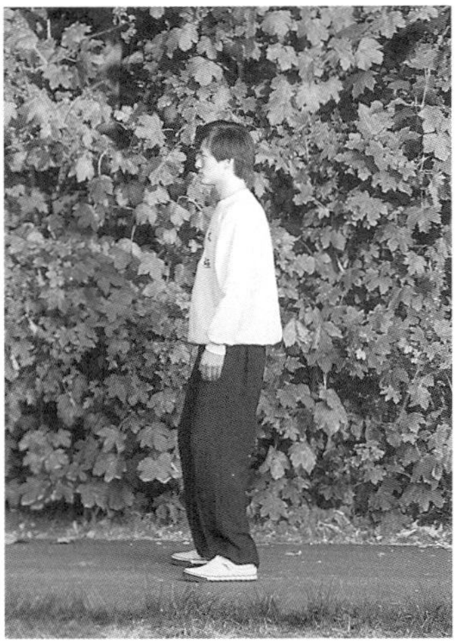

Seitenansicht

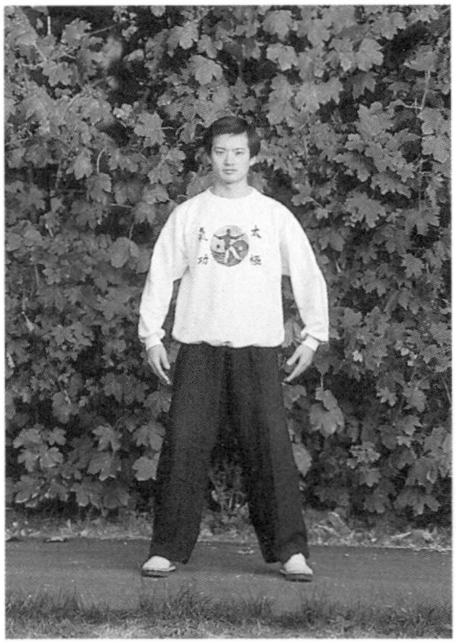

Frontalansicht

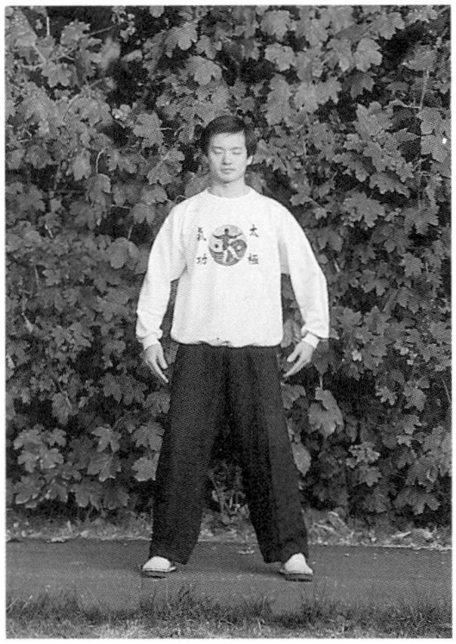

Frontalansicht

sein. Durch das Aufrichten des Beckens gleichen wir die Krümmung der Lendenwirbelsäule aus und öffnen den Bereich des unteren Rückens (etwa in Nierenhöhe). In diesem Bereich herrschen häufig Verspannungen, die Schmerzen verursachen. Sie können mit der Zeit sogar zu Schädigungen der Bandscheiben und der Wirbelkörper führen. Deshalb betrachtet die Chinesische Medizin diesen Bereich als sehr wichtig und bezeichnet eine Stelle dort sogar als »Lebenstor« (Ming Men).

Hüfte und Gesäßmuskulatur sollen locker sein. Jetzt beugen wir sanft die Knie und nehmen dadurch eine Position ein, als würden wir im Sattel sitzen. Das strengt die Oberschenkel ein wenig an. Die Anspannung sollte jedoch, besonders für Anfänger, nicht zu stark sein. Die Knie sollten dabei nur bis senkrecht über die Fußspitzen ragen und nicht stärker gebeugt werden. Wir stellen uns vor, die Beine bilden einen Bogen, und wir nehmen die Haltung eines Reiters ein. Wir ziehen deswegen die Knie auch ein wenig auseinander, damit die Unterschenkel, von vorne gesehen, etwa senkrecht stehen. Wir achten darauf, daß die Fußsohlen gleichmäßig belastet bleiben, und daß das Gewicht nicht auf die Außenkanten verlagert wird. Dazu ist eine gewisse Spannung im Fußgelenk notwendig, um einen stabilen Stand zu sichern. Die gleichmäßige Belastung der Fußsohlen können wir dadurch gewährleisten, daß wir ständig die Haltung aller Körperteile, wie bereits dargestellt, überprüfen und korrigieren. Dann schwingen wir in den Fußgelenken vor und zurück. Wir prüfen, ob Ballen oder Ferse mehr belastet sind, um so einen Nullpunkt gleichmäßiger Belastung zu finden.

In dieser Haltung lernen wir, so wenig Kraft wie möglich einzusetzen und keine große Anstrengung zu spüren. Die Konzentration lenken wir auf das Kontrollieren

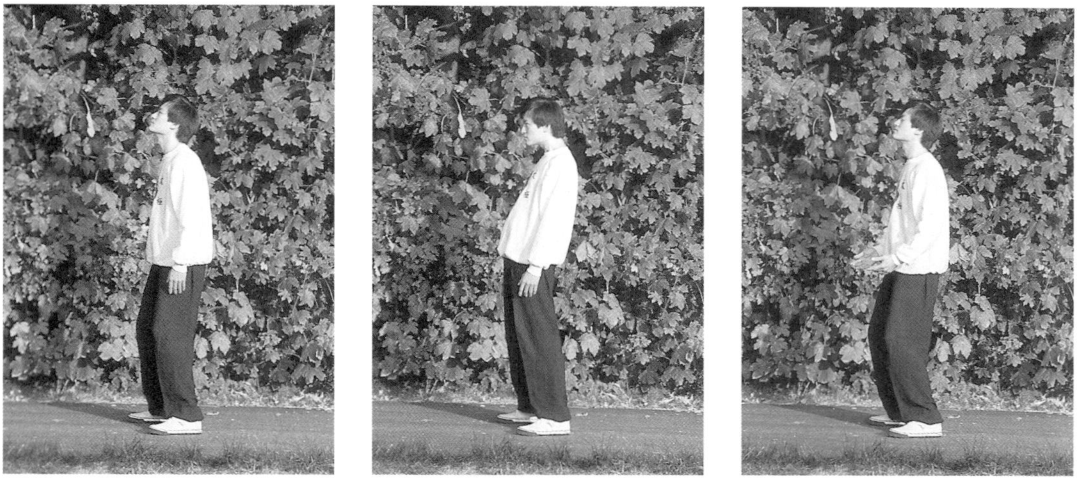

Die häufigsten Stellungsfehler

und Suchen der Haltung, und wir versuchen gleichzeitig, ganz natürlich und ohne Anstrengung und Aufregung zu atmen und den ganzen Körper zu entspannen. Das entspannte Gesicht zeigt ein feines Lächeln. Wenn es uns schwerfällt, sind wir körperlich oder psychisch noch nicht entspannt. Unnötige Spannung verbraucht Kraft und verursacht Nervosität und Verkrampfungen, die wiederum die Entspannung negativ beeinflussen. Das gilt nahezu bei allen Qi-Gong-Übungen. Deswegen sollten wir immer ohne Anstrengung ein bißchen lächeln können. Zum Beenden dieser Übung brauchen wir eine Abschlußübung.

Lächeln bedeutet nicht, die mimische Muskulatur anzuspannen, wie etwa die Mundwinkel nach oben zu ziehen. Das Lächeln kommt von innen. Wer traurig ist, blickt traurig, wer glücklich ist, kann leicht lächeln, und wessen Körper verkrampft ist, der kann nicht glücklich dreinblicken.

Deshalb kann man am Lächeln ablesen, ob der Körper beim Üben entspannt ist. Wer an das Lächeln denkt, kann auch sein Gesicht beobachten und feststellen, ob es angespannt ist. So sollte man beispielsweise immer auf die Augenbrauen achten. Sie sollten sich öffnen und nicht zusammengezogen sein.

Gelingt es uns nicht, das Gesicht zu entspannen, so ist das ein Hinweis darauf, daß der Körper verkrampft ist. Dann sollten wir ihn erneut Schritt für Schritt prüfen, um ihn ganz zu entspannen. Ist er in einem entspannten Zustand, stellt sich das Lächeln ein, weil auch das Gesicht sich entspannt.

Wenn wir glücklich sind und lachen, dann lacht unser ganzer Körper, auch in den inneren Organen. Im Deutschen heißt es: »Da lacht mir das Herz.« Von psychischen Belastungen sind immer auch innere Organe betroffen. Das Gesicht ist nur ein sichtbarer Teil unserer Einheit aus Körper und Psyche, das Stimmungen deutlicher zeigt als andere Körperteile. Aber auch an der Körperhaltung oder Atmung, können wir ablesen, ob jemand munter, erschöpft oder nervös ist.

Abschlußübungen

Abschlußübung 1: Wir stehen in der oben beschriebenen Grundhaltung und denken daran, daß wir jetzt die Übung zu Ende führen werden und der Körper wieder wach werden soll. Wir heben die Hände und breiten langsam die Arme aus, um den Kosmos vor uns zu umarmen, das positive Qi, das heißt gute Einflüsse aus dem Makrokosmos, aufzunehmen und in den Unterbauch zu führen. Wir führen die Hände langsam zusammen, legen sie übereinander und auf den Bauch unterhalb des Nabels. Bei den Männern liegt die linke Handfläche auf dem Bauch und die rechte Handfläche auf dem linken Handrücken, bei den Frauen umgekehrt. Die Hände sollen nicht sehr fest auf den Bauch drücken. Geübte machen es so, daß sich sowohl die Hände als auch Hand und Bauchwand kaum berühren. Nach ein paar Atemzügen führen wir die Hände langsam wieder zurück in die Ausgangsposition seitlich vom Körper, ohne daß wir dem Körper Qi entziehen. Diesen Vorgang wiederholen wir normalerweise dreimal oder noch weitere Male. Die Bewegungen müssen nicht mit dem Atem synchron sein, das heißt, die einzelne Bewegung kann ruhig mehrere Atemzüge dauern. Es ist aber besser, wenn wir beim Einatmen mit dem Heben der Hände beginnen und nach einigen Atemzügen beim Ausatmen die Hände auf die Bauchdecke führen.

Während des ganzen Vorgangs stellen wir uns vor, daß wir alles positive Qi von außen und von innen sammeln und es in das Zentrum in den Unterbauch bringen. Nachdem wir mindestens dreimal das Qi gesammelt haben, öffnen wir die Augen und lassen die Hände mit lockerer Hohlfaust (Innenseiten zum Körper zeigend) hängen. Wir bleiben eine Zeitlang ruhig stehen, werden wach und lenken unser Bewußtsein auf den Normalzustand. Anschließend ziehen wir den linken Fuß zurück und schließen die Beine.

Nach dem Abschluß der Übung sollten wir nicht sofort in Betriebsamkeit verfallen oder den Körper stark belasten, sondern eine Zeitlang, etwa eine halbe Stunde, ruhig bleiben, damit der Körper das gesammelte Qi wirklich aufnehmen und die Harmonie bewahren kann, ähnlich wie man nach dem Essen eine Zeit der Verdauung benötigt.

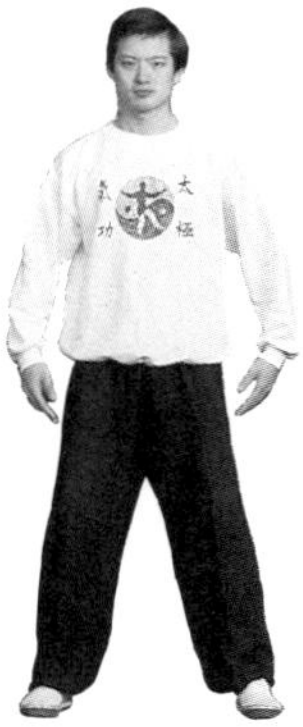

0

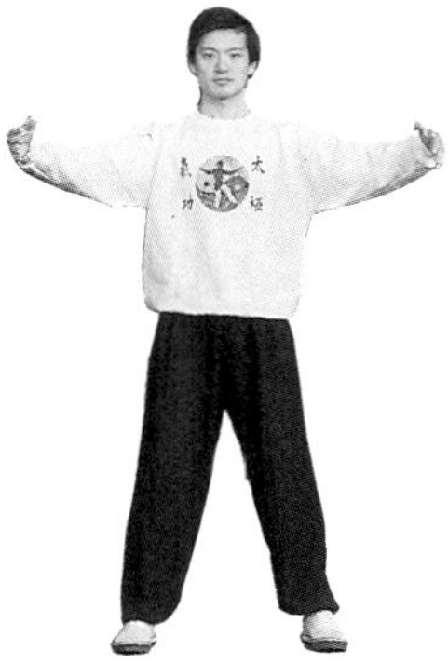

1

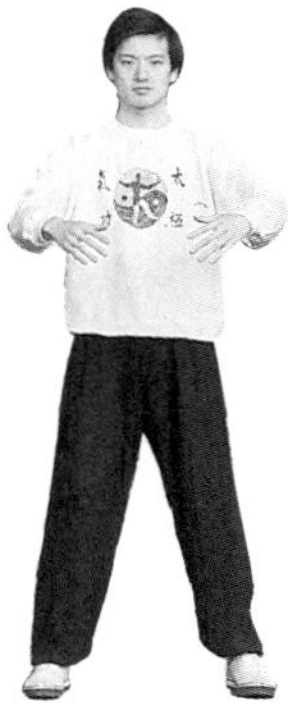

2

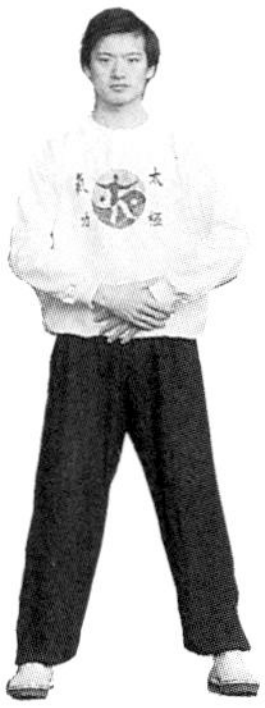

3

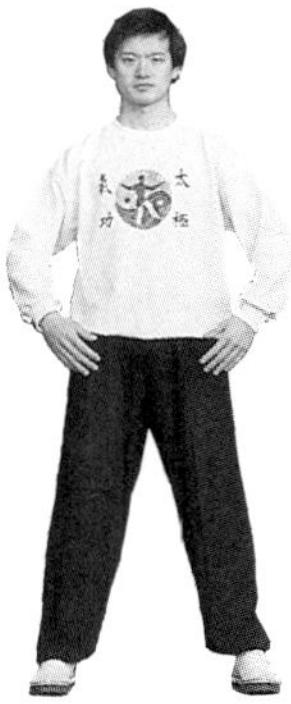

4

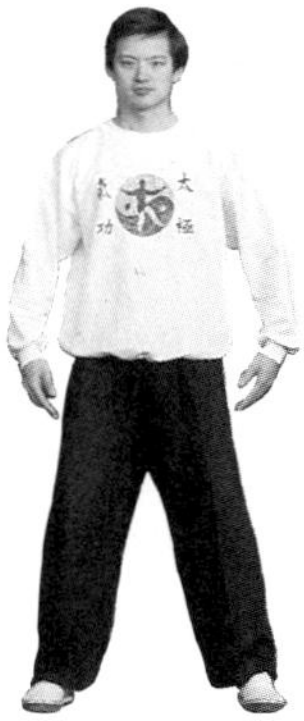

5

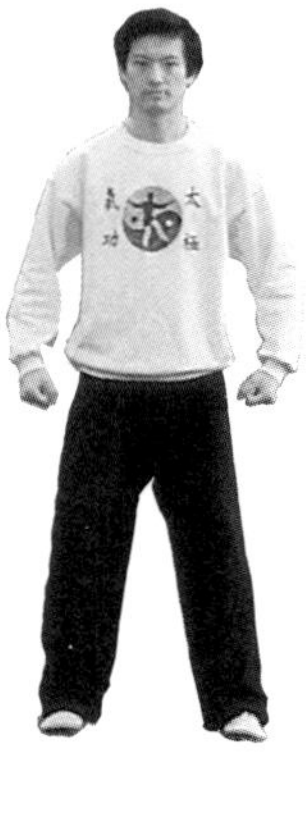

6

0 1 2 3 4 5 6

Zeitabstände zwischen den Bildern beliebig.

Abschlußübung 2: Diese Übung stellt eine ausführlichere Variante der Abschlußübung 1 dar. Nach den ersten beiden Umarmungen vor dem Körper in Beispiel 1 können wir auch eine Umarmung nach hinten machen. Dazu lassen wir nach dem zweiten Zusammenführen auf dem Unterbauch die Hände wieder langsam zur Seite sinken.

Beim Einatmen führen wir die Hände nun nach hinten. Die Handflächen zeigen dabei zunächst nach hinten und dann allmählich zum Körper, wie wenn wir ein Kissen vor den Nierenbereich halten würden. Wir stellen uns vor, die Handflächen seien Sonnen, die Wärme ausstrahlen. Am Ende zeigen die Handflächen zu den Nieren. Der Körper ist ruhig und entspannt. Wir atmen natürlich und beobachten, ob wir das positive Qi durch den Bereich der Nieren und Lenden dem Körper wirklich zuführen. Dann bewegen wir die Handflächen wieder seitlich entlang der Gürtellinie nach vorne, legen sie aufeinander und auf den Bauch unterhalb des Nabels. Wir stellen uns dabei vor, daß der ganze Gürtelbereich entspannt ist und wärmer wird, und daß wir das Qi von vorne dem Unterbauch wieder zuführen und er davon wärmer und voller wird. Bei diesen Gedanken bleiben wir ein paar Atemzüge – etwa eine Minute –, lassen dann die Hände vorsichtig seitlich am Körper sinken und machen dabei eine Hohlfaust (Innenseiten zum Körper). Anschließend atmen wir gegebenenfalls noch ein paarmal natürlich und tief, öffnen die Augen und bleiben eine Weile stehen. Dann ziehen wir den linken Fuß zurück und schließen die Beine.

Hinweise zu den Abschlußübungen

Sooft wir beim Üben die Hände nach unten führen, setzen wir auch das Blut nach unten in Bewegung. Wer Schwierigkeiten mit dem Kreislauf hat, dem kann es davon schwindlig werden. Er sollte deshalb seine Konzentration nicht zu sehr nach unten richten.

Bei der Abschlußübung sollten Frauen, die ihre Menstruation haben, das Qi mit den Händen nicht auf den Unterbauch (unteres Dan Tian), sondern auf die Brustmitte (mittleres Dan Tian) führen, damit die Blutansammlung im Unterleib nicht forciert wird. Solche Auswirkungen sollte jede Frau aber möglichst selbst herausfinden.

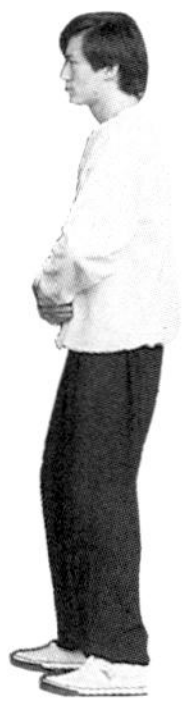

0

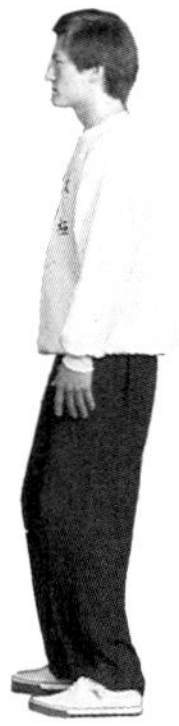

1

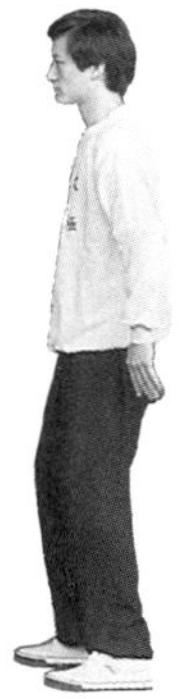

2

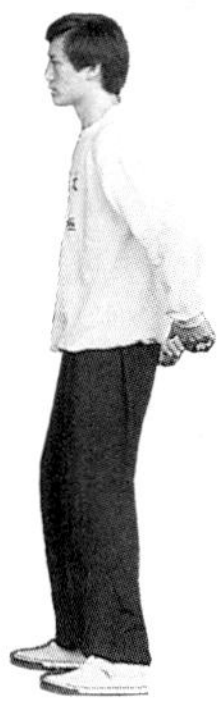

3

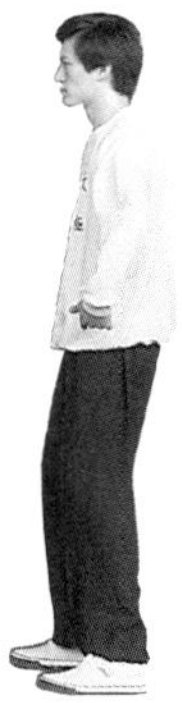

4

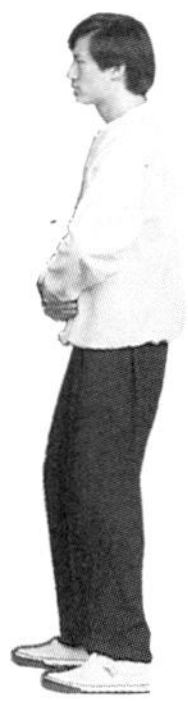

5

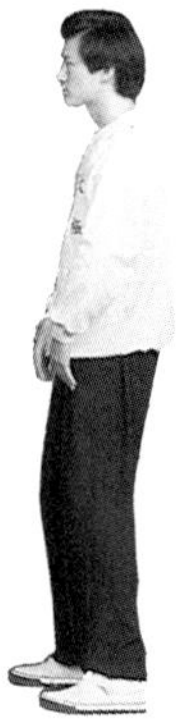

6

0 1 2 3 4 5 6

Zeitabstände zwischen den Bildern beliebig.

Qi-Gong-Harmonie in 18 Figuren

Einführung

Die im Chinesischen ursprünglich »Tai-Ji ähnliche Qi-Gong-Übungen in 18 Figuren« genannte Folge wurde von Meister Lin Hou Sheng entwickelt. Diese Übung erfreut sich inzwischen großer Beliebtheit bei Millionen von Menschen, und zwar nicht nur in China, sondern auch in Südostasien, Amerika, Europa und Japan.

Die 18 Figuren der Qi-Gong-Harmonie sind leicht zu erlernen und sehr wirksam zur Erhaltung der Gesundheit, zur Vorbeugung gegen Erkrankungen und zu ihrer Heilung.

Die Übungsserie hat eine umfassende Wirkung insbesondere auf Beschwerden im Rücken- und Nierenbereich, Ischias, Übergewicht, Entzündungen im Bereich der Schultergelenke, Bluthochdruck, Herzerkrankungen, Lungenemphysem (Lungenblähung), Asthma, chronische Hepatitis, chronische Nierenentzündungen, Diabetes mellitus (Zuckerkrankheit), Magen-Darm-Entzündungen, körperliche Schwäche und Erschöpfungszustände, Schlaflosigkeit und Nervosität.

Für gewöhnlich zeigt das regelmäßige Üben der 18 Figuren über einen Zeitraum von einem Monat schon eine deutliche Wirkung. Mit dem Üben auch nur einzelner Figuren kann man Erfolge bei bestimmten Krankheiten erzielen.

Heilerfolge

Nach den offiziellen Angaben (Stand 1987) des Instituts für Traditionelle Chinesische Medizin zu Shanghai, eines der bedeutendsten staatlichen Institutionen Chinas für die Erforschung der TCM, wurden durch Qi-Gong-Harmonie in 18 Figuren unter anderem folgende Krankheitsbilder positiv beeinflußt:

Beispiel 1: Herr Chen, 54 Jahre (ohne Berufsangabe); Diagnose: Bluthochdruck II. Grades; wurde ohne Erfolg sowohl mit westlicher Medizin als auch mit der Phytotherapie der TCM behandelt; Patient litt unter Schwindel und Schwächegefühl, benötigte einen Gehstock; Blutdruck: 210/110 mmHg; nach zweiwöchigem Üben sinkt der Blutdruck auf 140/90 mmHg, bleibt stabil; der Patient kann auf den Gehstock verzichten.

Beispiel 2: Herr Liu, 45 Jahre, Lehrer; Diagnose: oberflächliche Gastritis, Blutung bei Zwölffingerdarmgeschwür und Speiseröhrenentzündung, vier Monate schwarzgefärbter Stuhlgang; alle bisherigen Behandlungen ohne Erfolg, appetitlos und abgemagert; Anämie (Blutarmut), Hämoglobin 9,8 g/dl. Patient hat aufgehört, Medikamente zu nehmen und angefangen, Qi-Gong-Harmonie in 18 Figuren zu üben. Nach einmonatigem Üben Verschwinden der Magenschmerzen, Patient hat guten Appetit, fühlt sich voller Energie, Hämoglobin steigt auf fast normalen Wert von 12,8 g/dl. Nach halbjährigem Üben sind auch die seit Jahren wiederkehrenden Erkältungen geheilt.

Beispiel 3: Frau Gu, 40 Jahre (ohne Berufsangabe); Diagnose: Thrombopenie (Blutplättchenmangel) und Anämie; als Folge: Haut blau gefleckt, Zahnfleischbluten. Auffälligkeiten bei den Blutwerten: Thrombozyten 80 000/μl, rote Blutkörperchen 2,85 Mio/μl, Hämoglobin 7g/dl. Während sich die Patientin zunächst sehr schwach fühlte, hatte sie nach einmonatigem Üben der 18 Figuren wieder Energie, konnte unbeschwert lange gehen und radfahren, blaue Hautflecken und Zahnfleischbluten waren verschwunden. Blutuntersuchung: Thrombozyten 120 000/μl (stark verbessert), rote Blutkörperchen 4,50 Mio/μl (normal), Hämoglobin 12 g/dl (normal).

Beispiel 4: Frau Fu, 38 Jahre (ohne Berufsangabe), seit zwei Jahren geschwollene Füße mit Schmerzen, Patientin kann keine Schuhe anziehen; Untersuchungen in mehreren Krankenhäusern in Hongkong, Krankheitsursache nicht feststellbar; nach siebenmaligem Üben der 18 Figuren bessert sich die Symptomatik erheblich, nach zehnmaligem Üben sind die Ödeme am Fuß ganz verschwunden und die Patientin kann normal in Schuhen gehen.

Beispiel 5: Frau Hao, 60 Jahre, leitende Angestellte; Diagnose: Lungenkrebs, operativ behandelt im Peking-Hospital; Rückfall, nicht mehr operabel, Patientin war kraftlos, konnte nur noch kurze Strecken gehen. Nach zweimonatigem Üben der 18 Figuren fühlte sich die Patientin wohler und kräftiger, konnte schwimmen; gleichzeitig waren die Leukozyten (weiße Blutkörperchen) von 3700/μl auf Normalwert 7800/μl gestiegen. Nunmehr seit acht Jahren ist ihr körperlicher Zustand ausgezeichnet.

Beispiel 6: Herr Wu, 26 Jahre, Student; Diagnose 1978: Schizophrenie (zentrales Nervenkrankenhaus in Shanghai), Behandlung mit Elektroschock, Entlassung nach acht Monaten. 1979 Rückfall, übte Figur 2 und Figur 12 mit dem Erfolg einer deutlichen Verbesserung der Symptomatik; Patient bekam Appetit, schlief gut und war guter Laune; der Bedarf an Medikamenten ging wesentlich zurück; Situation seit acht Jahren stabil.

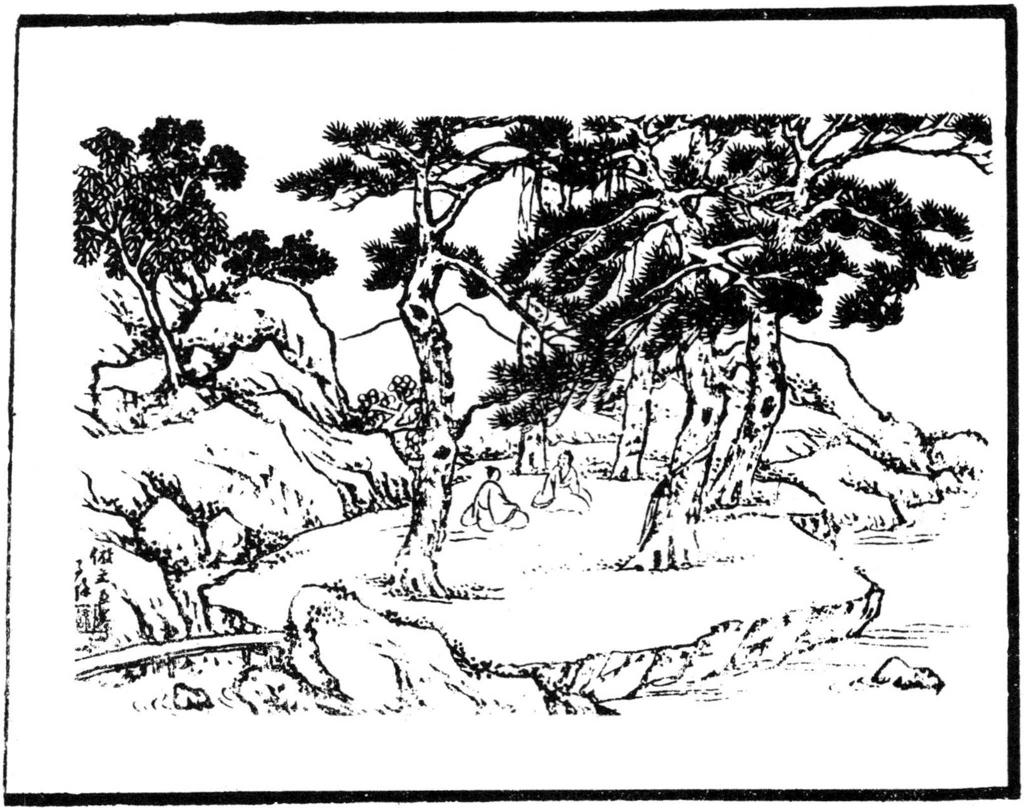

Beschreibung der 18 Figuren

Diese Serie sollte am besten morgens nach dem Aufstehen, an der frischen Luft, abends vor dem Zubettgehen und irgendwann im Laufe des Tages, insgesamt dreimal, geübt werden. Jede Figur dieser Serie sollte, wenn nichts anderes angegeben ist, sechsmal geübt werden, bis man zur nächsten Figur übergeht. Ein- und Ausatmen werden als einmal gezählt.
Ein Übungsdurchgang mit allen 18 Figuren dauert etwa 15 bis 20 Minuten, im übrigen kann beliebig länger geübt werden oder auch kürzer, wenn beispielsweise nur einzelne Figuren ausgeführt werden.

Erklärung der Zeitablaufskala

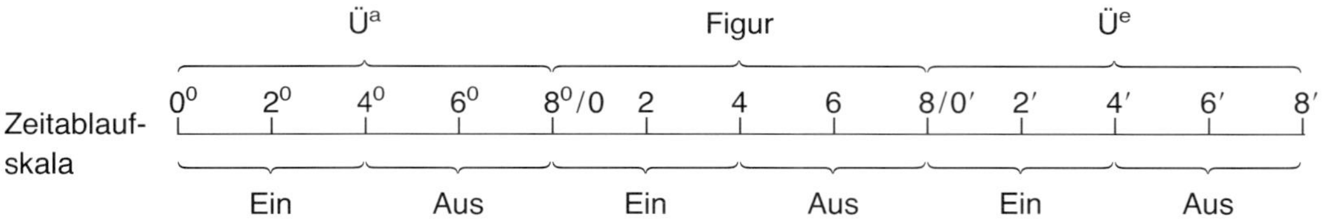

Anmerkungen:

- Die Nummern der Bilder entsprechen ihrer Position auf der Zeitablaufskala.
- Ein/Aus: Abkürzung für Ein- und Ausatmen.
- Der Zeitraum des Ein- und Ausatmens kann unterschiedlich lang sein, d. h. Takt 1–4 kann schneller oder langsamer gezählt werden als Takt 5–8.
- Üa: Übergang von der vorhergehenden zur aktuellen Figur.
- Figur: Bewegungsablauf, der wiederholt werden soll.
- Üe: Übergang zur Grundhaltung, der nur vorkommt, wenn keine weitere Figur folgt.

1. Figur: **Wecken des Qi**

WIRKUNG

Diese Übung dient dazu, das Qi zu wecken, die Meridiane zu aktivieren, Qi und Blutkreislauf zu regulieren und den Rhythmus für die gesamte Übung zu finden. Sie hat beruhigende Wirkung, insbesondere bei Bluthochdruck, und heilende Wirkung bei Erkrankungen des Herzens und der Leber sowie bei Schlaflosigkeit.

AUSGANGSPOSITION

Wir nehmen eine verhältnismäßig tiefe Stehhaltung (Grundhaltung) ein, die Hände bleiben neben dem Körper. Die Augen blicken geradeaus, wir haben ein entspanntes Gesicht.

BEIM EINATMEN

Wir heben die Hände ganz langsam mit ausgestreckten Armen bis in Schulterhöhe. Die Arme sind dabei wie eingefroren, die Ellbogen werden nicht gebeugt, die Bewegung kommt fast nur aus dem Schultergelenk. Die Hände hängen mit lockeren Handgelenken. Gleichzeitig mit dem Einatmen gehen wir in den Beinen höher, aber nicht zu weit, das heißt, daß die Beine am Ende des Atemholens nicht durchgestreckt sind. Beim allmählichen Hochgehen achten wir darauf, daß der Oberkörper nicht unbewußt nach vorne oder hinten geneigt oder der Bauch vorgeschoben wird. Mit dem Heben der Arme sollen nicht die Schultern hochgezogen werden, auch das Becken sollte nicht unwillkürlich nach vorne kippen.

BEIM AUSATMEN

Wir kehren in die Ausgangsposition zurück. Wir lassen die Hände mit den Handflächen nach unten zurücksinken, die Handflächen zum Boden zeigen, strecken dabei ohne Kraftanstrengung die Finger, gehen wieder in die Sitzhaltung zurück und richten das Becken wieder mehr auf. Dabei neigen wir den Oberkörper nicht nach hinten, sondern richten das Becken auf, ohne die Bauchdecke anzuspannen.

VORSTELLUNG

Beim Heben sammeln wir das gute Qi. Wir konzentrieren uns auf den Körper. Der Körper entspannt sich, um das Qi fließen zu lassen. Beim Ausatmen entspannt sich der Körper erneut, und die schlechten Einflüsse werden nach unten durch die Füße in die Erde abgegeben.

HINWEIS

Achten Sie darauf, daß der ganze Körper entspannt bleibt und versuchen Sie, die gesamte Bewegung möglichst harmonisch verlaufen zu lassen.

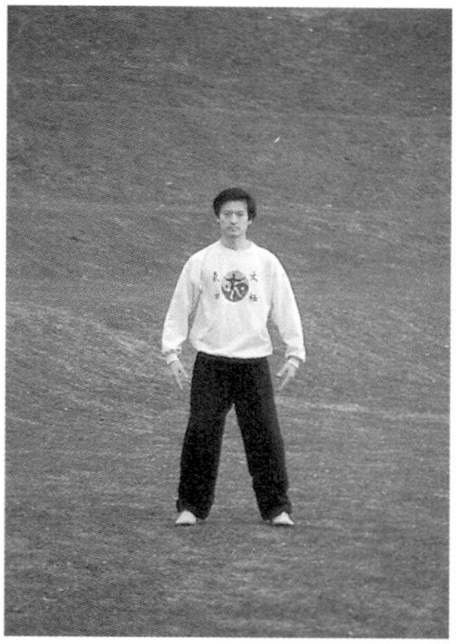
0

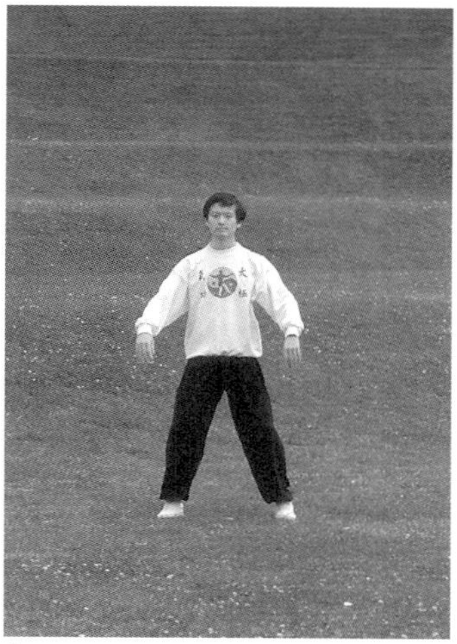
1

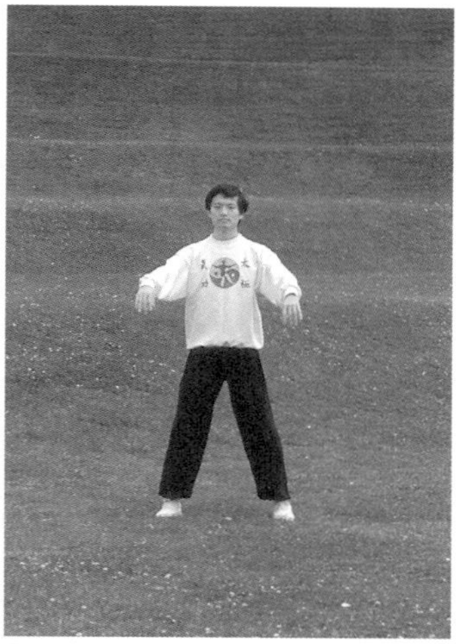
2

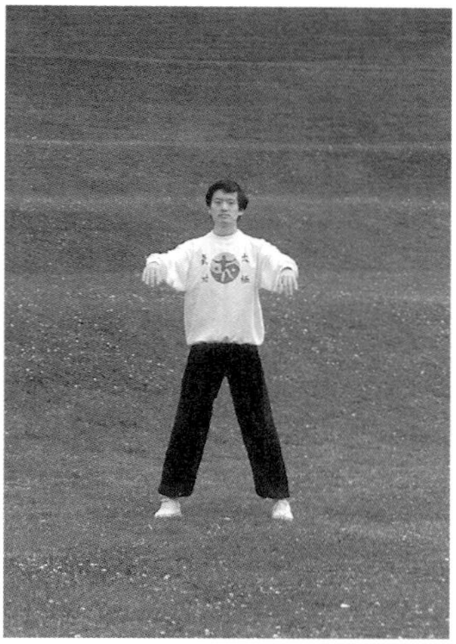
3

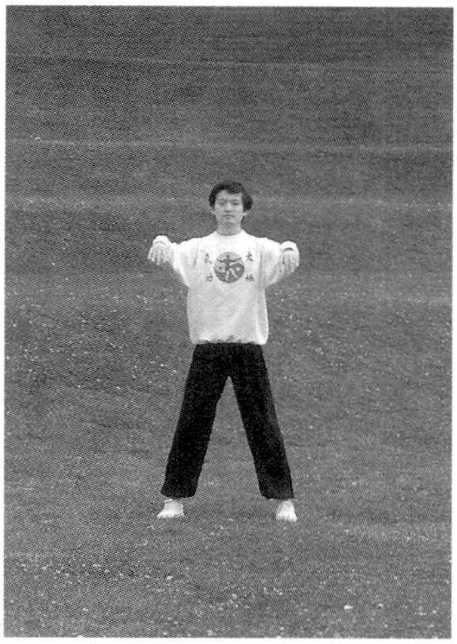
4

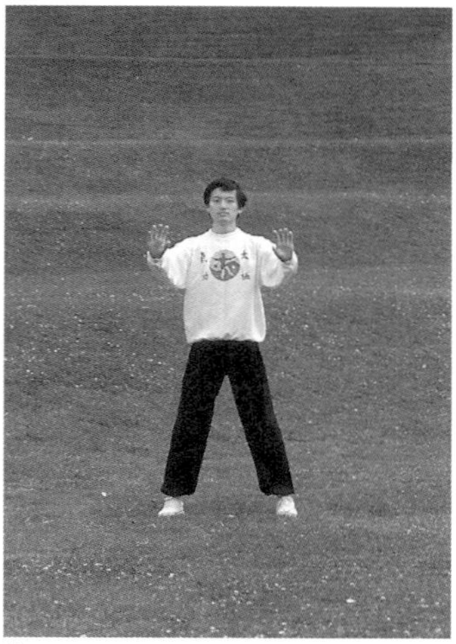
5

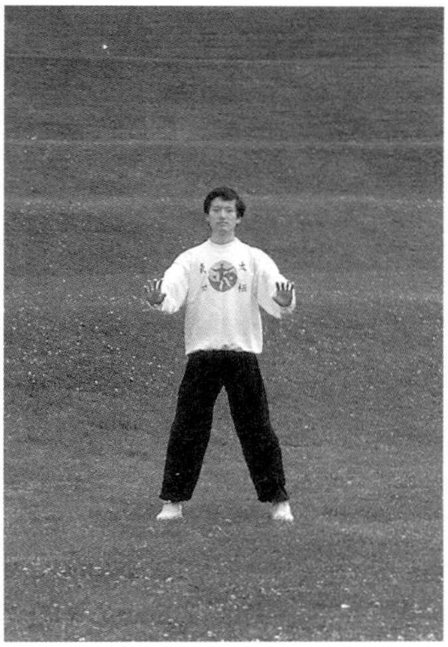
6

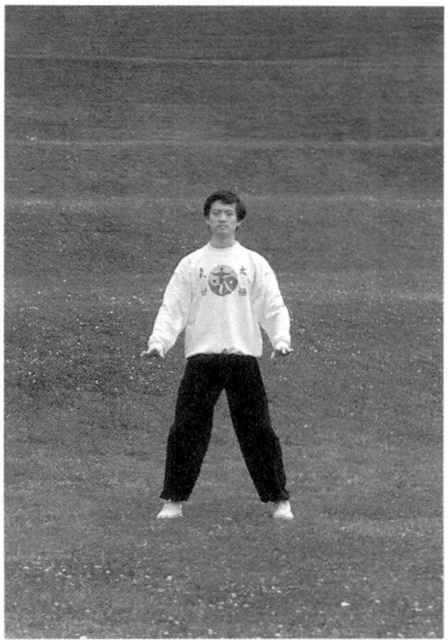
7

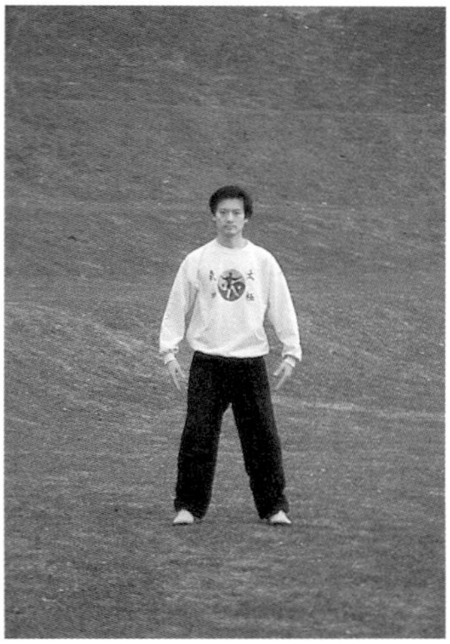
8

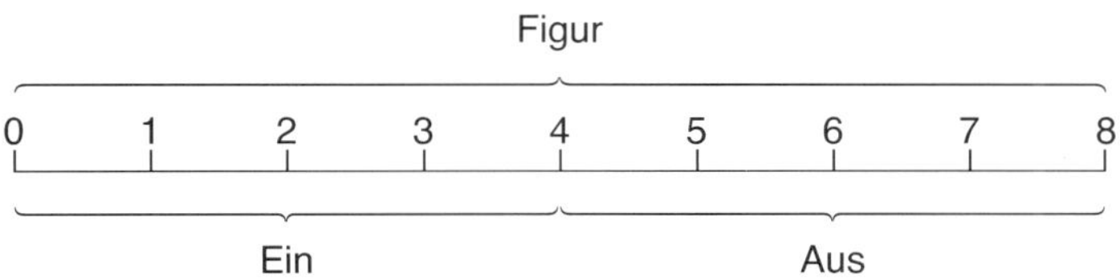

2. Figur: **Öffnen und Erweitern des Brustkorbs**

Wirkung

Löst Verspannungen im Brustbereich, hilft gegen Erkrankungen der Lunge, wie Asthma; gegen Herzerkrankungen, Herzklopfen, Atembeklemmungen, Druckgefühl in der Brust und gegen Neurosen und andere psychische Erkrankungen.

Ausgangsposition

Tiefere Grundhaltung (Reiterhaltung)

Beim Einatmen

Im Anschluß an die erste Figur drehen wir die Handflächen zueinander, heben wir die Arme wiederum bis in Schulterhöhe und breiten sie dann ganz aus. Gleichzeitig gehen wir langsam höher blicken nach vorne.

Variante

Wir heben die Arme wie in der ersten Figur mit lockeren Handgelenken und drehen die Handflächen erst in Schulterhöhe zueinander.

Am Ende des Einatmens sind die Beine gerade, aber nicht durchgestreckt, die Füße sind gleichmäßig belastet, und der Schwerpunkt des Körpers befindet sich zwischen den Beinen.

Beim Ausatmen

Wir schließen die Arme bis sie parallel sind, wenden die Handflächen nach unten und lassen die Hände und Arme wie in der ersten Figur sinken. Gleichzeitig sinken wir wieder in den Knien zum Ausgangspunkt der Stehhaltung zurück.

Vorstellung

Wir stellen uns vor, wir befinden uns am Strand oder auf dem Gipfel eines Berges und nichts verstellt unseren Blick auf den grenzenlosen Horizont. Die Luft ist frisch, wir atmen frei, sind sorglos und glücklich.

Hinweis

Beim Öffnen der Arme sollten die Schulterblätter möglichst nicht zusammengezogen werden, der Raum dazwischen sollte geöffnet bleiben. In der Achselhöhle bleibt immer noch Raum, und beim Öffnen der Arme lassen wir uns von der Vorstellung leiten, daß die Schultergelenke weiter nach außen gehen und die Arme dadurch länger werden. Das entspannt den Oberkörper besonders zwischen den Schulterblättern. Auch bei dieser Bewegung sollten die Schultern nicht angehoben werden, sondern entspannt bleiben.

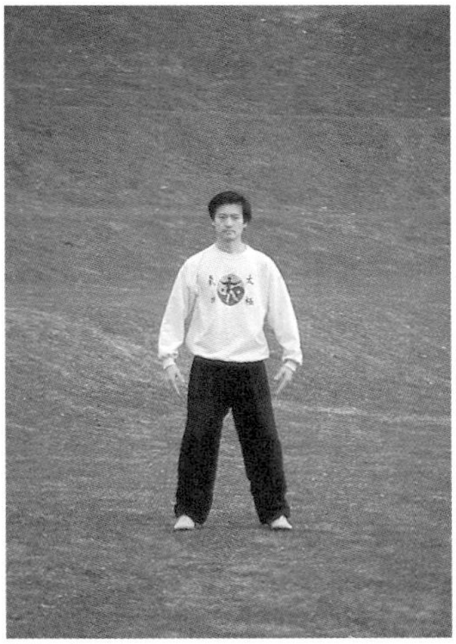
0/Ende

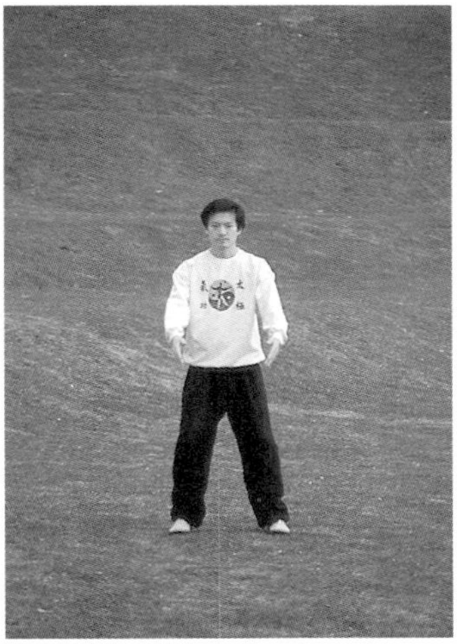
1

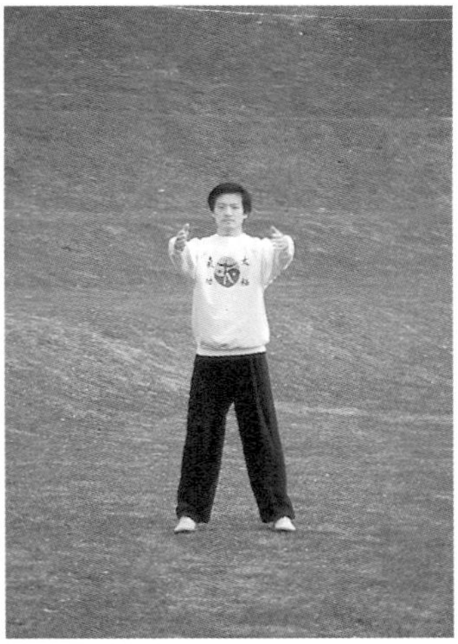
2

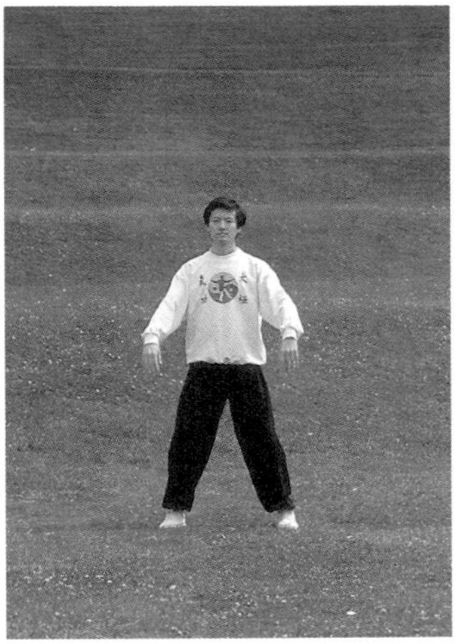
Variation zu 1

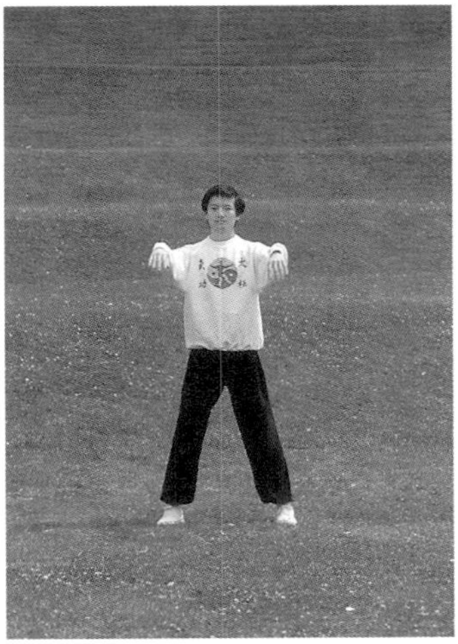
Variation zu 2

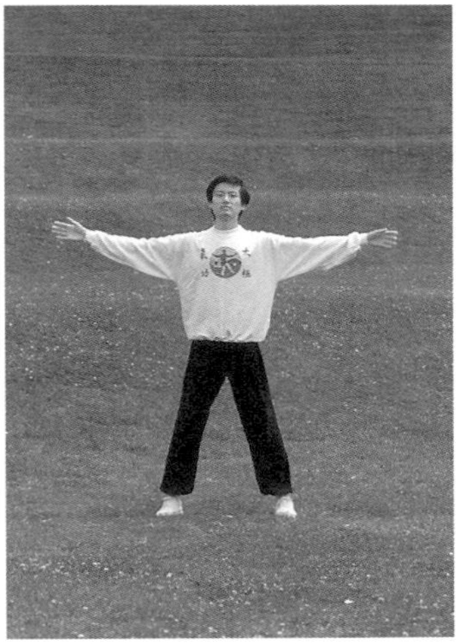
4

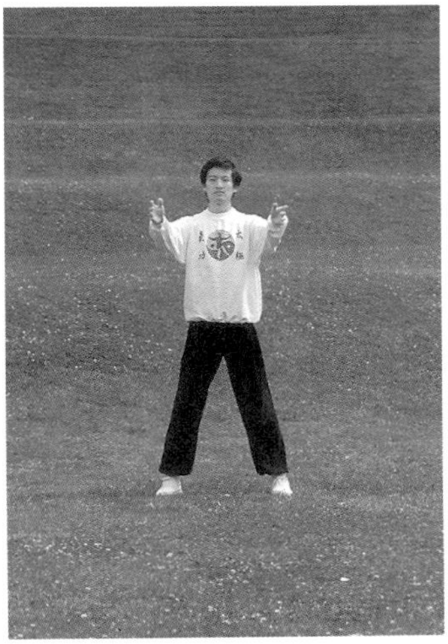
6

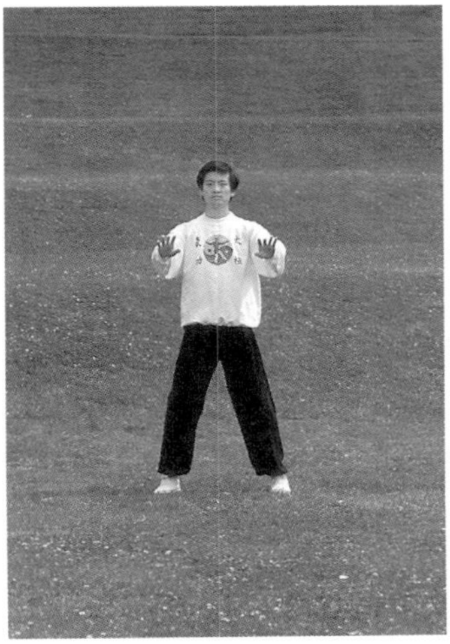
7

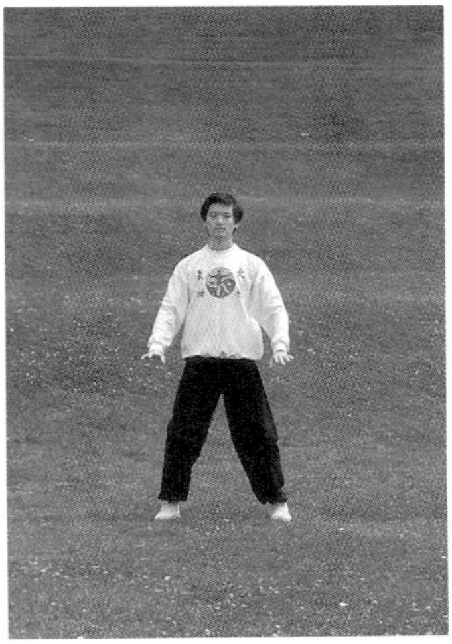
8

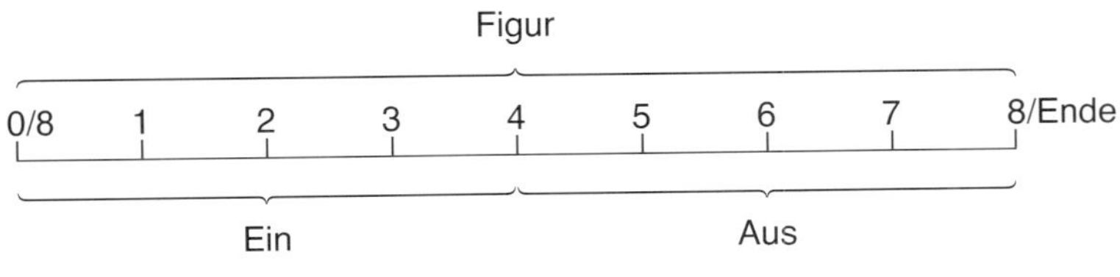

3. Figur: **Einen Regenbogen bewegen**

WIRKUNG

Hilft gegen Schmerzen der Lendenwirbelsäule und des Rückens. Macht schlanker, besonders in der Taille.

AUSGANGSPOSITION

Im Anschluß an die zweite Figur. Wir sind in der gleichen Ausgangsposition wie in der ersten Figur.

BEIM EINATMEN

Wir heben die Hände mit lockeren Handgelenken wie in der ersten Figur allmählich bis in Höhe der Brust und dann die linke Hand zur linken Seite und die rechte weiter nach oben. Gleichzeitig verlagern wir unser Körpergewicht auf das rechte Bein und lassen das linke Bein allmählich gerade werden. Die linke Handfläche zeigt am Ende des Einatmens nach oben und befindet sich in Schulterhöhe. Der rechte Arm ist leicht gebeugt und die rechte Handfläche zeigt nach unten, etwa auf den Kopf. Am Ende des Einatmens steht man so, wie es auf dem Bild zu sehen ist.

BEIM AUSATMEN

Wir verlagern das Gewicht auf das linke Bein. Wir bleiben dabei mit dem Körper aber auf der gleichen Ebene, lassen die rechte Hand nach rechts bis auf Höhe der Schultern sinken – die Handfläche zeigt jetzt nach oben –, heben und beugen den linken Arm, bis die linke Handfläche nach unten etwa auf den Kopf zeigt. Am Ende des Ausatmens stehen wir auf dem linken Bein, mit gebeugtem Knie, das rechte Bein ist gerade und unbelastet.

VORSTELLUNG

Wir stellen uns viele bunte Farben vor, am besten einen Regenbogen, den wir mit den Händen im Schweben hin und her bewegen. Wir fühlen innere Ruhe und sind glücklich.

HINWEIS

Das wechselnde Heben und Senken der beiden Arme muß fließend und harmonisch sein. In der Mitte der Gewichtsverlagerung von einem Bein zum anderen befindet sich der ganze Körper, also auch die Arme und Beine, in einer symmetrischen Position. Die Schultern sollten nicht hochgezogen, die Arme müssen jedoch nicht in der gleichen vertikalen Ebene gehalten werden. Die gesamte Bewegung sollte natürlich auch als angenehm empfunden werden. Beim Einatmen verlagert man das Gewicht nach rechts und bewegt die Arme nach links, beim Ausatmen umgekehrt. Beim letzten Ausatmen lassen wir die Hände in der Mitte des Übergangs nach unten statt nach rechts fallen. Jeweils am Ende des Ein- und Ausatmens soll die Körperseite, deren Bein entlastet ist, entspannt sein.

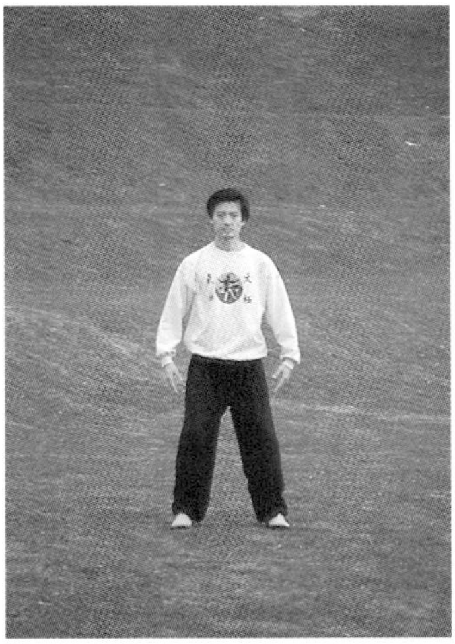
0

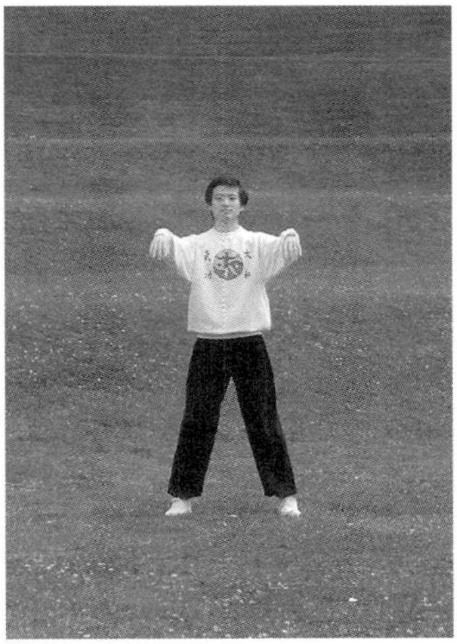
2°

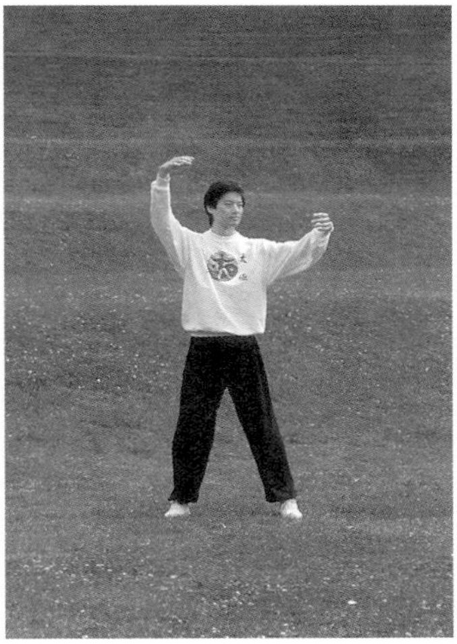
3°

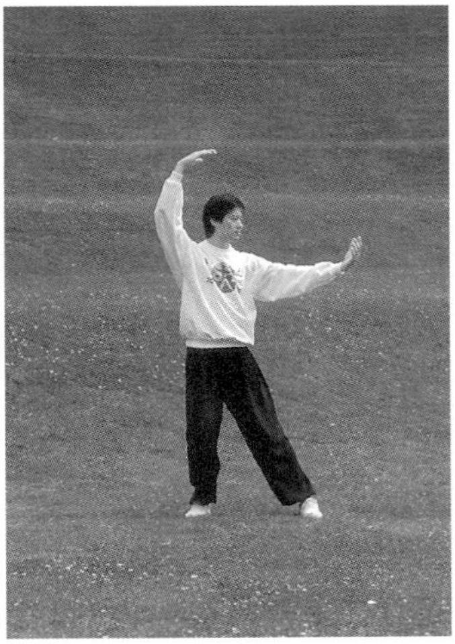
4°/4

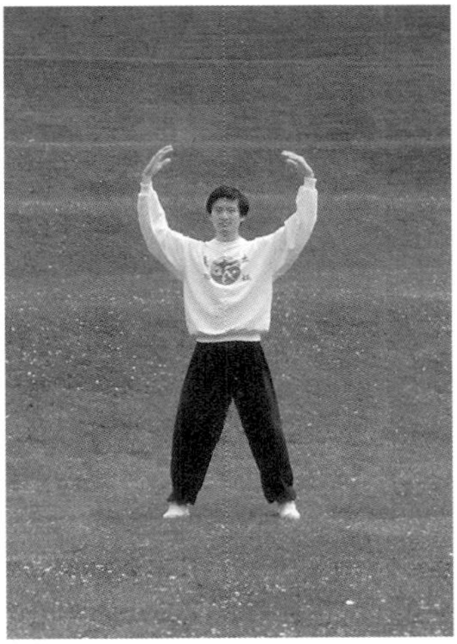
6°/2/6

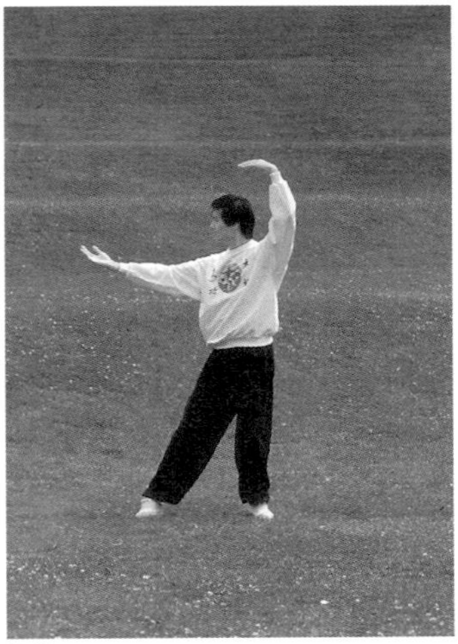
8°/8

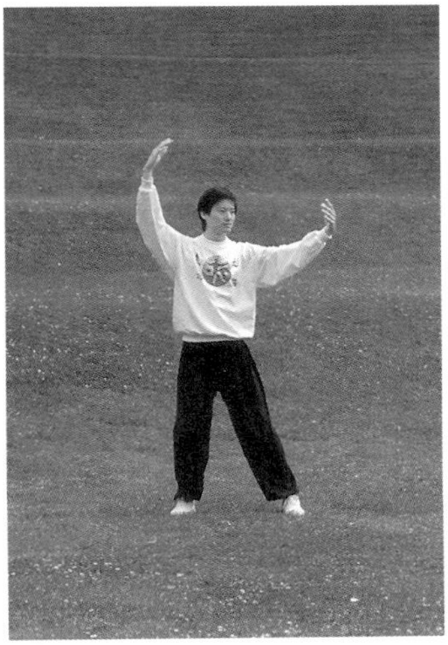
5 E

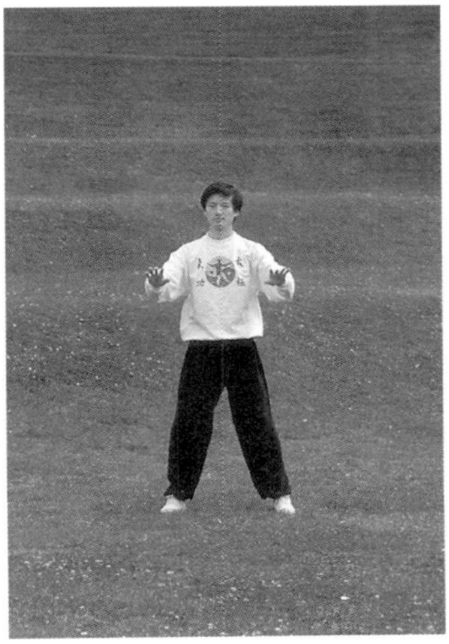
6 E

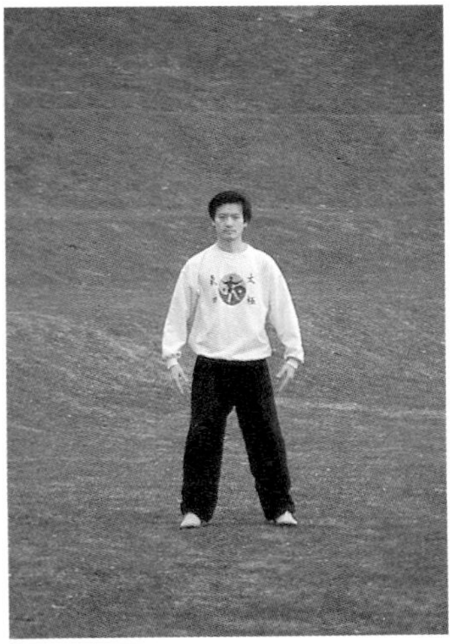
8 E

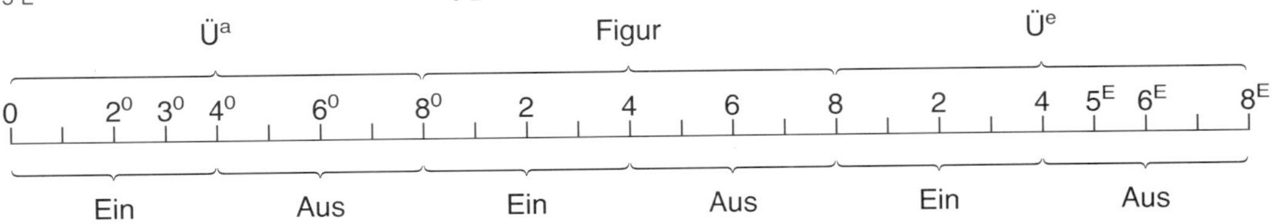

4. Figur: **Die Wolken auseinanderschieben**

WIRKUNG

Sammeln des ursprünglichen Qi, Kräftigung der Bein- und Lendenmuskulatur; hilft bei Herzerkrankungen, Asthma sowie Entzündungen und Beschwerden der Schultergelenke.

AUSGANGSPOSITION

Im Anschluß an die dritte Figur stehen wir in der Reiterhaltung, lassen die Hände etwas seitlich nach unten sinken und kreuzen sie nun an den Handgelenken vor dem Unterleib. Die Handflächen zeigen dabei zum Körper.

BEIM EINATMEN

Wir drehen die Handflächen nach oben, heben sie gekreuzt nach oben und lassen die Beine allmählich gerade werden. Wenn die Hände über Kopfhöhe sind, drehen wir die Handflächen nach außen.

BEIM AUSATMEN

Wir lassen die Arme mit den Handflächen nach unten sinken. Gleichzeitig gehen wir in die Kniebeuge bis zur Reiterhaltung.

VORSTELLUNG

Wir schweben in bunten, schönen Wolken, teilen sie mit unserer Handbewegung und sind glücklich.

HINWEIS

Wer unter Bluthochdruck leidet, sollte mit dem Heben der Hände behutsam sein, die Hände nur bis in Höhe des Gesichts oder der Brust bringen, gegebenenfalls auch mit den Handflächen nach unten zeigend, und sie von dort seitlich nach außen sinken lassen. Außerdem sollten die Arme nicht mit Kraft durchgestreckt und die Schultern nicht hochgezogen werden. Beim Einatmen kann man den Kopf langsam hochheben, um einen tieferen Atem zu erreichen und beim Ausatmen den Kopf wieder fallen lassen. Beim Ausatmen sollte sich der Körper fühlbar entspannen.

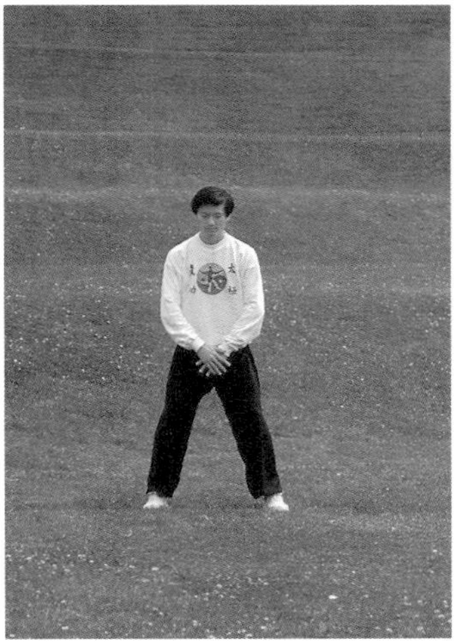
0

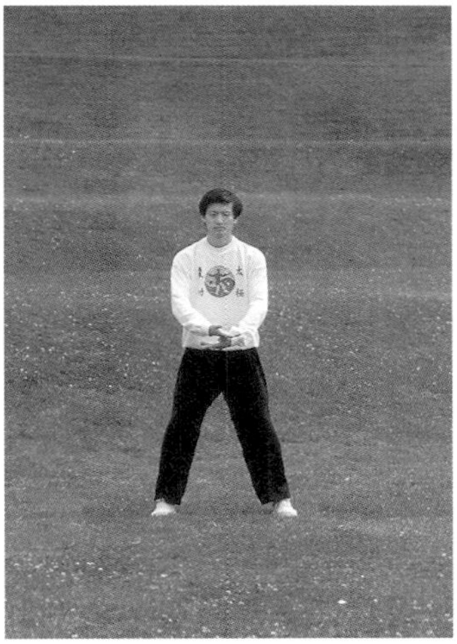
1

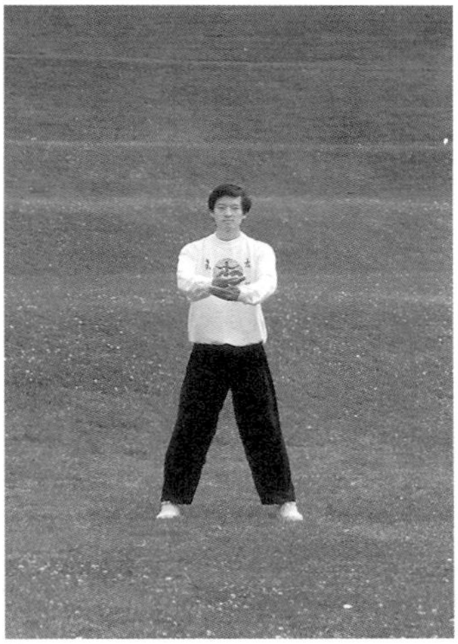
2

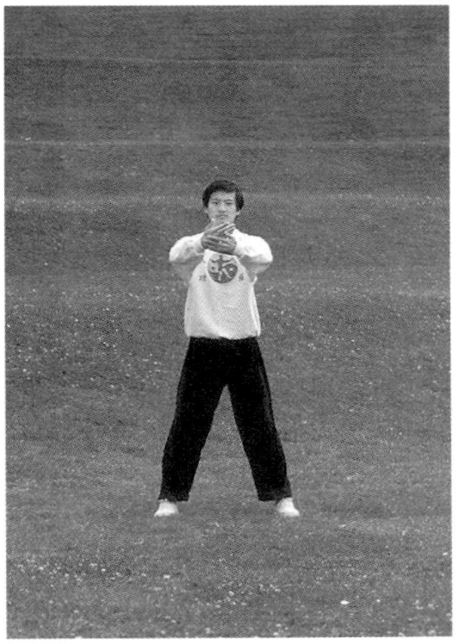
3

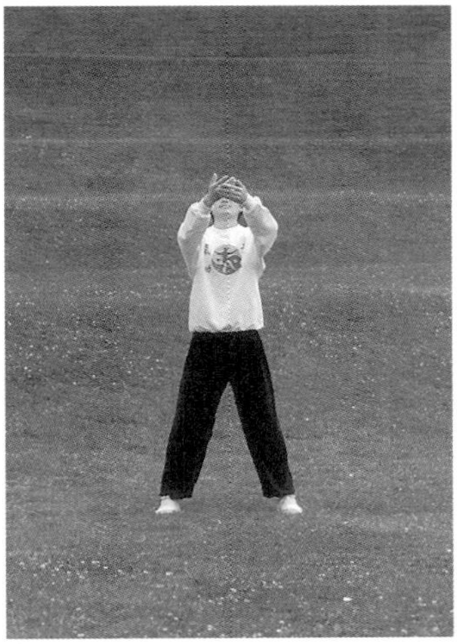
4

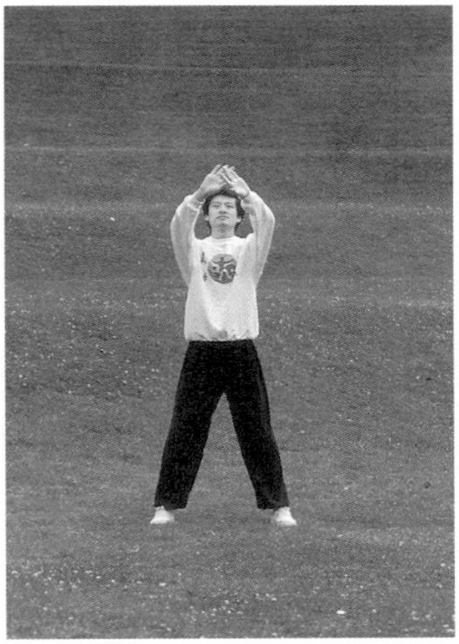
5

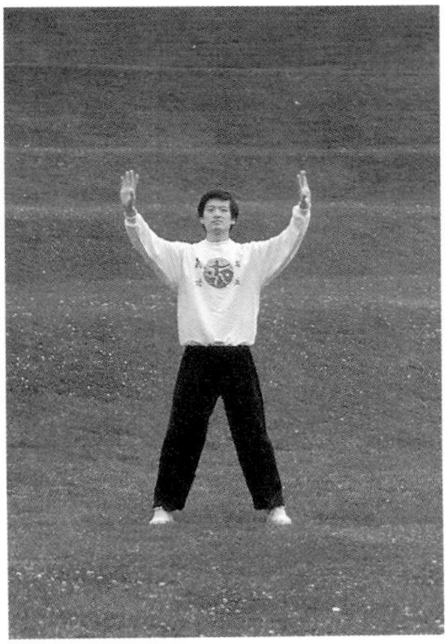
6

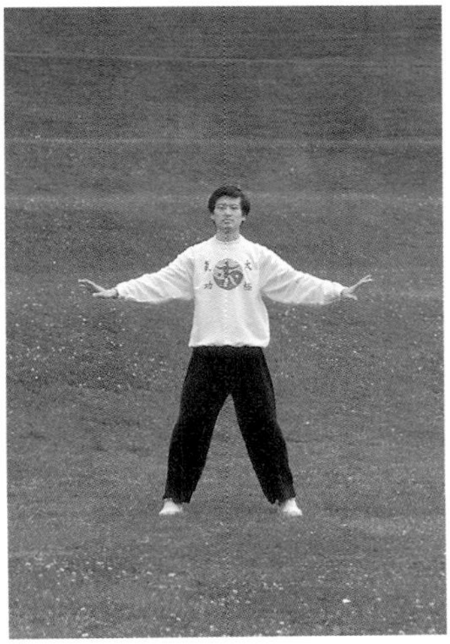
7

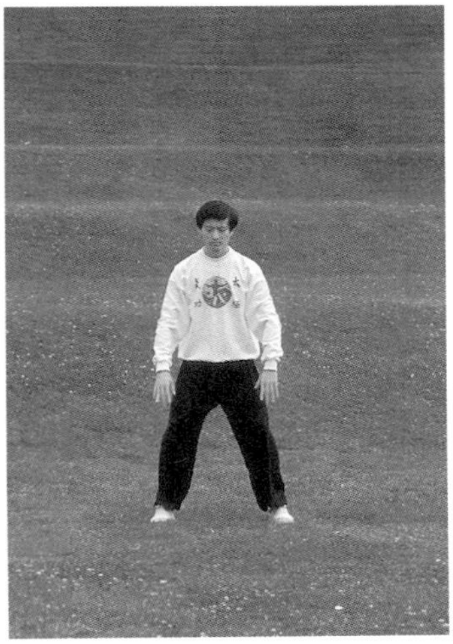
8

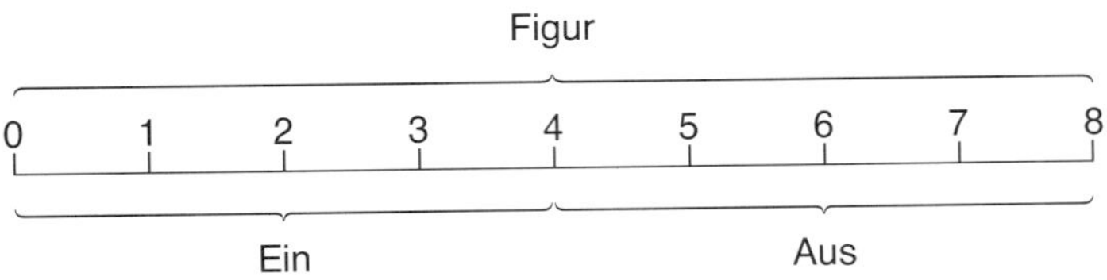

5. Figur: **Rollen der Arme**

WIRKUNG

Gegen Beschwerden an Schultern, Ellbogen und Handgelenken, gegen Asthma, Atemwegsentzündungen und Nierenerkrankungen u.ä.

AUSGANGS-POSITION

Reiterhaltung.

BEIM EINATMEN 1

Wir stehen im Anschluß an die vierte Figur in Reiterhaltung mit über Kopfhöhe gekreuzten Händen, Handflächen in etwa nach oben. Wir lassen die linke Hand vor dem Körper gerade bis in Schulterhöhe fallen, die Handfläche zeigt nach oben. Wir beugen den rechten Ellbogen und beschreiben mit der Hand eine Kurve bis etwa in Höhe des Ohres. Dabei drehen wir die Schultern nach rechts und wenden den Blick auf die rechte Hand. Weiter schieben wir die rechte Hand am Ohr vorbei nach vorne, gleichzeitig ziehen wir die linke Hand zurück zum Körper. Wenn die Hände einander begegnen, beginnen wir auszuatmen.

BEIM AUSATMEN 1

Wir schieben die rechte Hand mit stehender Handfläche nach vorne, folgen ihr immer noch mit den Augen und ziehen die linke Hand zum Körper und weiter seitlich nach hinten. Dabei drehen wir die Schultern.

BEIM EINATMEN 2

Wir drehen die Schultern weiter nach links und wenden unseren Blick auf die linke Hand. Gleichzeitig drehen wir die rechte Handfläche nach oben links, so daß die rechte Hand in etwa quer liegt und die linke Hand in etwa steht. Nun führen wir weiter die linke Hand am Ohr vorbei und folgen ihr mit den Augen. Gleichzeitig ziehen wir die rechte Hand zurück.

BEIM AUSATMEN 2

Wir ziehen die rechte Hand zum Körper zurück und schieben die stehende linke Handfläche ganz nach vorne.
So führen wir die Bewegung links und rechts im Wechsel von Ein- und Ausatmen weiter.

VORSTELLUNG

Wir können uns einen schönen Meeresstrand vorstellen, an dem die Wellen aufschlagen und zurückrollen, und unsere Hände in diesem Rhythmus bewegen. Zu Beginn des Einatmens, wenn die hintere Hand eine Kurve beschreibt, können wir uns vorstellen, daß wir das beste Qi umfassen und einatmen; beim Ausatmen, wenn die beiden Hände aneinander vorbeigehen, denken wir, daß die Hände die Oberflächen eines länglichen Luftballons berühren.

Hinweis

Das Nachvorneschieben und Nachhintenziehen der Hände geschieht bei entspanntem Körper, das heißt, wir lassen eine innere Kraft die Hände bewegen. Der Blick folgt immer der Hand, die nach vorne geht.

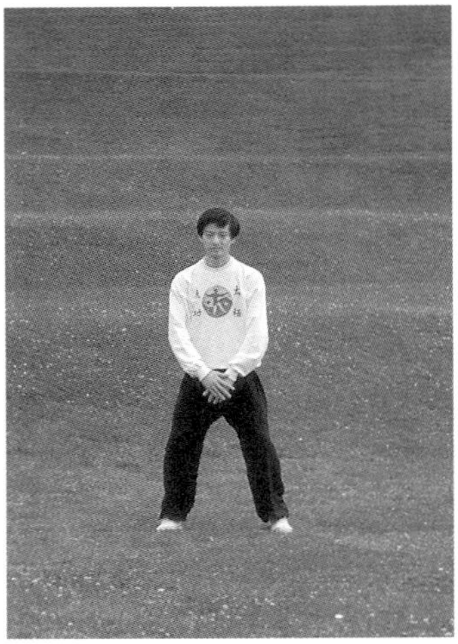
0

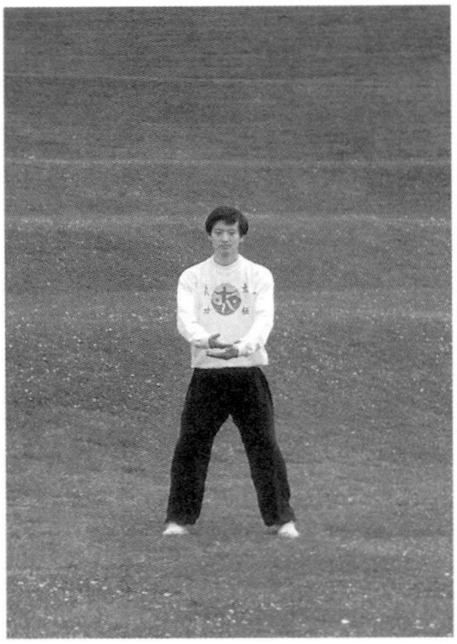
1°

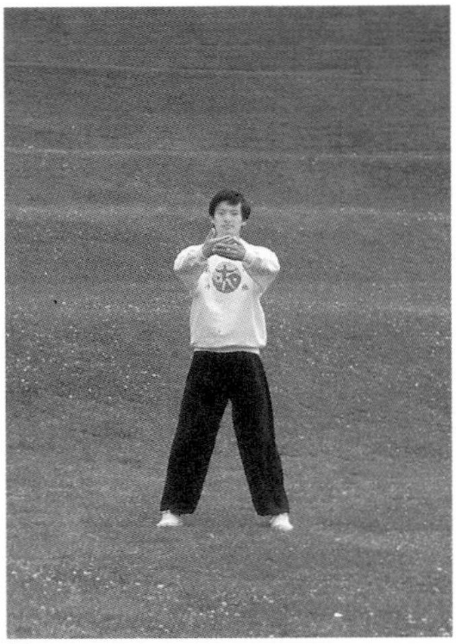
2°

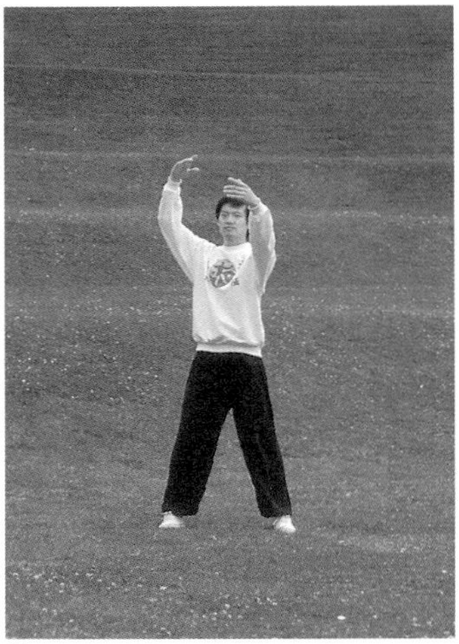
3°

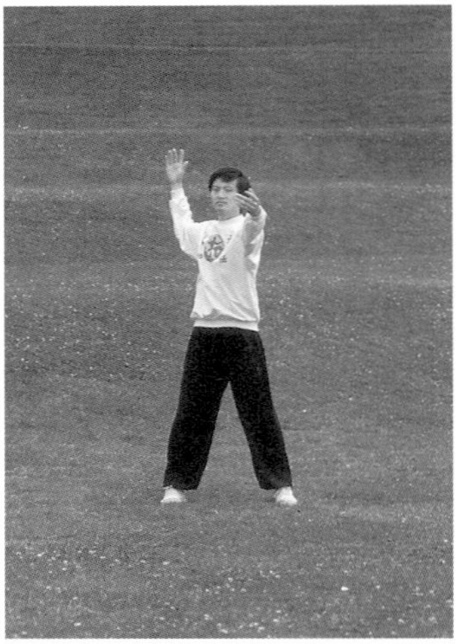
4°

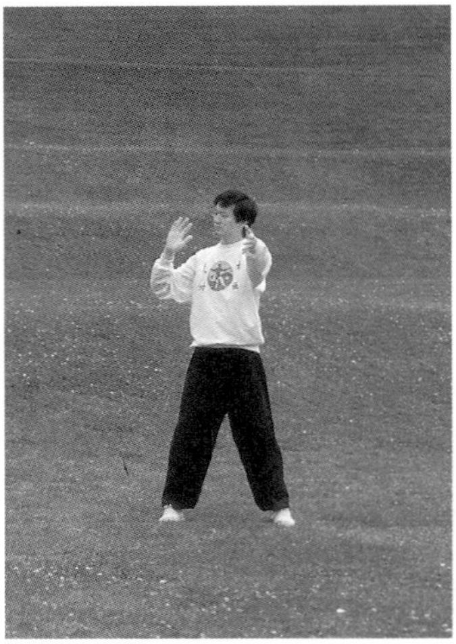
5°/2'

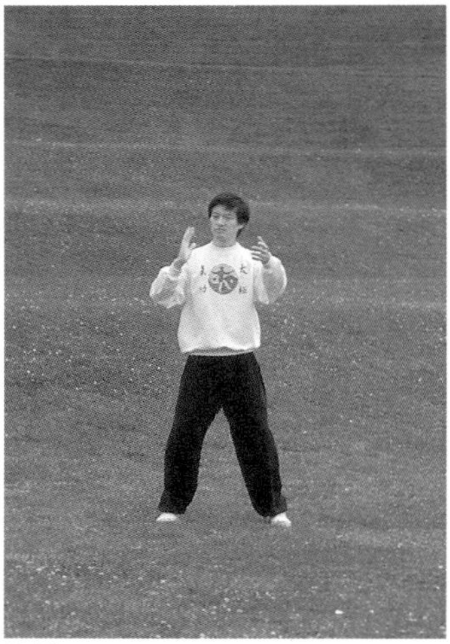
6°/4'

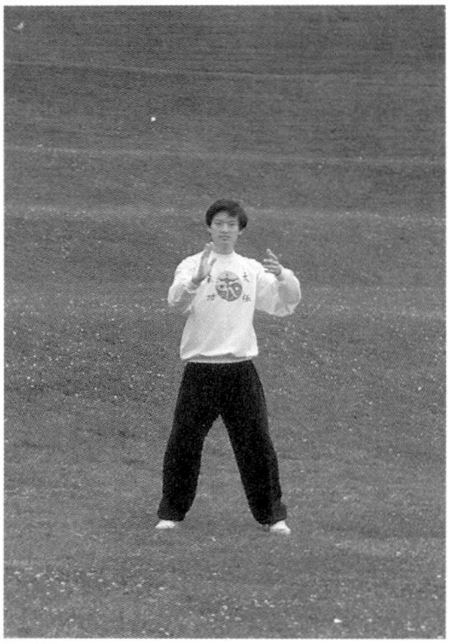
7°/6'

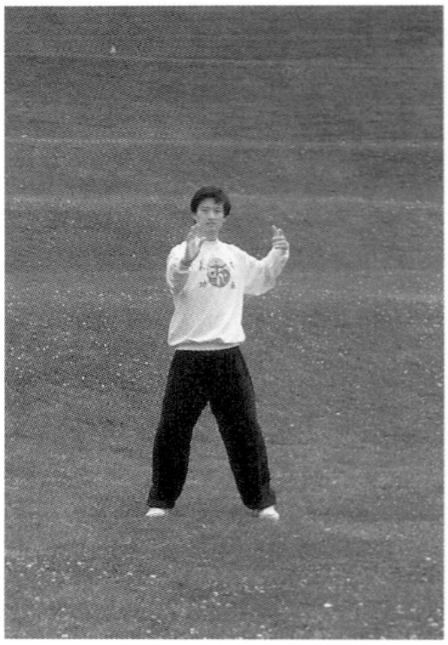
8°/8'

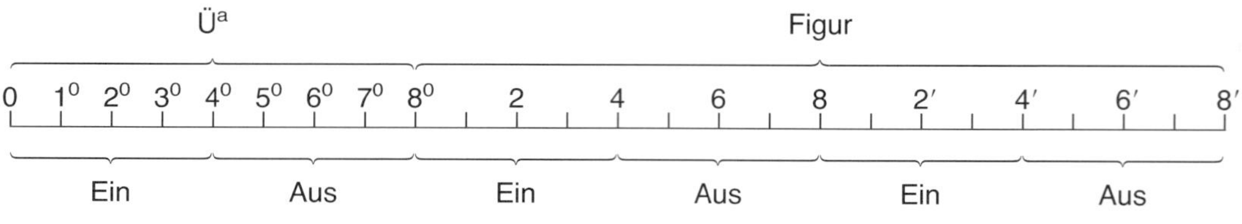

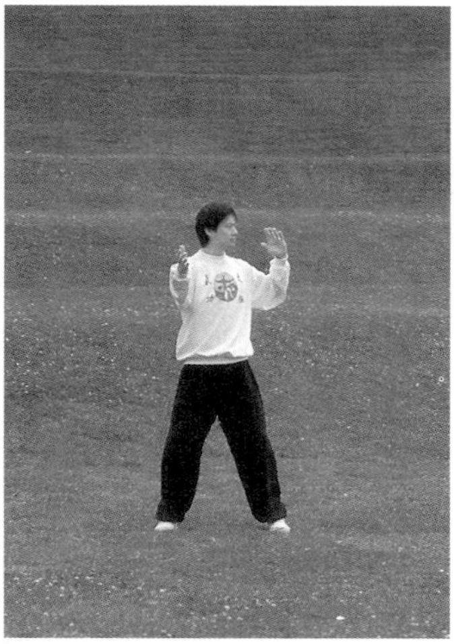
2

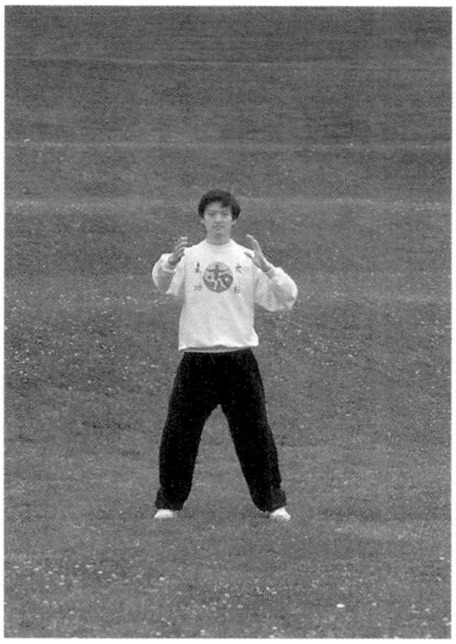
4

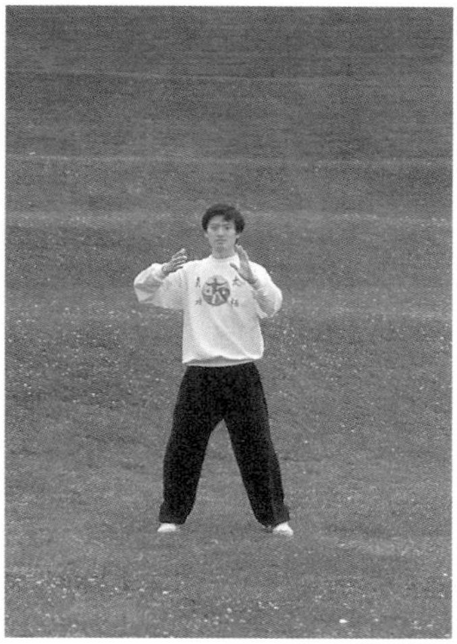
6

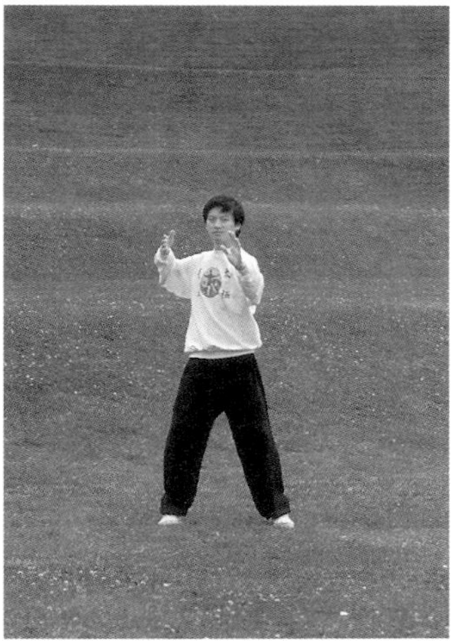
8

6. Figur: **Rudern auf einem ruhigen See**

WIRKUNG

Stärkung des Verdauungssystems; hilft bei Entzündungen des Magen-Darm-Traktes und bei Herzerkrankungen, Festigung der Nervenkraft. Diese Figur erfrischt besonders und schafft ein klares Gefühl im Kopf. Als selbständige Übung ist sie sehr zu empfehlen. Man kann sie beliebig oft wiederholen.

AUSGANGS-POSITION

An die fünfte Figur anschließend, wenn sich beim Ausatmen die Hände treffen, drehen wir die Handflächen nach unten und lassen die Hände, wie bei der ersten Figur, am Körper seitlich vorbei bis hinter den Körper sinken. Gleichzeitig gehen wir wieder in die Knie, halten den Oberkörper weiter gerade und richten den Blick nach vorne. Die Handflächen drücken wir bis zum Anschlag nach hinten. Während der ganzen Bewegung atmen wir aus.

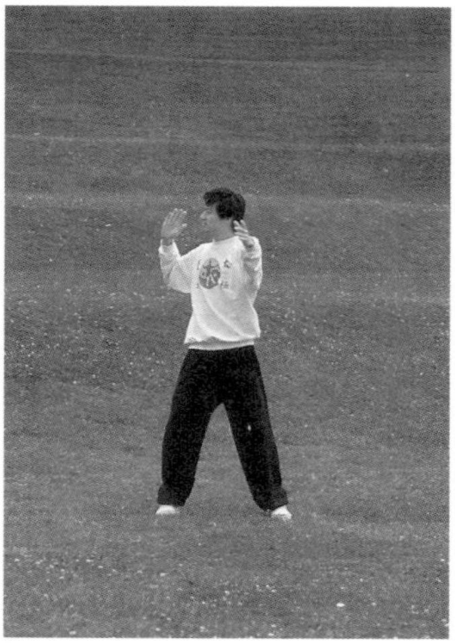
2°

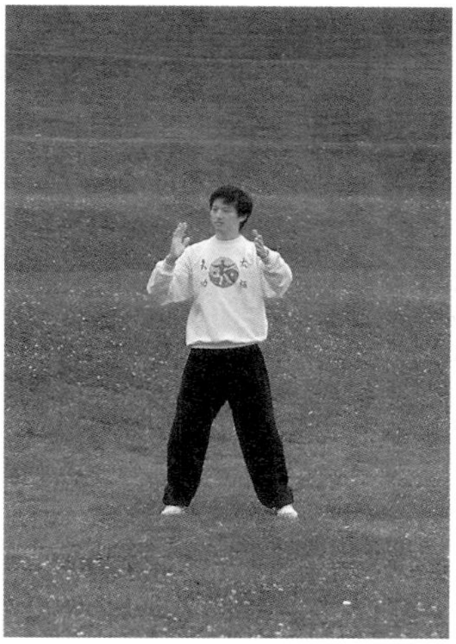
4°

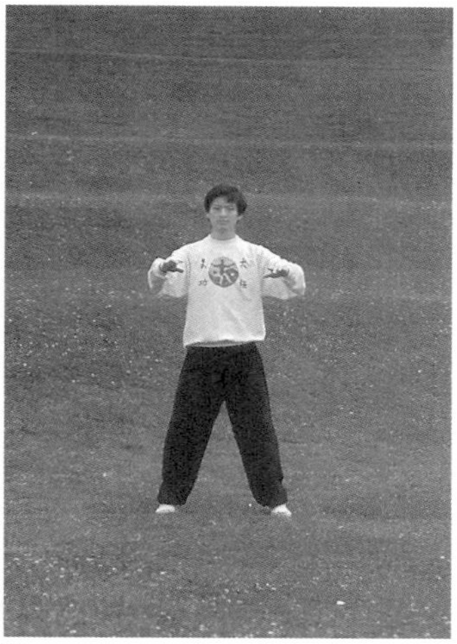
6°

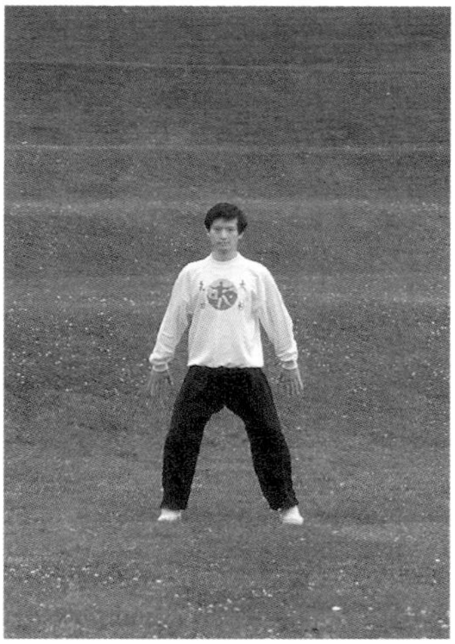
8°

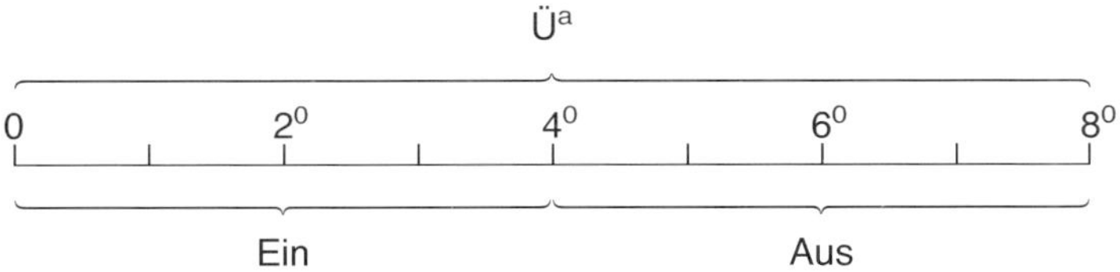

Beim Einatmen	Wir gehen in den Beinen wieder höher, strecken die Arme und beschreiben eine Kreisbewegung von hinten über seitlich außen bis nach oben, so daß am Ende die Handflächen nach vorne zeigen.
Beim Ausatmen	Wir gehen wieder in die Knie, lassen die Hände sinken und führen sie am Ende bis zum Anschlag nach hinten.
Vorstellung	Ruhe, Gelassenheit, Freiheit. Wir können uns vorstellen, daß wir ein Boot über einen ruhigen See rudern, die Natur genießen und glücklich sind.
Hinweis	Die Arme bleiben gerade und entspannt. Sie werden nicht mit Kraft durchgestreckt. Die Schultern nicht hochziehen, sondern bewußt fallen lassen. Beim Einatmen gehen wir allmählich höher, beim Ausatmen tiefer. Den Oberkörper dabei nicht zu sehr nach vorne oder hinten neigen.

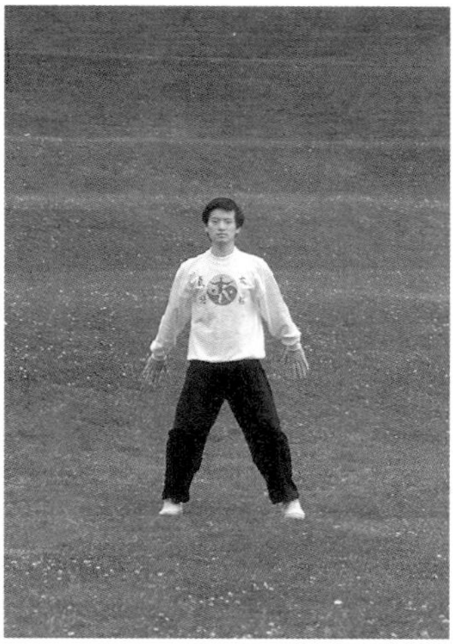
8°/8

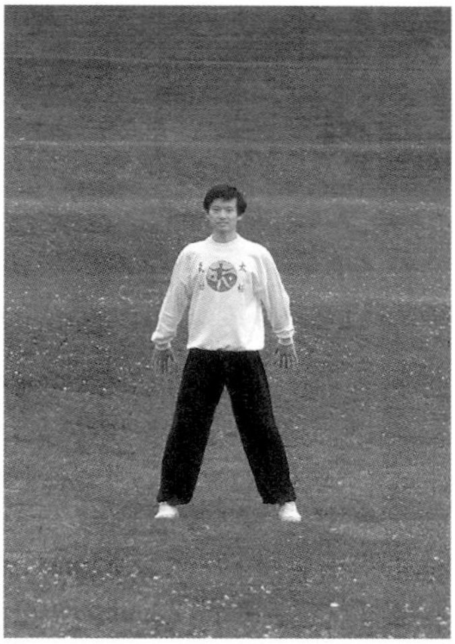
1

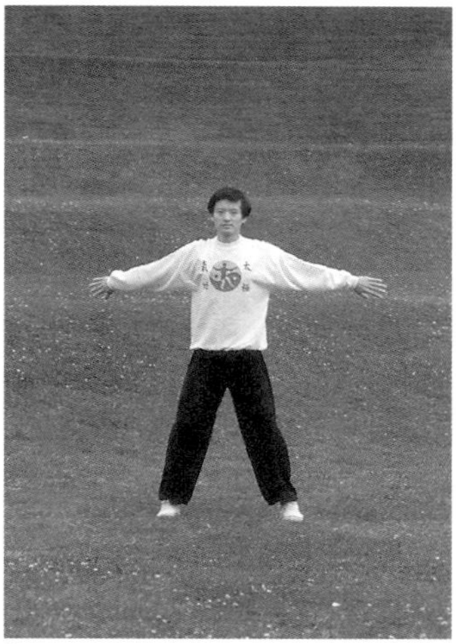
2

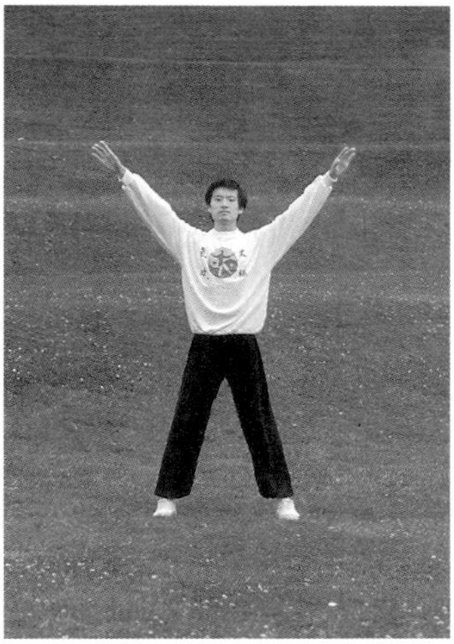
3

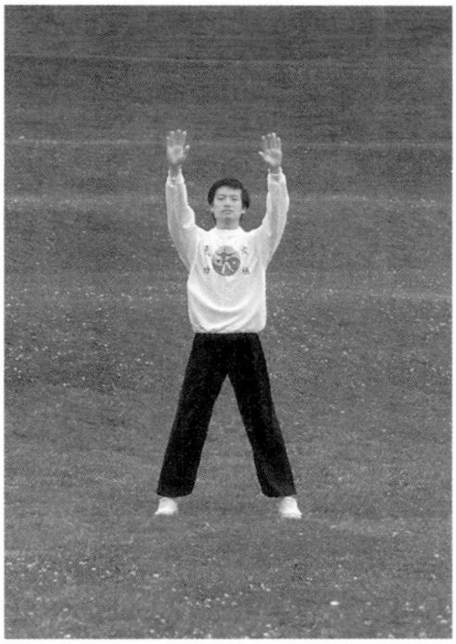
4

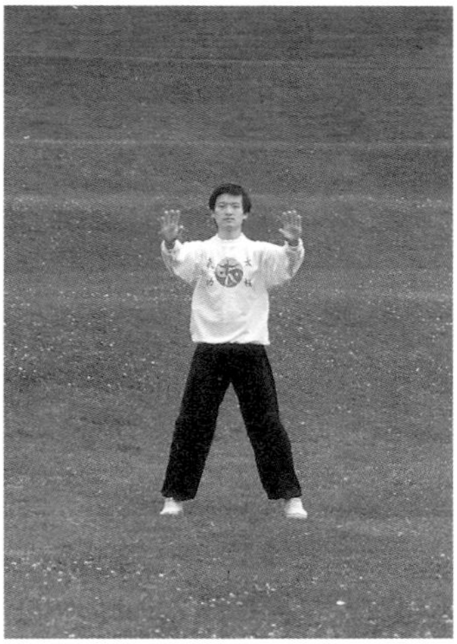
5

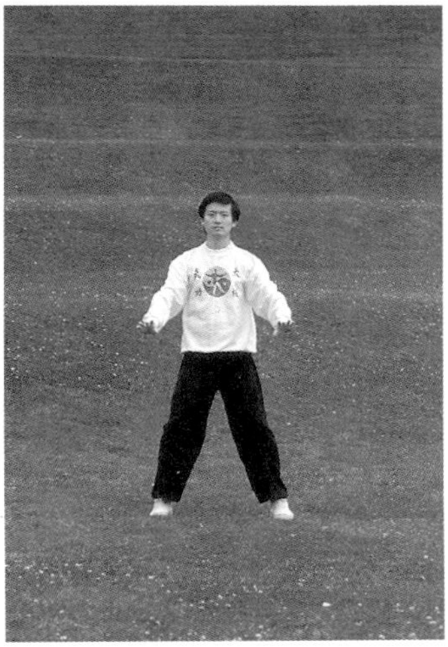
6

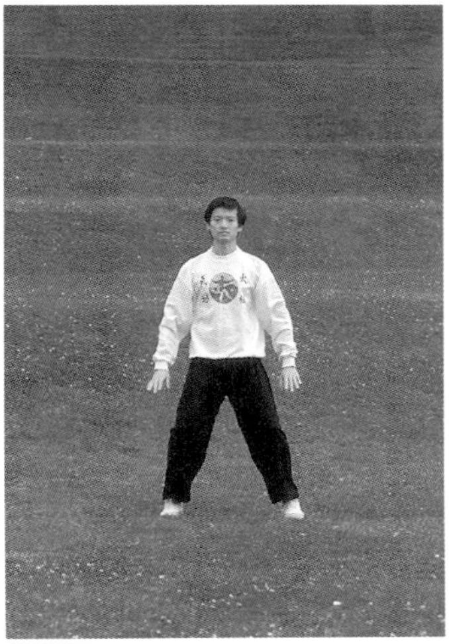
7

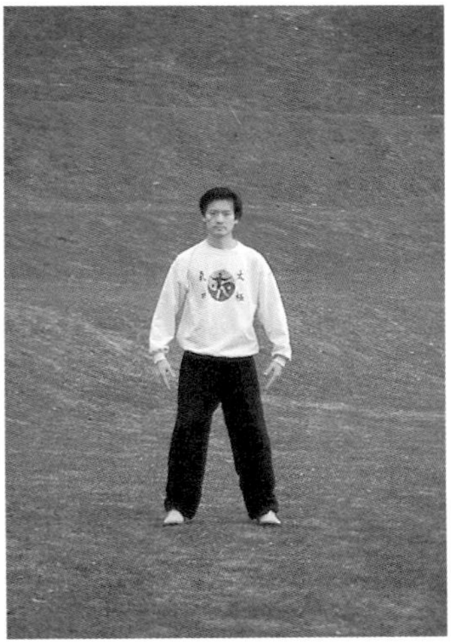
Ende

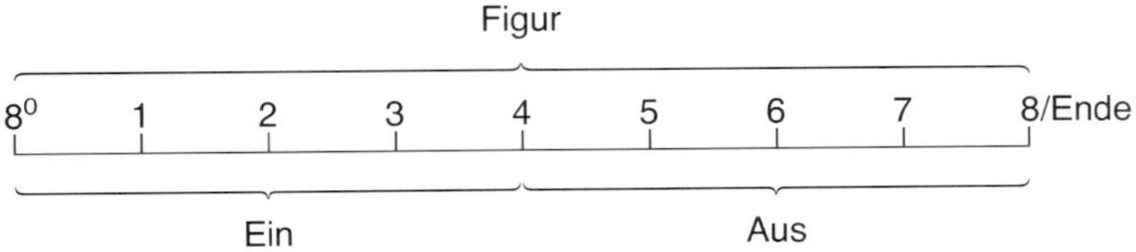

7. Figur: **Mit einer Hand die Sonne heben**

WIRKUNG

Entspannung des Brustkorbs und damit zur tieferen Atmung. Gegen Streß und psychische Erkrankungen.

AUSGANGS-POSITION

Anschließend an das letzte Ausatmen bei der sechsten Figur lassen wir die Hände wieder zurück in die Grundhaltung sinken.

BEIM EINATMEN

Wir drehen die rechte Handfläche nach vorne links und verlagern das Körpergewicht auf das linke Bein. Wir strecken beide Beine langsam, heben die rechte Hand nach vorne links bis in Höhe der linken Schulter und halten die Handfläche nach oben. Das linke Bein belasten wir bis zum Ende des Einatmens, die Ferse des rechten Fußes hebt sich vom Boden, die Fußspitze bleibt auf dem Boden. Der Blick richtet sich nach vorne links in die Ferne.

BEIM AUSATMEN

Wir kehren in die Ausgangsposition zurück.

Jetzt wiederholen wir den Ablauf zur anderen Seite mit den entsprechenden Bewegungen: Beim Einatmen heben wir die linke Hand, verlagern das Gewicht auf das rechte Bein und gehen mit dem Ausatmen wieder in die Ausgangsposition zurück.

VORSTELLUNG

Wir fühlen uns wie ein glückliches Kind, das mit einem Ball spielt. Oder wir fühlen, wie unser Körper entspannt ist, blicken in die weite Ferne und heben eine Sonne über den Horizont. Von den Armen geht über die Hände zur Sonne eine Verbindung in die Ferne.

HINWEIS

Beim Hochheben der Hand können wir entweder über die Handfläche schauen oder am Ende ganz in die Ferne. Beim Hochheben der Hand die Spitze des unbelasteten Beines auf den Boden drücken. Der Atem soll harmonisch sein.

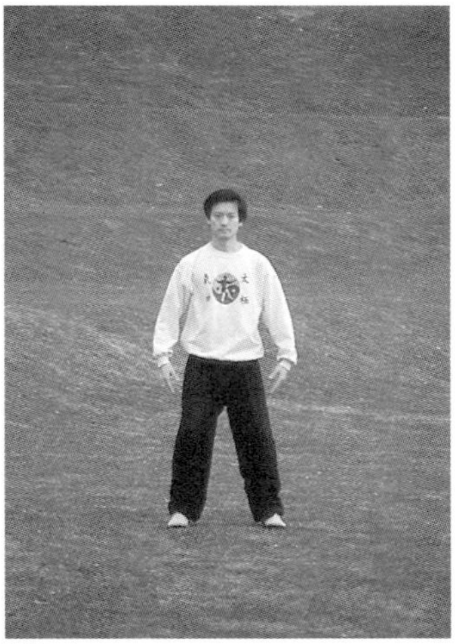
0/Ende

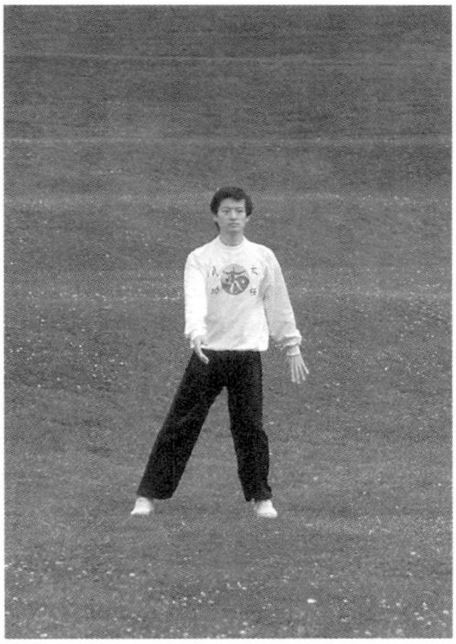
2

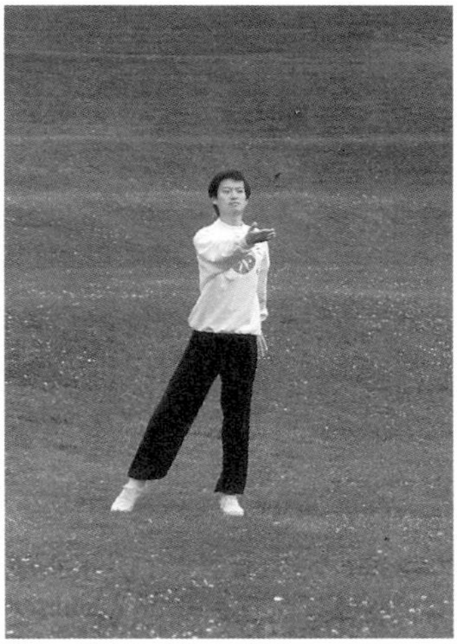
4

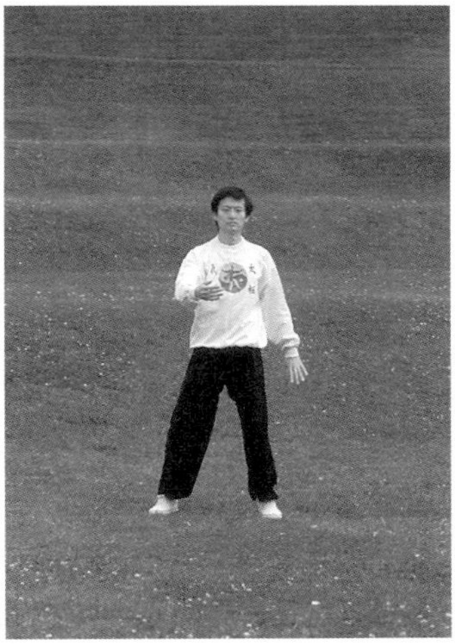
6

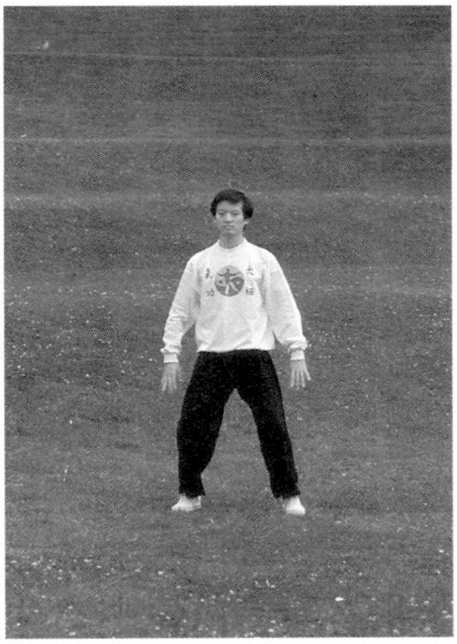
8

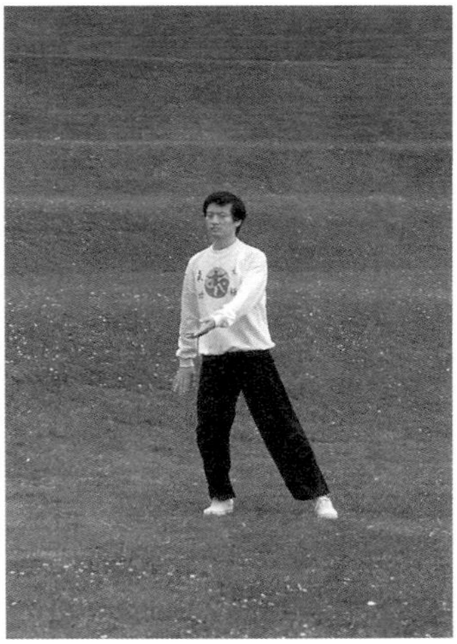
2'

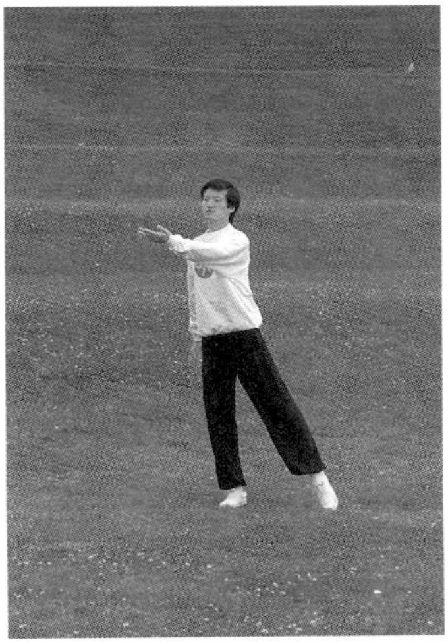
4'

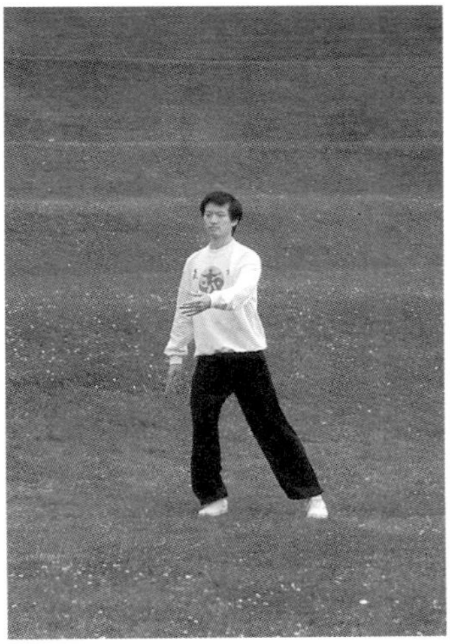
6'

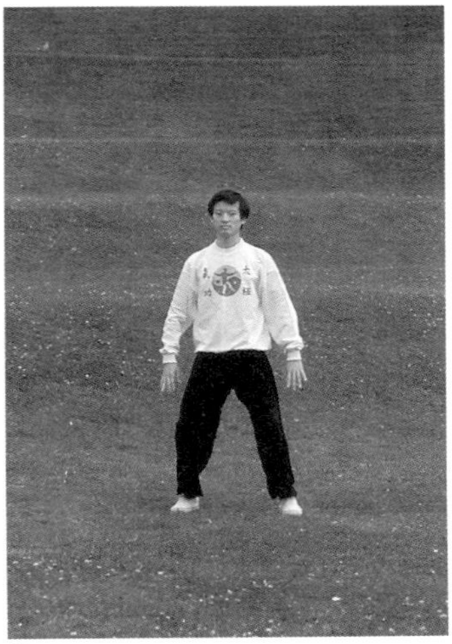
8'

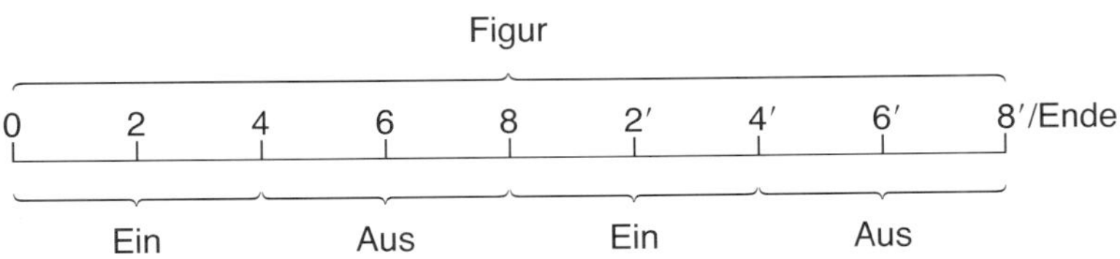

8. Figur: **Kopf drehen und den Mond anschauen**

Wirkung	Stärkung des Milz- und Nierensystems, gegen Lendenmuskelkater und -schwäche, Rückenschmerzen und zur Gewichtsabnahme. Die Übung kann auch für sich allein und dann beliebig oft ausgeführt werden.
Ausgangs-position	An die siebte Figur anschließend, ausgehend von der Reiterposition (Grundhaltung).
Beim Einatmen 1	Wir heben die gestreckten Arme nach links oben und hinten, drehen den Oberkörper mit und richten den Blick nach links oben hinter die erhobenen Hände, als würden wir nach dem Mond schauen.
Beim Ausatmen 1	Wir führen die Arme und den Oberkörper wieder zurück in die Ausgangsposition.
Beim Einatmen 2	Wir führen die gleiche Bewegung nach der anderen Seite aus, also nach rechts oben und hinten.
Beim Ausatmen 2	Wir gehen in die Ausgangsposition zurück.
Vorstellung	Im September, am 15. Tag des achten Monats im Mondkalender, einer Vollmondnacht, wird in China das Mondfest gefeiert. Der runde Vollmond ist auch ein Symbol der Vollkommenheit. Alle Mitglieder der Familie sind im Hause und feiern, die Familie ist vereint und glücklich. Mit dieser Vorstellung sollten wir unseren Blick zum Mond wenden, uns nicht einsam, sondern in der Familie oder unter Freunden geborgen und glücklich fühlen.
Hinweis	Das Heben der Hände, das Drehen des Oberkörpers und die Wendung des Kopfes nach hinten oben sollen harmonisch und synchron erfolgen. Die Drehung soll bis zum Ende geführt werden, das heißt möglichst weit nach hinten, dabei nicht mit Kraft und Anstrengung. Bei der Drehung sollen die Fersen auf dem Boden bleiben.

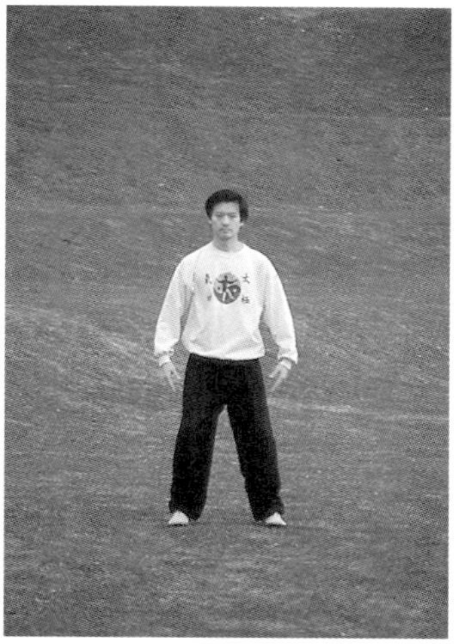
0/Ende

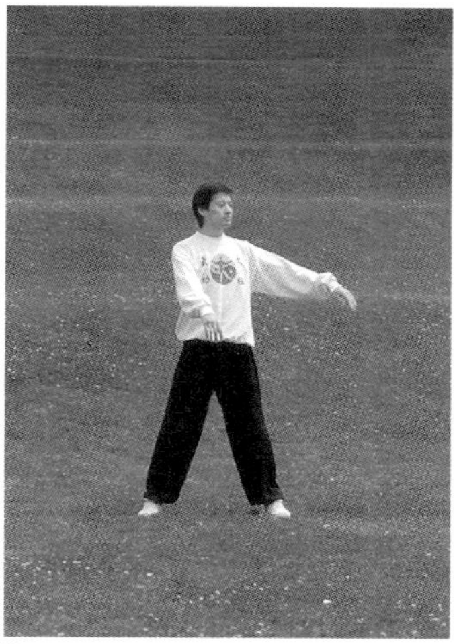
2

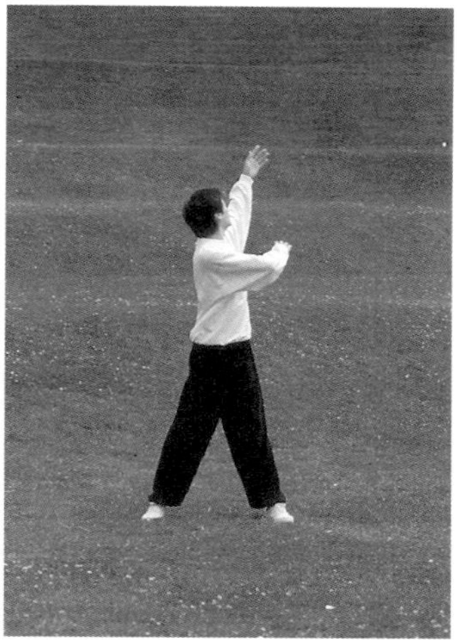
4

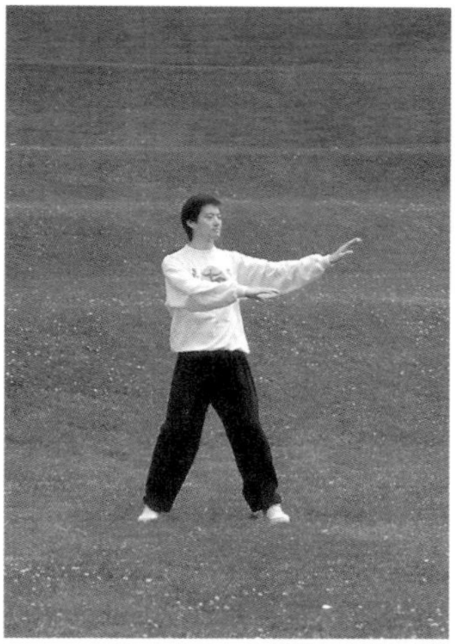
6

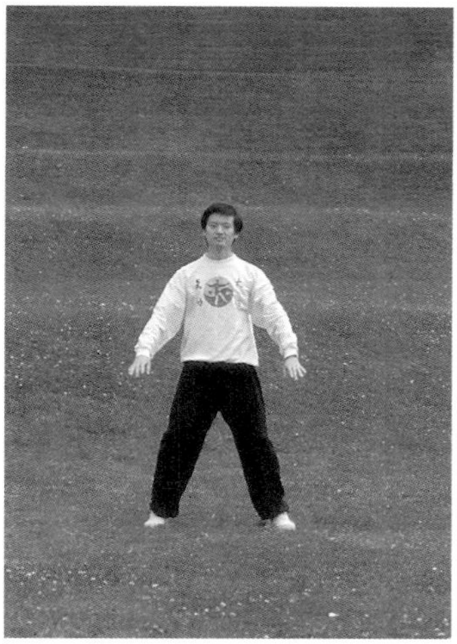
8

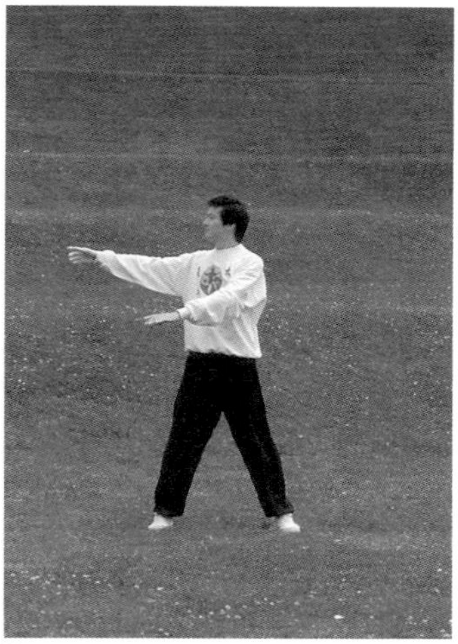
2'

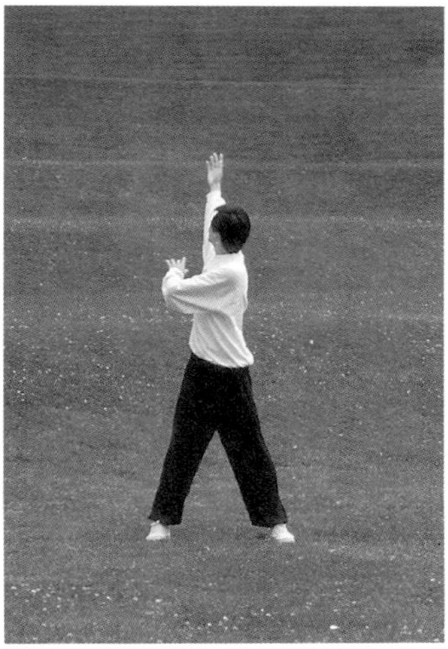
4'

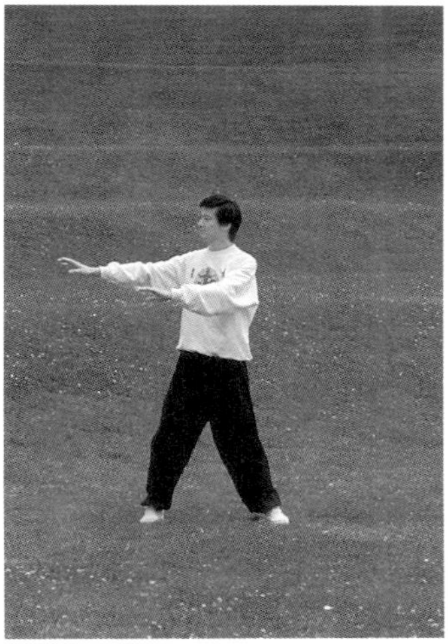
6'

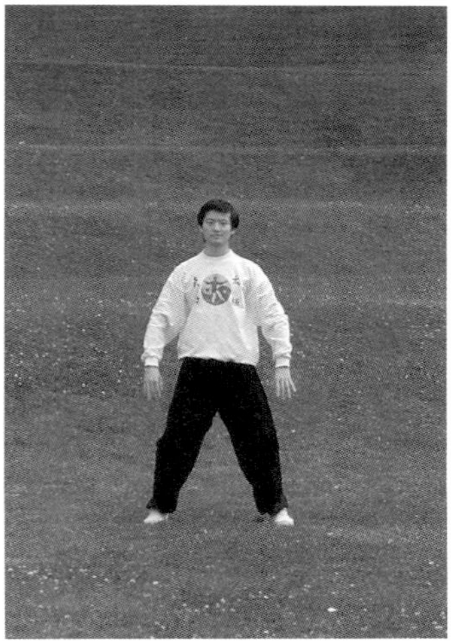
8'

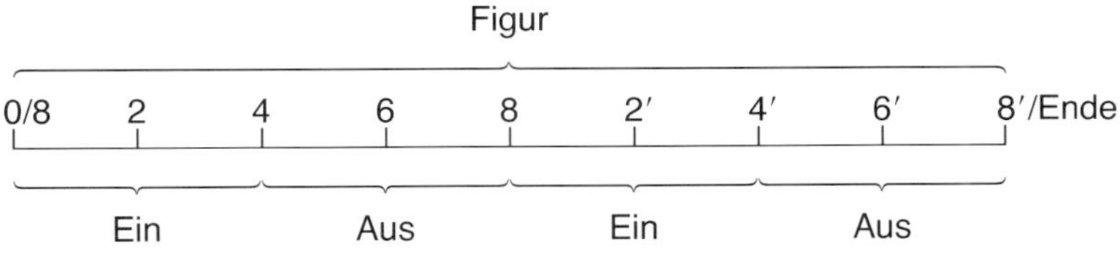

9. Figur: **Oberkörper drehen, Handfläche schieben**

WIRKUNG
Stärkung der Lendenmuskulatur und des Milz-Nieren-Systems, Verbesserung der Beweglichkeit des Oberkörpers und der oberen Extremitäten, heilende Wirkung bei Beschwerden am Rücken, an der Lendenwirbelsäule und den Beinen.

AUSGANGSPOSITION
Anschließend an die achte Figur stehen wir in Reiterhaltung, mit den Händen neben der Taille, die Handflächen zeigen nach oben, und wir haben eingeatmet.

BEIM AUSATMEN 1
Wir drehen den Oberkörper nach links hinten und führen mit innerer Kraft die rechte Hand nach vorne links. Die Handfläche steht dabei etwa senkrecht und die Handkante zeigt nach vorne. Beim Drehen des Oberkörpers nach links ziehen wir die linke Schulter, den angewinkelten Arm und die Hand als Gegenkraft nach hinten.

BEIM EINATMEN 1
Wir bewegen Schultern, Arme und Hände in die Ausgangsposition zurück.

BEIM AUSATMEN 2
Wir wiederholen die Bewegung nach der anderen Seite, die linke Hand geht also nach rechts vorne und der Oberkörper nach links hinten usw.

BEIM EINATMEN 2
Wir gehen in die Ausgangsposition zurück.

VORSTELLUNG
Wir konzentrieren uns darauf, wie wir das gute Qi einatmen, die innere Kraft auffüllen und stärken, den ganzen Körper entspannen und die innere Ruhe bewahren.

HINWEIS
Der ganze Körper soll entspannt sein. Beim Ausatmen können wir das Gewicht nach links verlagern.

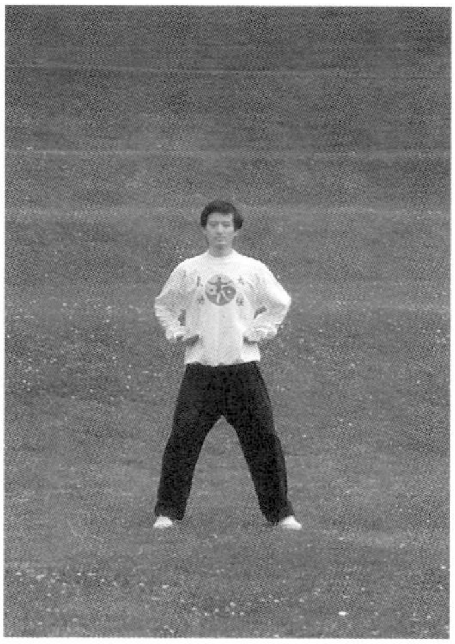

0/8'

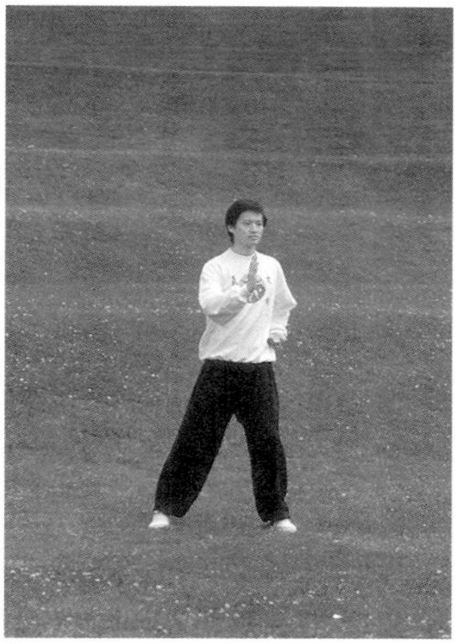

2

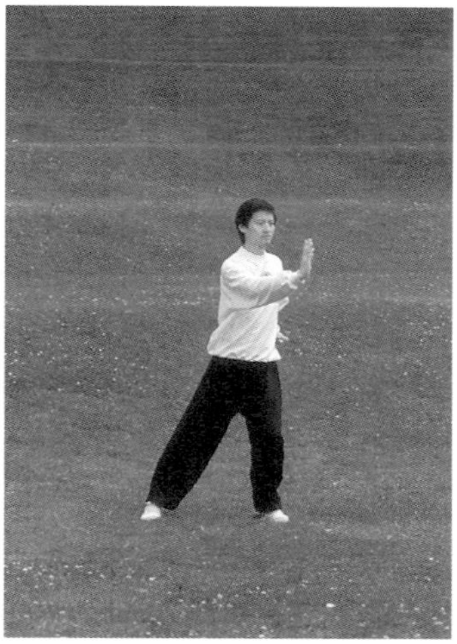

4

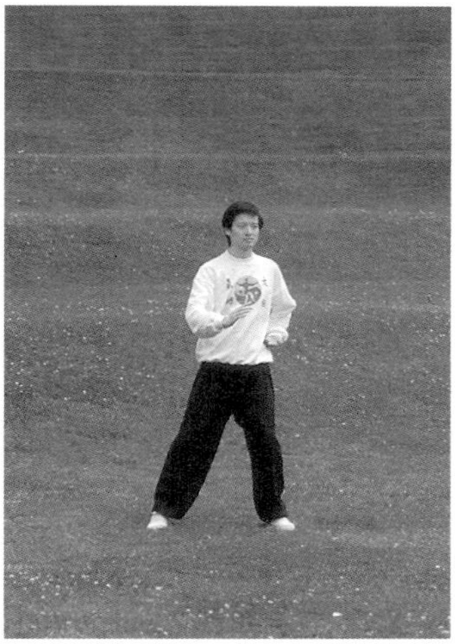

6

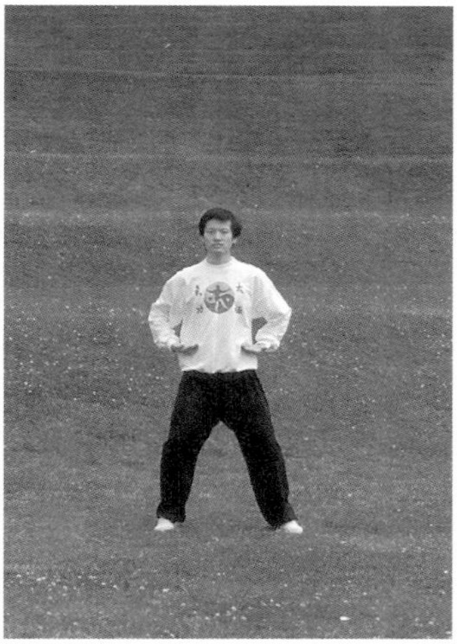

8

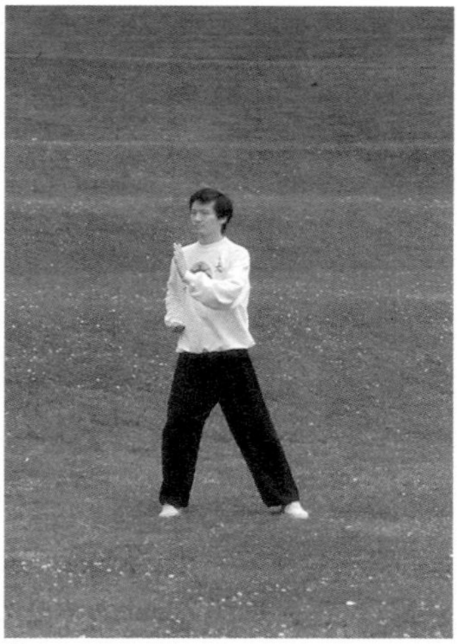

2'

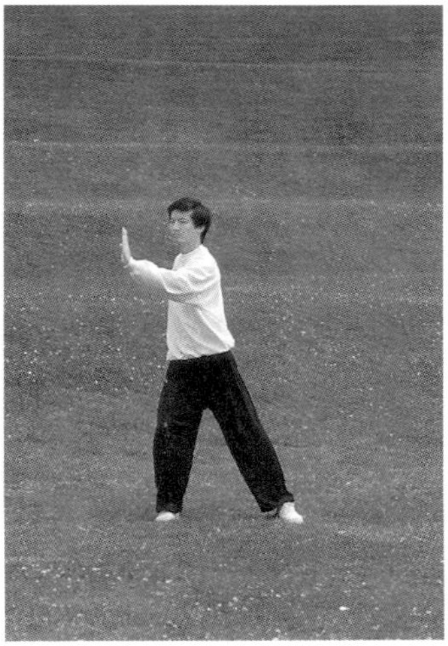

4'

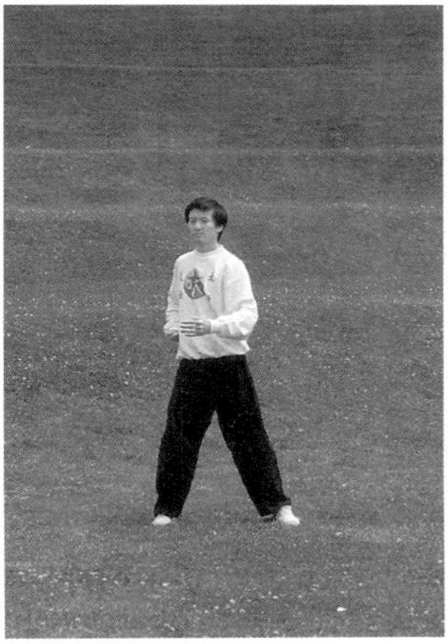

6'

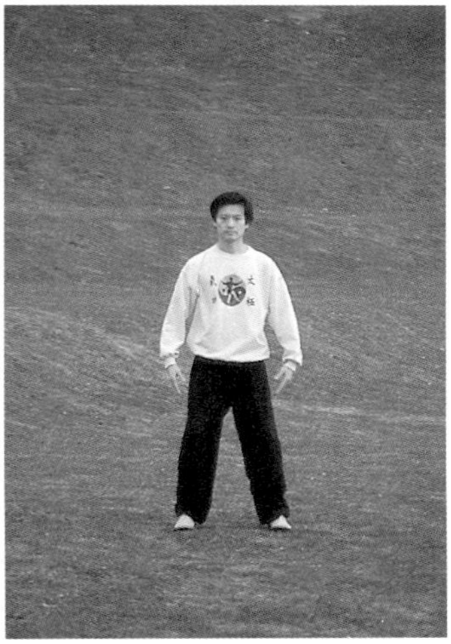

Ende

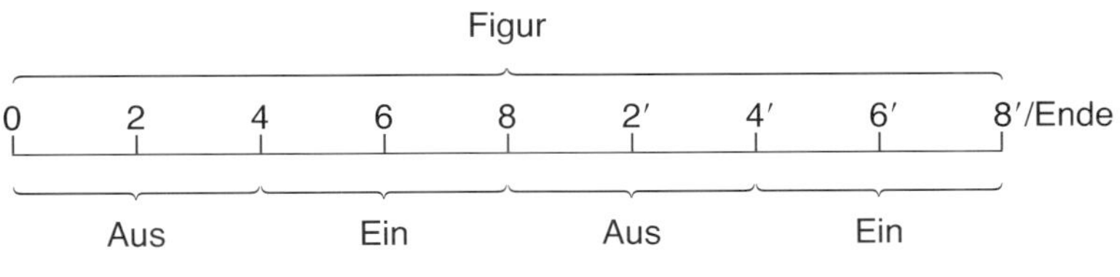

10. Figur: **Wolkenhände in Reiterhaltung**

WIRKUNG

Gegen Nervenschwäche, Neurosen, Magen-Darm-Erkrankungen wie z. B. schlechte Verdauung. Zur Erfrischung des Kopfes und Stärkung des Gedächtnisses. Diese Figur ist als selbständige Übung sehr zu empfehlen und hat spürbare Wirkung.

AUSGANGS-POSITION

Anschließend an die neunte Figur.

BEIM EINATMEN

Wir drehen die nach vorne geschobene linke Handfläche nach innen, strecken die rechte Hand in Höhe des Bauchnabels nach vorne; die Handfläche halten wir so, daß sie nach links zeigt, und dann drehen wir den Oberkörper nach links.

BEIM AUSATMEN

Wir drehen die Fläche der rechten Hand nach innen zum Körper und heben sie bis in Augenhöhe. Die linke Hand lassen wir bis in Nabelhöhe sinken und lassen die Handfläche nach rechts schauen. Dann drehen wir den Oberkörper zur rechten Seite.

VORSTELLUNG

Am Rücken sollen wir spüren, wie Hände, Arme, Halswirbelsäule und Kopf eine Einheit bilden. Die Drehbewegung soll zusammen mit der Beinbewegung einen harmonischen Bewegungsablauf bilden.

HINWEIS

Die Handbewegungen sollen sanft verlaufen, der ganze Körper ist nicht hart oder starr, sondern in einer harmonischen Bewegung. Der Blick ist auf die oben befindliche Handfläche gerichtet, und wir drehen den Oberkörper im Gleichklang mit der Handbewegung.

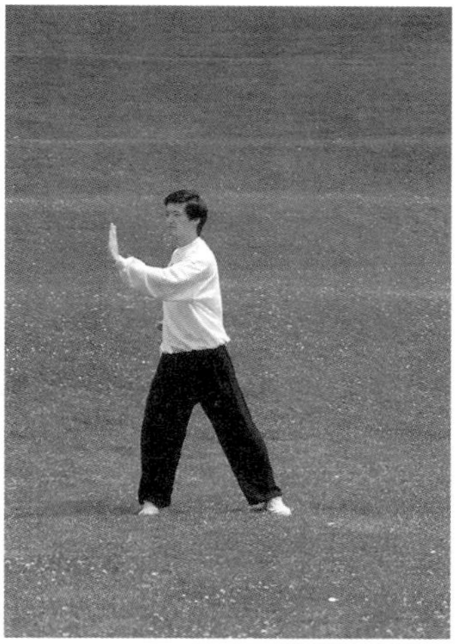

0

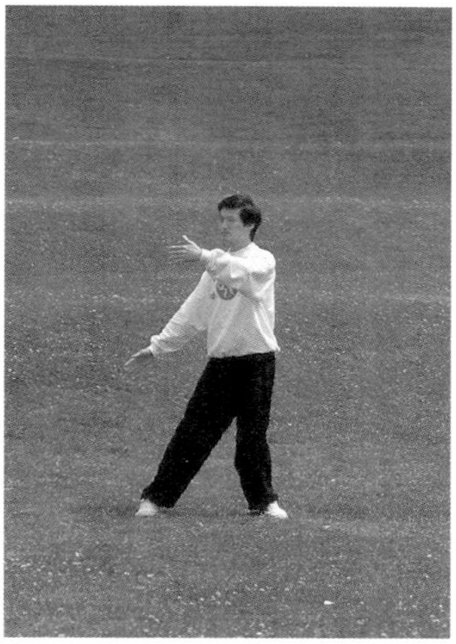

1

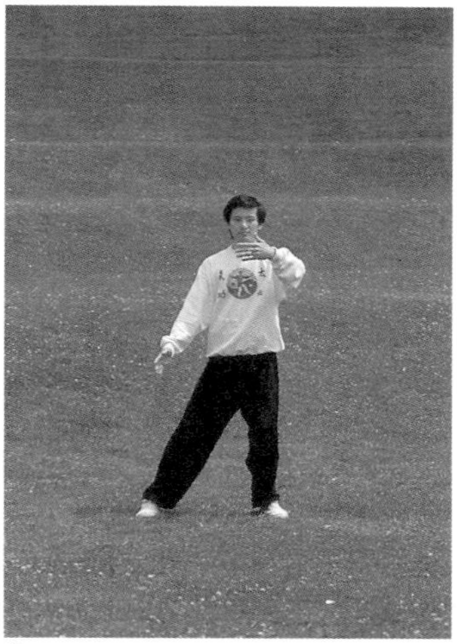

2

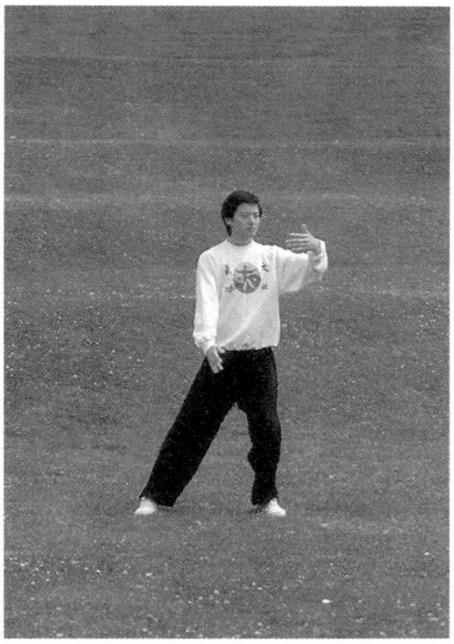

3

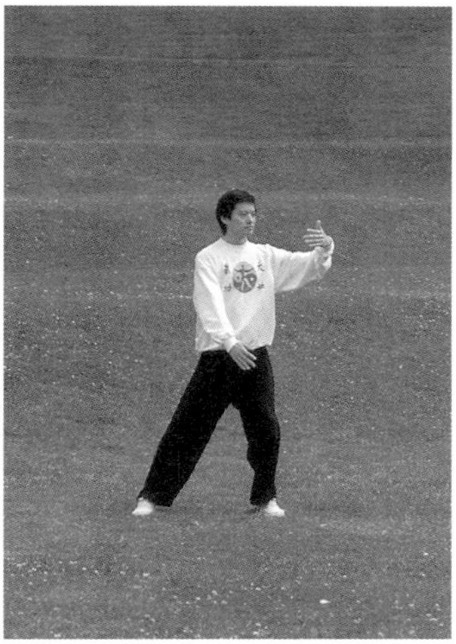

4

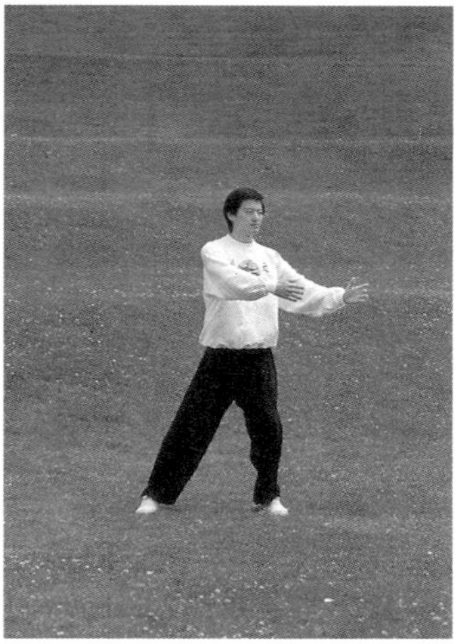

5

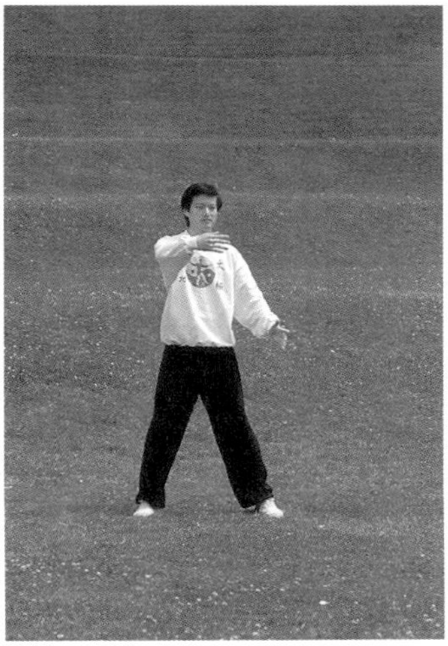

6

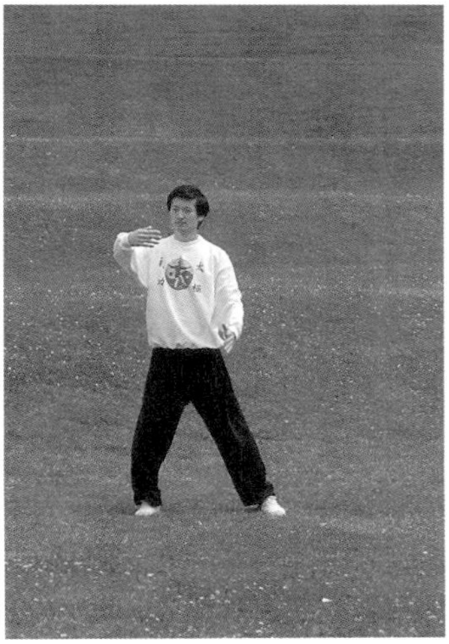

7

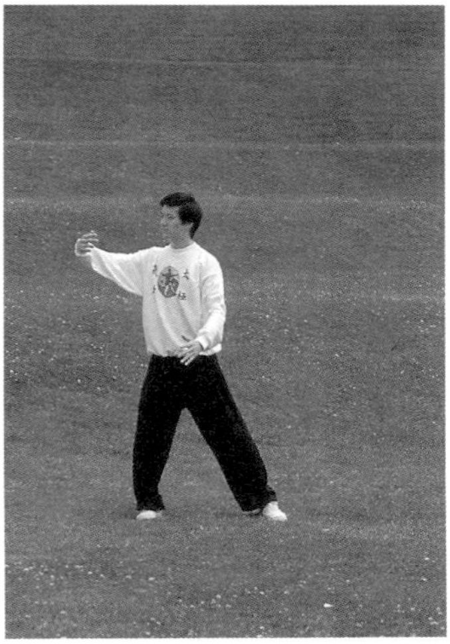

8

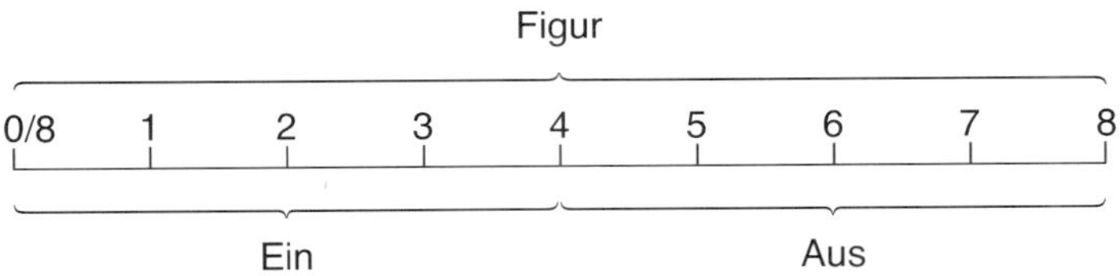

11. Figur: **Auf den Meeresgrund greifen, zum Himmel schauen**

WIRKUNG

Stärkung der Nieren und der Milz, Kräftigung der Lenden- und Beinmuskulatur; hilft bei Erkrankungen des Magen-Darm-Traktes; wirkt gegen Beschwerden und Bewegungseinschränkungen im Lendenbereich und in den Beinen; harmonisiert bei Übergewicht und hilft deshalb bei der Gewichtsreduzierung.

AUSGANGS-POSITION

An die zehnte Figur anschließend. Mit dem linken Fuß machen wir einen Bogenschritt (Gong Bu, sprich: Gung Bu) nach vorne, beugen den Oberkörper ganz nach unten und führen die Arme in einer weiten Bewegung nach unten, bis sich die Handgelenke vor dem linken Knie kreuzen. Bei der ganzen Bewegung atmen wir aus.

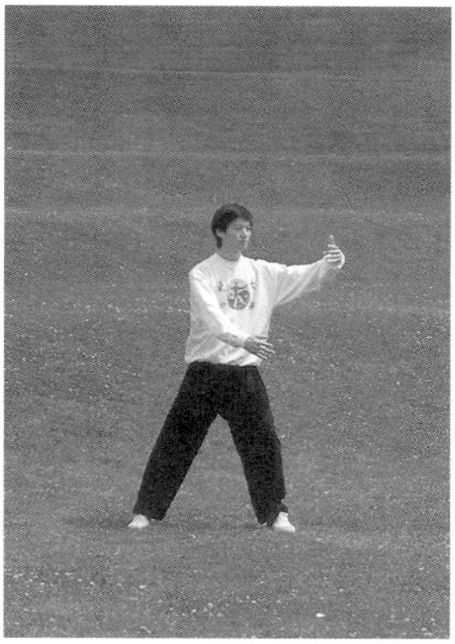
4°

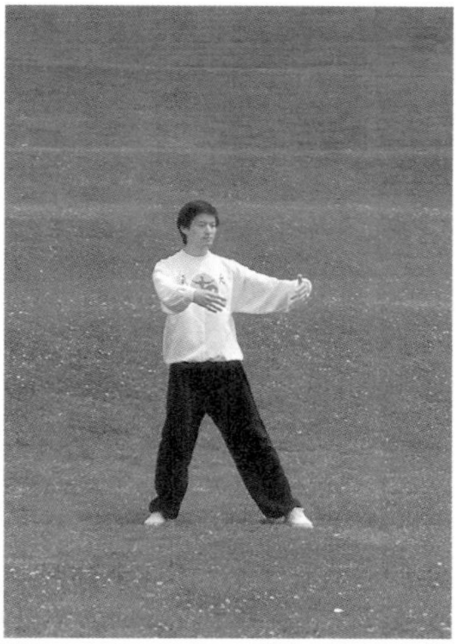
5°

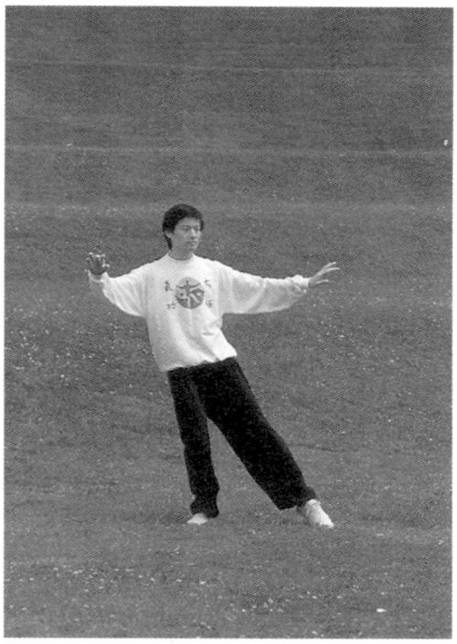
6°

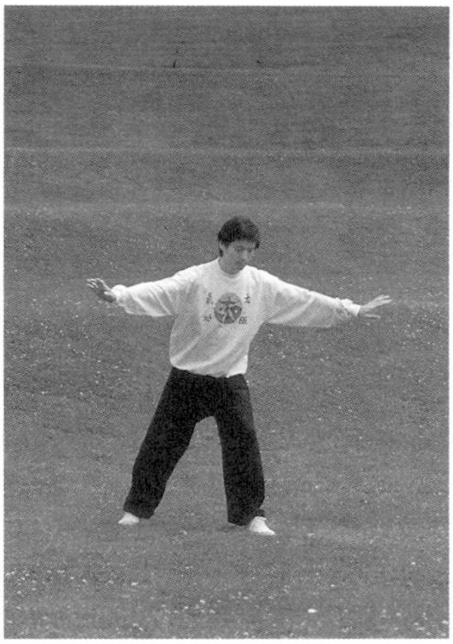
7°

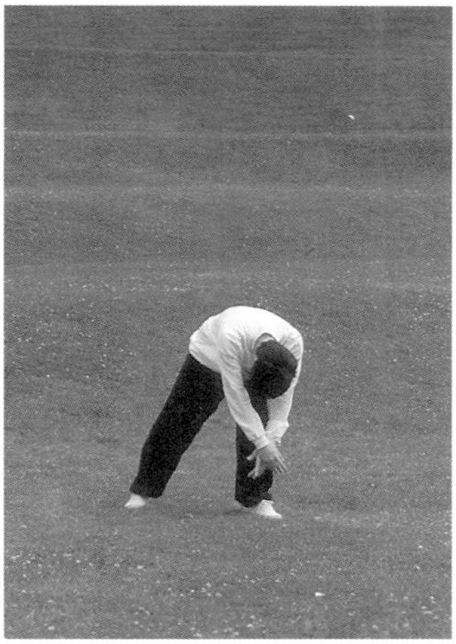
8°

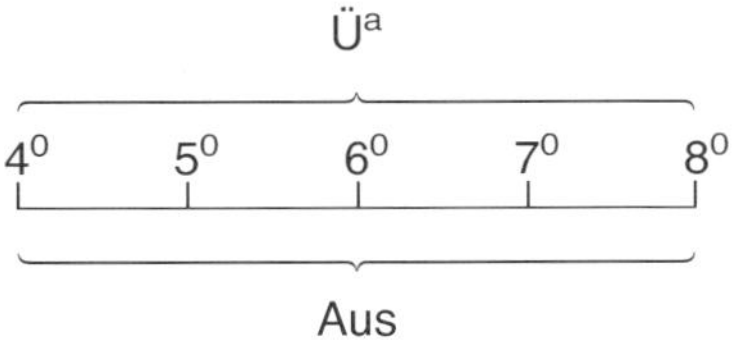

Beim Einatmen	Wir richten allmählich den Oberkörper auf und beugen ihn nach hinten, dabei halten wir die Arme weiter über dem Kopf. Wir öffnen die Handflächen, dann die Arme und richten den Blick zum Himmel. Dabei atmen wir immer noch ein.
Beim Ausatmen	Mit den ausgebreiteten Armen beginnen wir auszuatmen, drehen die Handflächen nach unten, neigen den Oberkörper wieder nach vorne und führen die Arme nach unten vor das linke Knie.
Vorstellung	Wir greifen in die Tiefe des Meeres und schöpfen das Wasser in die Höhe. Der Blick zum Himmel und das Öffnen der Arme sollen uns ein glückliches und befreiendes Gefühl geben.
Hinweis	Wir können die Arme parallel über den Kopf heben, und dann erst beginnen, den Oberkörper aufzurichten, so daß der Hebeleffekt verstärkt wird. Auch beim Zurückbeugen des Oberkörpers und der anschließenden Armbewegung sind die Arme gerade. Kann als selbständige Übung beliebig oft und mit Wechsel der Beinstellung geübt werden.

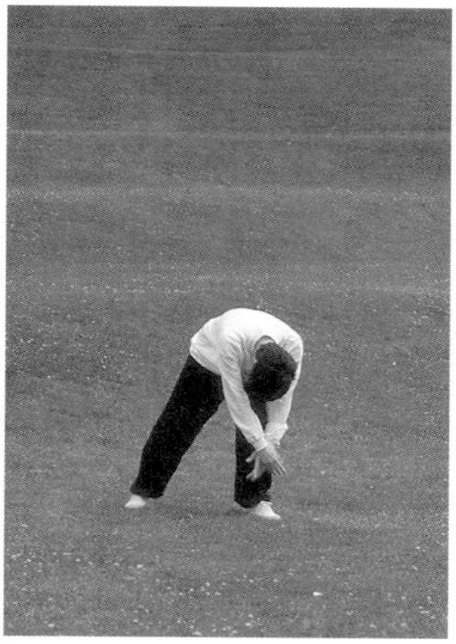

8°

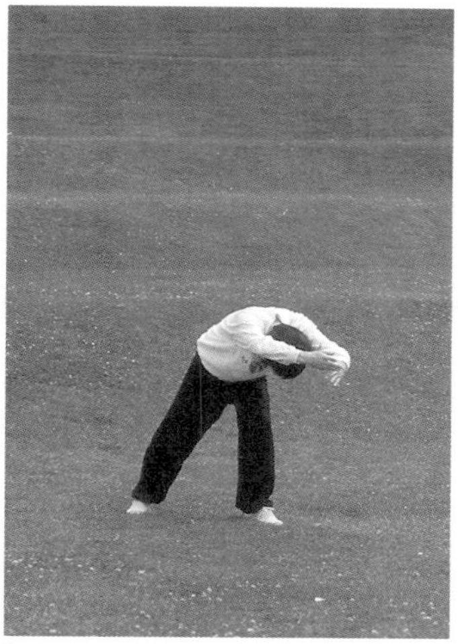

1

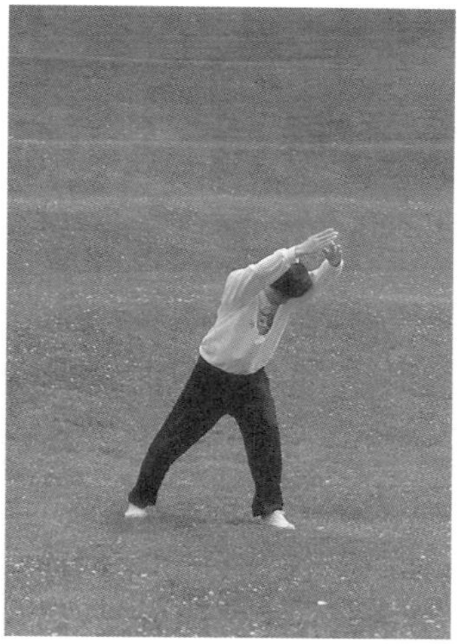

2

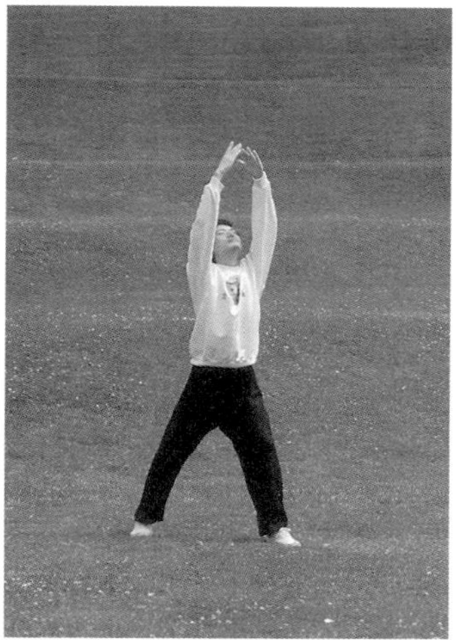

3

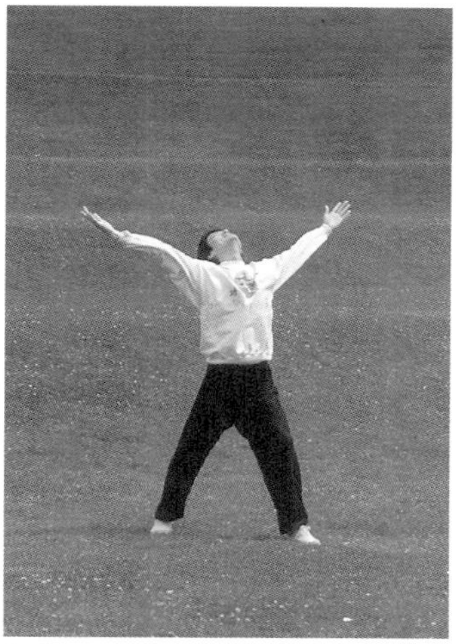

4

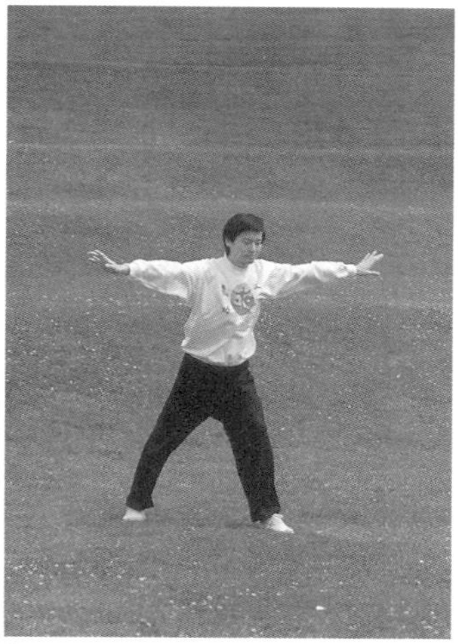

5

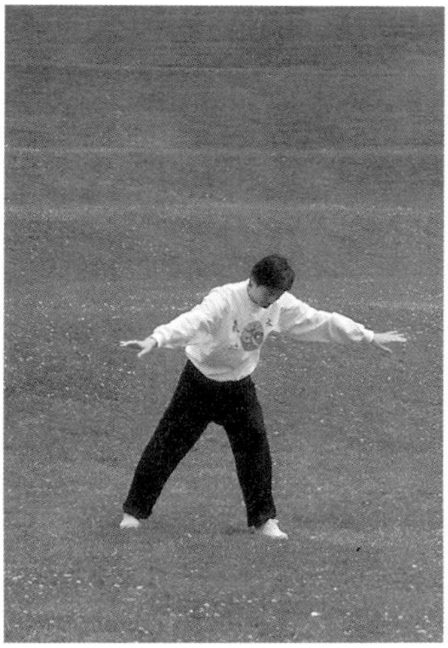

6

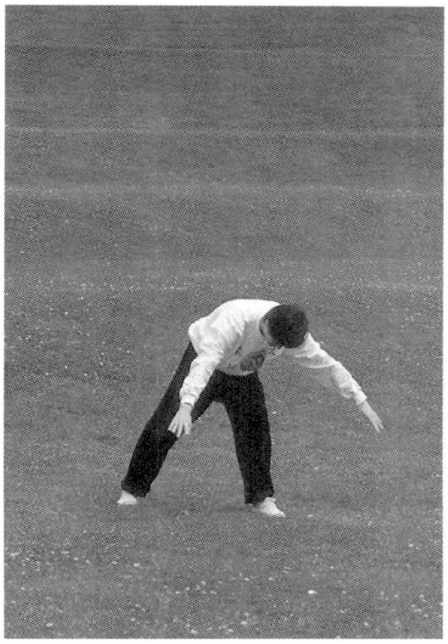

7

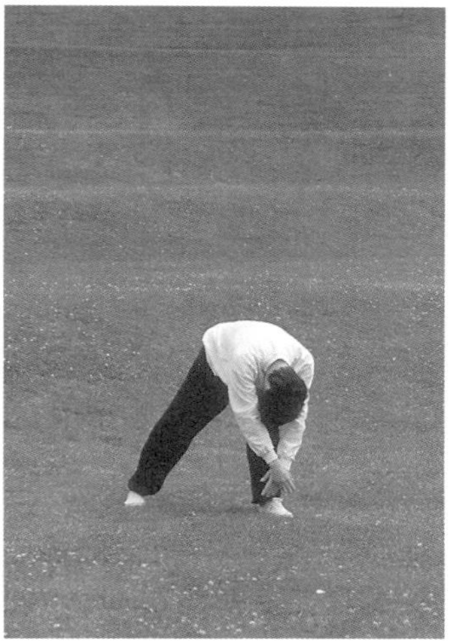

8

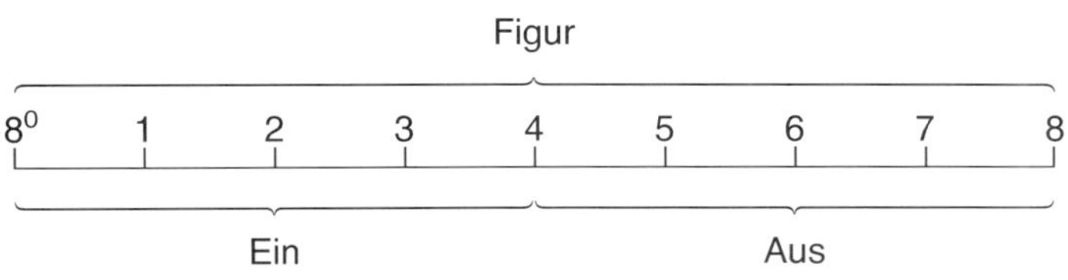

12. Figur: **Wellen bewegen**

WIRKUNG

Stärkt Leber und Milz; heilende Wirkung bei Hepatitis, Lungenerkrankungen, Nervenschmerzen zwischen den Rippen, Nervenschwäche und Schlaflosigkeit.

AUSGANGSPOSITION

Im Anschluß an die elfte Figur. Der linke Fuß vorne und der rechte hinten.

BEIM EINATMEN

Wir heben die gestreckten Arme parallel vor dem Körper bis in Schulterhöhe, gleichzeitig richten wir den Oberkörper langsam auf und ziehen die Ellbogen an, bis sich die Hände vor der Brust beziehungsweise den Schultern befinden. Am Ende zeigen die Handflächen nach vorne. Mit der Körperbewegung verlagern wir das Gewicht vom linken auf das rechte Bein, also nach hinten, wir machen also einen sogenannten Leerschritt (Xü Bu, sprich: Chü Bu). Am Ende des Einatmens stehen wir fast nur auf dem rechten Bein, das rechte Knie ist angewinkelt. Das linke Bein ist gerade und entlastet und ruht nur auf der Ferse.

BEIM AUSATMEN

Wir schieben mit dem Oberkörper die Handflächen nach vorne. Die Fingerspitzen befinden sich etwa in Augenhöhe. Das Körpergewicht wird allmählich vom rechten auf das linke Bein verlagert bis zum linken Bogenschritt.

VORSTELLUNG

Wir bewegen eine große Meereswelle vor und zurück oder lassen den Körper mit den Wellen bewegen.

HINWEIS

Das Verlagern des Körpergewichtes nach hinten beim Einatmen und das gleichzeitige Nachhintenziehen der Ellbogen müssen harmonisch verlaufen. Die Bewegung nimmt ihren Ausgang im Körperzentrum unter dem Nabel, dem unteren Dan Tian. Auch die Bewegung nach vorne sollte nicht von den Händen ausgehen, sondern vom Dan Tian und dem Rumpf. Der Körper, die Arme und die Hände gehen mit, die Handflächen schieben. Beim Verlagern des Gewichts nach vorne können wir über den Bogenschritt hinausgehen, so daß der rechte Fuß nicht mehr ganz aufliegt und sich die Ferse vom Boden löst. Die zwölfte Figur soll in der Serie zwölfmal geübt werden.

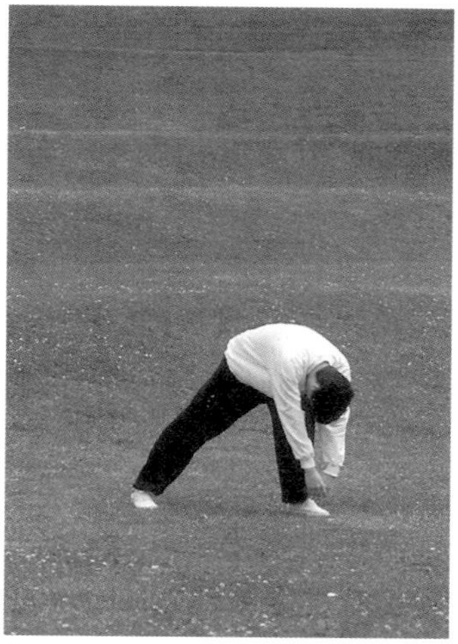
0

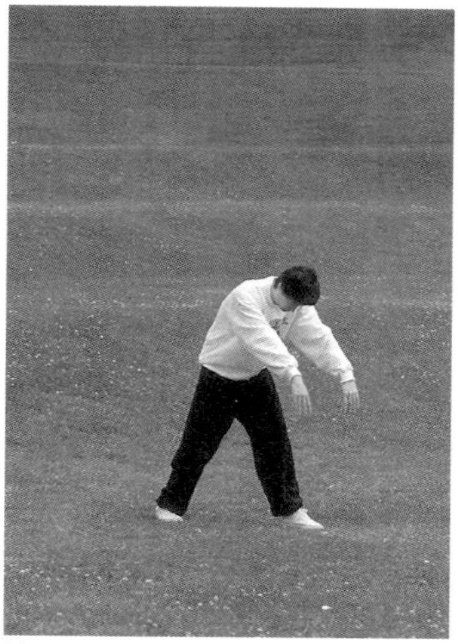
1°

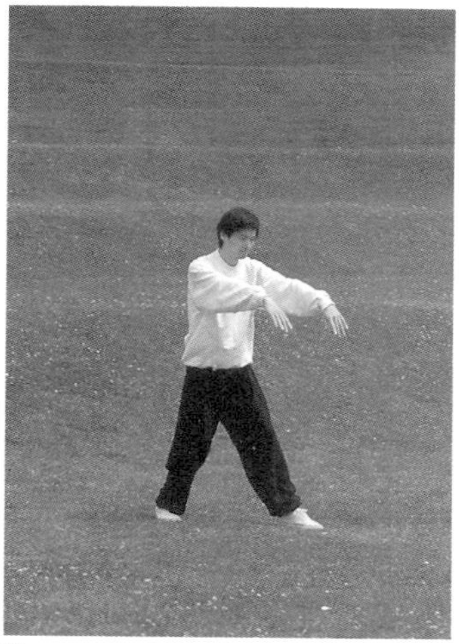
2°

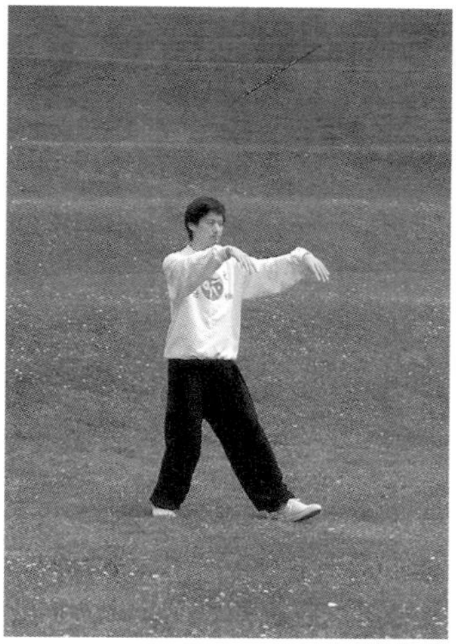
3°/3

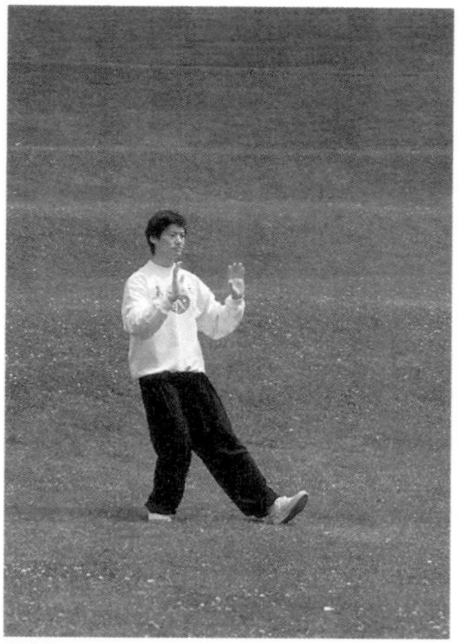
4°/4

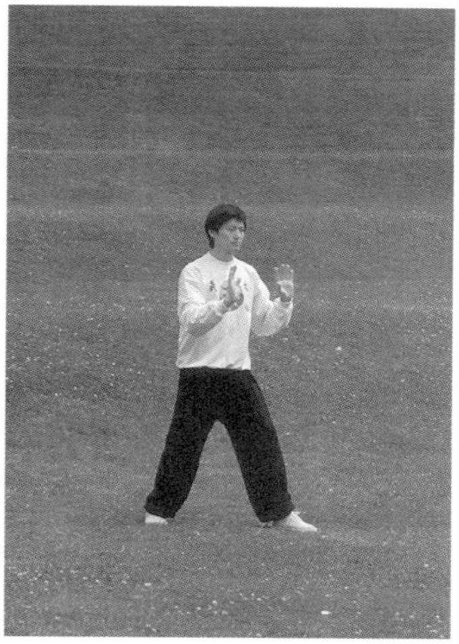
6°/6

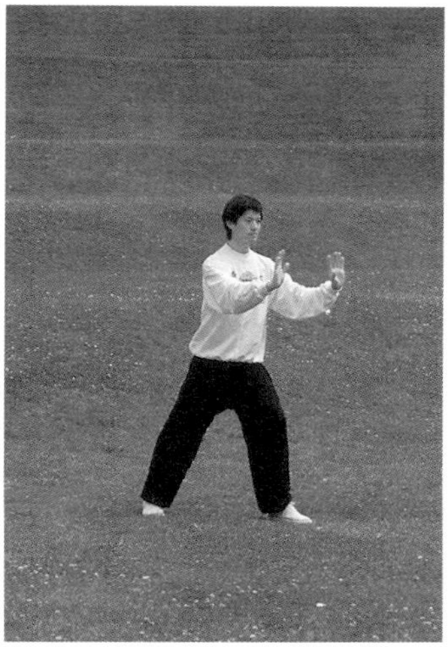
8°/8

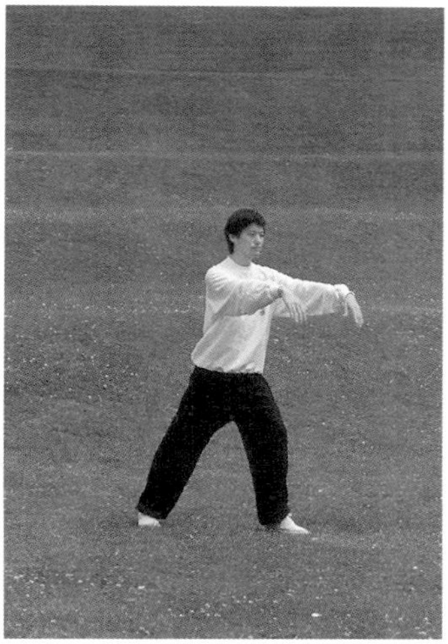
1

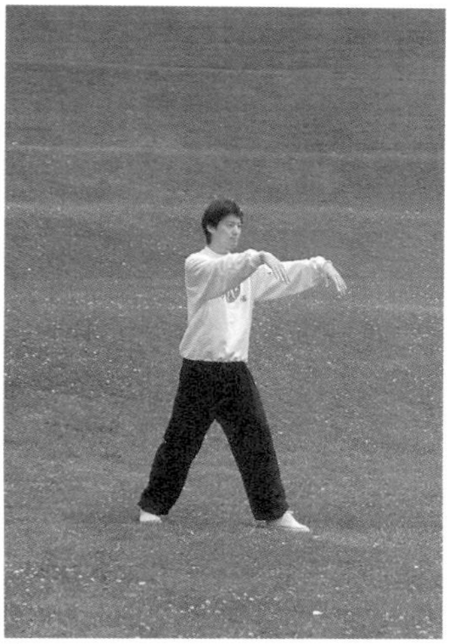
2

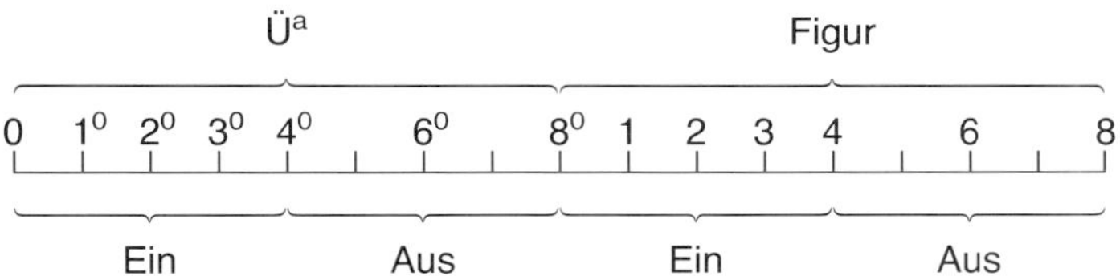

13. Figur: **Die fliegende Taube breitet ihre Flügel aus**

WIRKUNG

Harmonisierend für Leber und Milz; hilft bei Hepatitis und Lungenerkrankungen, Druckgefühl im Brustbereich, Herzerkrankungen und Nervenschwäche.

AUSGANGS-POSITION

Im Anschluß an die zwölfte Figur drehen wir am Ende des Ausatmens bei fast geraden Armen die Handflächen zueinander. Der linke Fuß ist vorne und der rechte hinten.

BEIM EINATMEN

Wir öffnen die gestreckten Arme, bis sie ausgebreitet sind. Gleichzeitig verlagern wir das Körpergewicht auf das rechte Bein. Am Ende des Einatmens ist nur noch das rechte Bein belastet, das linke Bein ist entlastet, der Fußballen ist hochgehoben und nur die Ferse berührt den Boden (Leerschritt).

BEIM AUSATMEN

Wir schließen die geraden Arme wieder, die Handflächen zeigen zueinander und das Gewicht wird nach vorne auf den linken Fuß verlagert (Bogenschritt), so wie in der zwölften Figur.

VORSTELLUNG

Sich wie eine Taube leicht und natürlich in den blauen Himmel erheben, mit einem Gefühl des Glücks fliegen, die frische Luft einatmen und sich an der Natur erfreuen.

HINWEIS

Beim Verlagern des Gewichts nach vorne können wir über den Bogenschritt hinausgehen, so daß der rechte Fuß nicht mehr ganz aufliegt und sich die Ferse vom Boden löst. Beim Ausbreiten der Arme denken wir daran, wie eine Taube die Flügel öffnet, wir haben das Gefühl, nach hinten zu fliegen. Das Schließen der Arme soll ganz locker, leicht und natürlich sein. Zwölfmal in der Serie der 18 Figuren üben. Die Figur kann einzeln auch mit Wechsel der Fußstellung geübt werden.

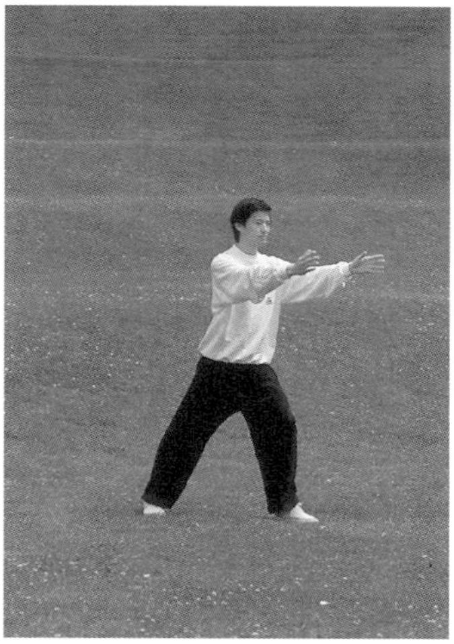

0

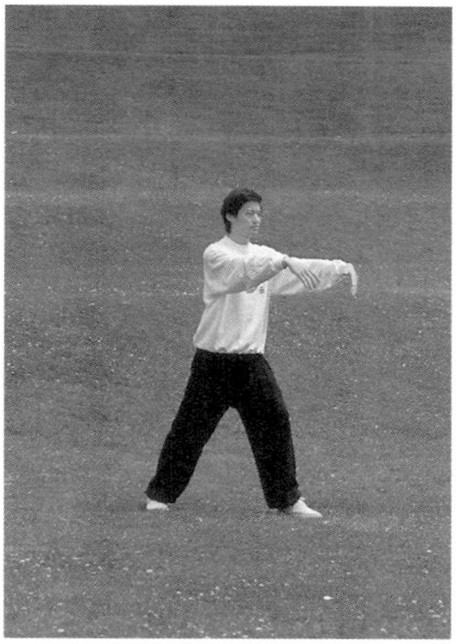

1

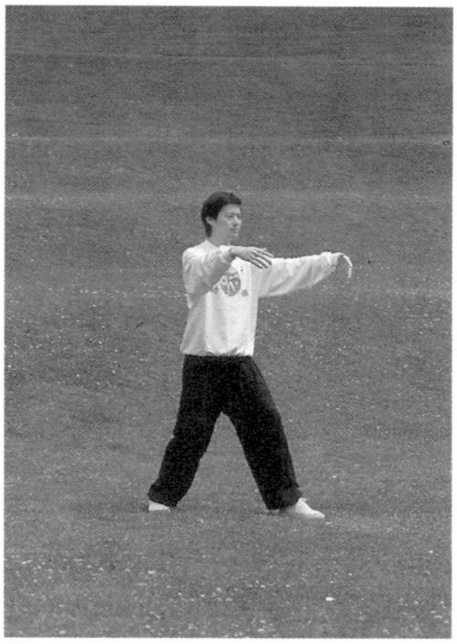

2

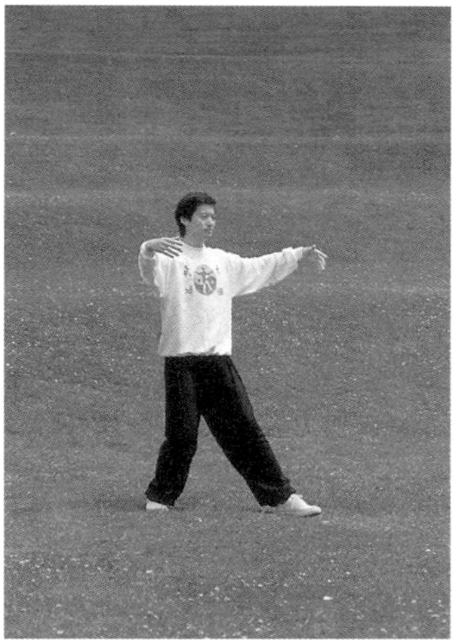

3

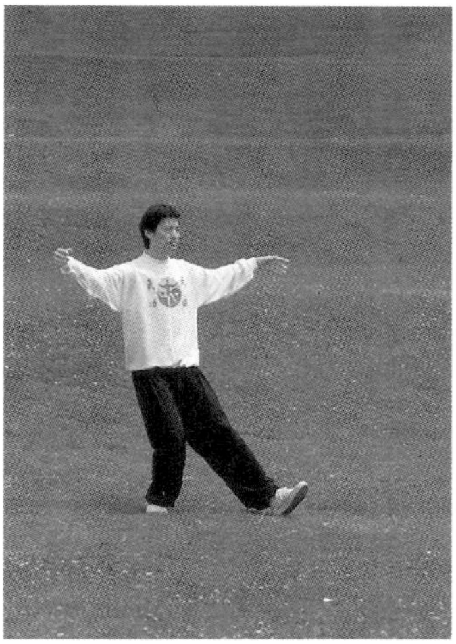

4

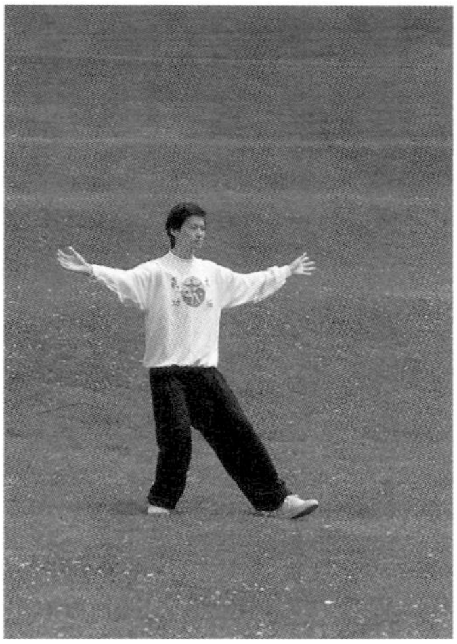

5

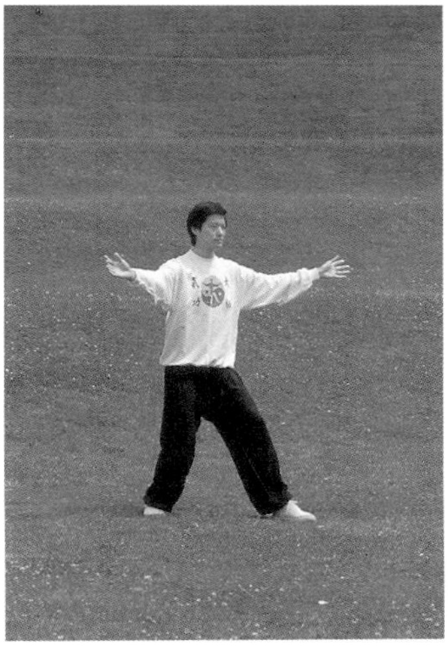

6

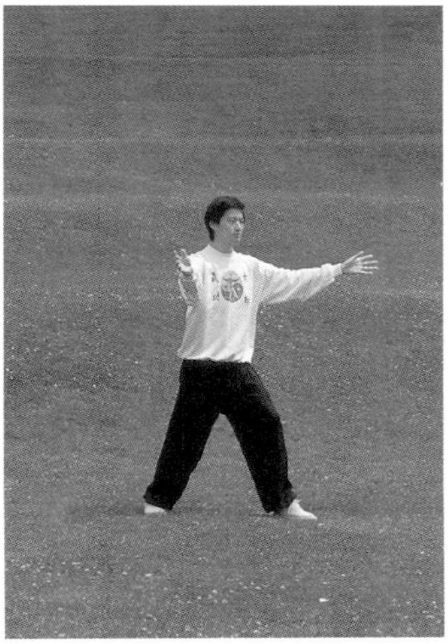

7

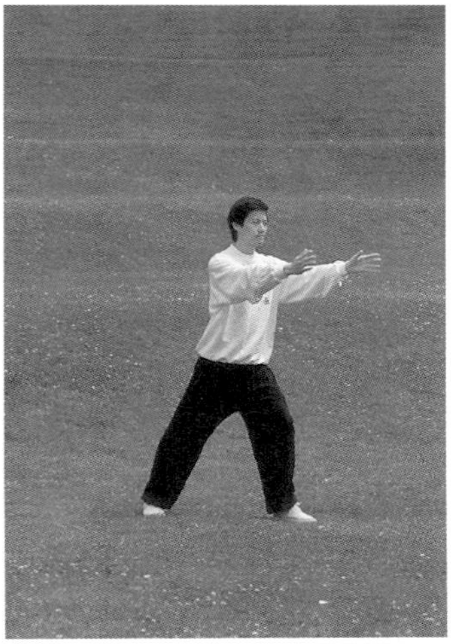

8

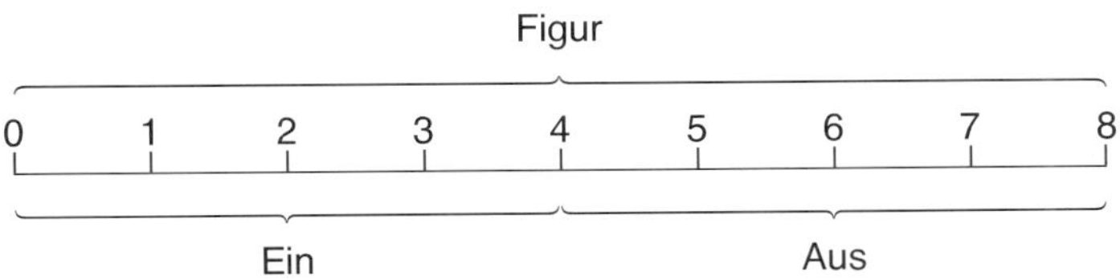

14. Figur: **Die Faust stoßen und den Arm strecken**

WIRKUNG

Förderung des ursprünglichen Qi, Stärkung und Harmonisierung des Körpers durch innere Kraft. Vergrößert das Lungenvolumen; heilende Wirkung bei Asthma, Bronchitis, Nervenschwäche, Neurosen und Schlaflosigkeit; stärkt die Beinmuskulatur.

AUSGANGS-POSITION

Im Anschluß an die 13. Figur nehmen wir die Reiterhaltung ein und halten die Fäuste seitlich an der Taille (siehe Abbildung 0). Der Rücken der Faust zeigt nach unten, die Daumen zeigen nach außen und die Ellbogen sind zurückgezogen. In dieser Stellung haben wir eingeatmet.

BEIM AUSATMEN 1

Wir stoßen die linke Faust gerade nach vorne und gleichzeitig drehen wir die Schultern nach rechts (die rechte Schulter geht zurück). Mit dem Blick folgen wir der nach vorne stoßenden Faust.

BEIM EINATMEN 1

Wir bewegen uns zurück in die Ausgangsposition.

BEIM AUSATMEN 2

Wir stoßen die rechte Faust nach vorne und drehen dabei die Schultern nach links. Die Augen folgen wieder der Faust.

BEIM EINATMEN 2

Wir gehen in die Ausgangsposition zurück.

VORSTELLUNG

Diese Figur stammt aus der chinesischen Kunst der Selbstverteidigung. Wir bewegen den Körper als Einheit und setzen unsere innere Kraft ein, um mit der Drehung des Oberkörpers die Faust ein großes Gewicht stoßen zu lassen.

HINWEIS

Die Reiterhaltung ist eine tiefere Stehhaltung. Die Füße sollen weiter auseinanderstehen und möglichst parallel sein. Wir sollen uns so fühlen, als würden wir auf einem Pferd reiten. Die Fäuste machen auf dem Weg nach vorne eine halbe Drehung, so daß der Rücken der Faust nach oben zeigt. Die Faust befindet sich dabei etwa in Schulterhöhe. Wenn die Beine müde werden, kann man höher stehen, um die Übungsdauer zu verlängern.

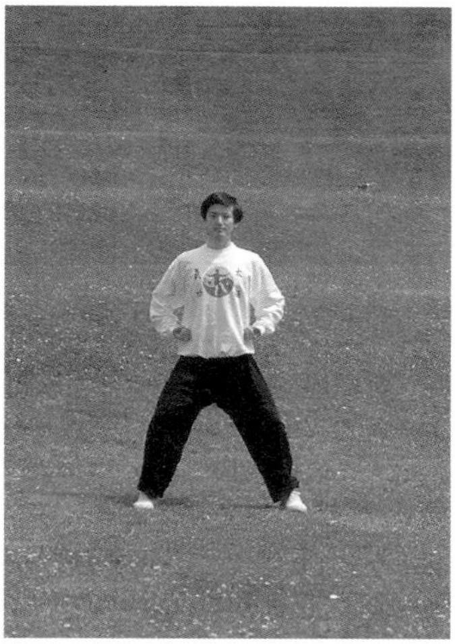

0

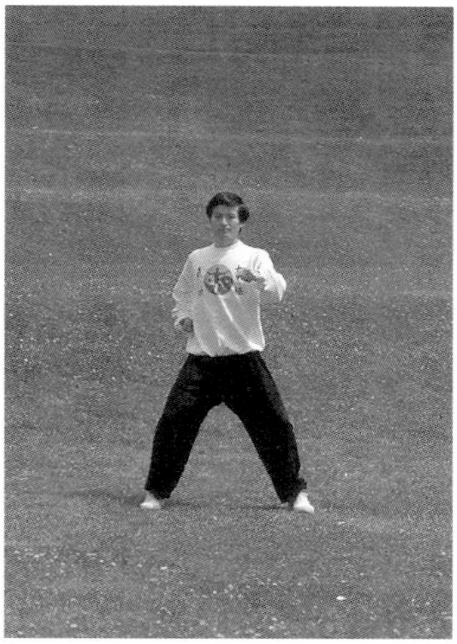

2

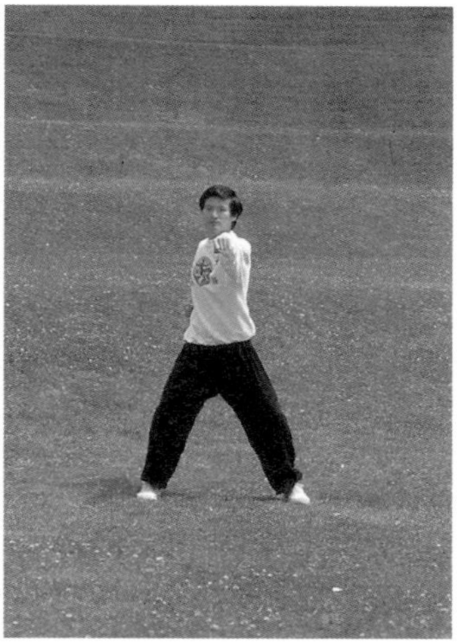

4

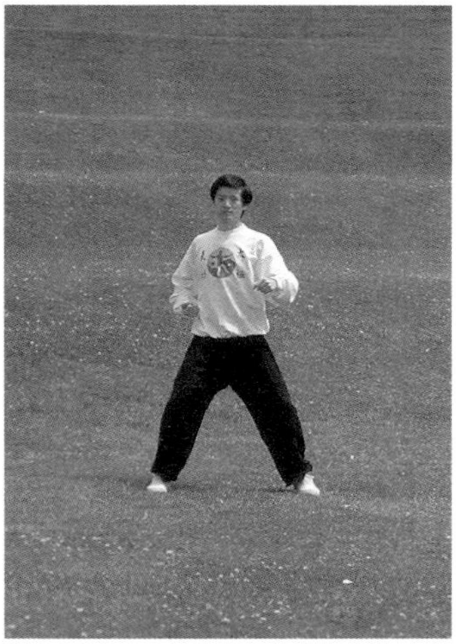

6

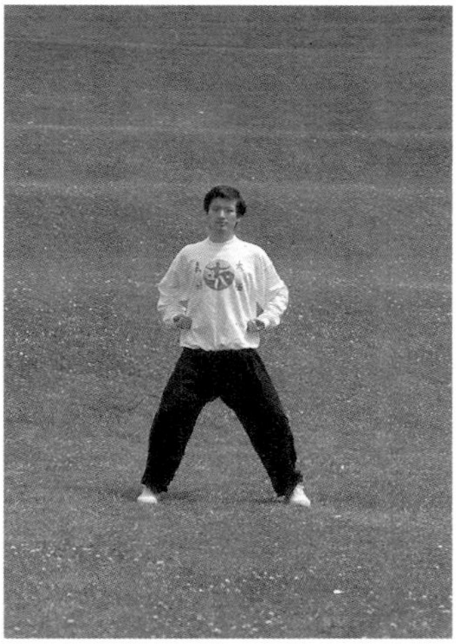

8

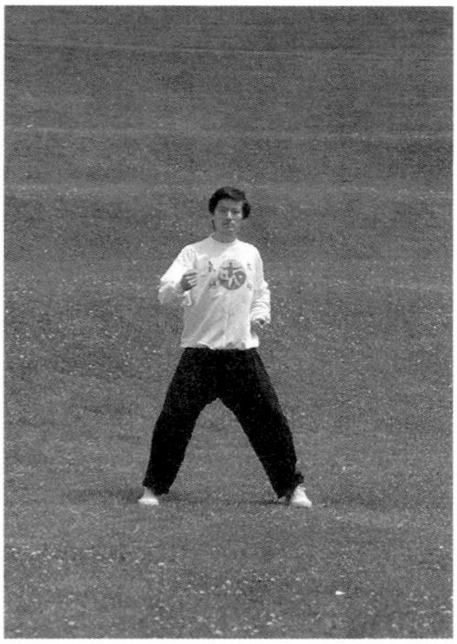

2'

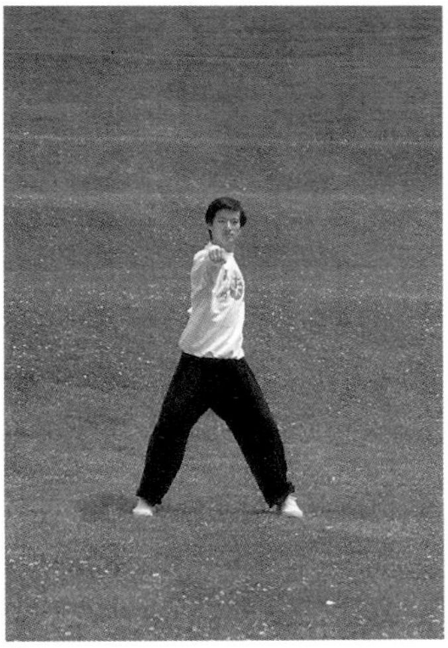

4'

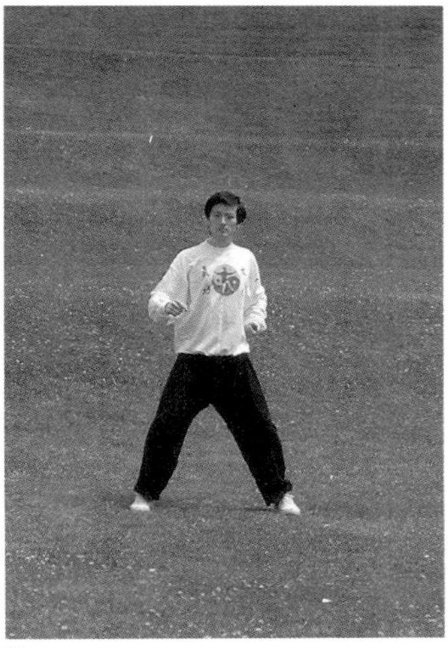

6'

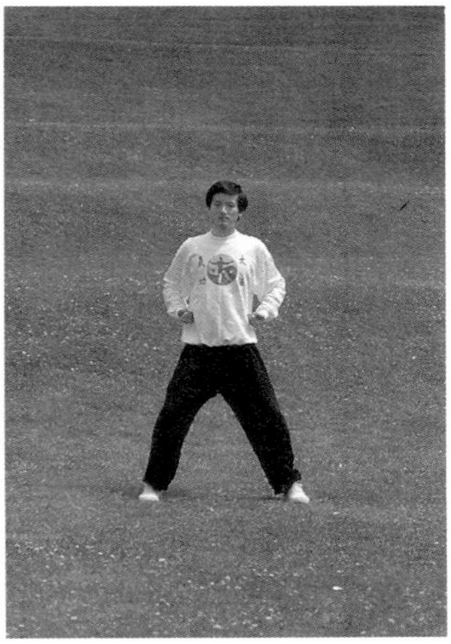

8'

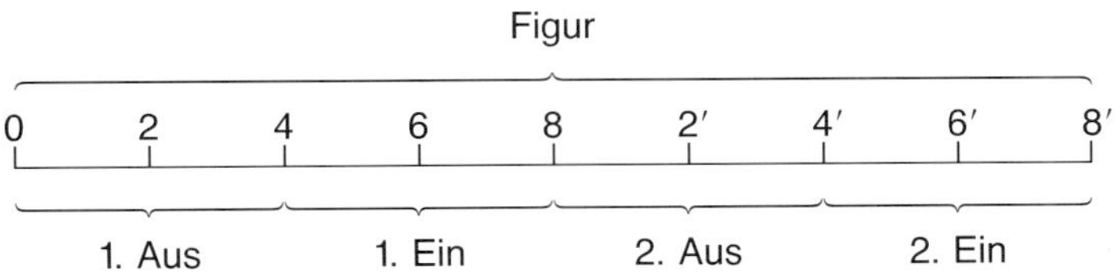

15. Figur: **Fliegen wie ein Adler (oder eine Wildgans)**

WIRKUNG

Löst innere Anspannung, wirkt gegen Nervosität, Schwindelgefühle, Nervenschwäche, Neurosen und das Gefühl, der Kopf würde zerspringen. Einzeln geübt ist diese Figur gut bei allen chronischen Erkrankungen, da sie den Körper harmonisiert, innere Anspannungen löst und körperlich wie geistig befreiend wirkt. Ihre Wirkung rührt hauptsächlich von der inneren Gelassenheit und dem Gefühl von Freude und Freiheit.

AUSGANGS-POSITION

Im Anschluß an das letzte Einatmen und das Zurückziehen der rechten Faust in der 14. Figur gehen wir allmählich ein wenig höher. Beim Ausatmen gehen wir wieder tiefer in die Knie, der Oberkörper bleibt dabei aufrecht. Wir öffnen die Fäuste und lassen die Hände seitlich vom Körper nach unten sinken. Wir versuchen, so tief wie möglich nach unten zu gehen, bleiben aber noch mit der gesamten Fußfläche auf dem Boden.

BEIM EINATMEN

Wir gehen langsam höher und heben die Arme mit nach unten zeigenden Handflächen seitlich zur Horizontalen.

BEIM AUSATMEN

Wir gehen wieder nach unten, die Arme bleiben in der Horizontalen, lediglich die Hände werden ein wenig nach oben angewinkelt.

VORSTELLUNG

In China ist die Figur nach der Wildgans benannt. Sie ist dort der Inbegriff von Freiheit. Mit ihr kommt der Frühling, und damit ist sie auch der Bote einer schönen Jahreszeit. Beim Einatmen steigen wir wie ein Adler oder eine Wildgans in den Himmel auf, beim Ausatmen schweben wir frei wieder zur Erde. Wir fühlen Freiheit, Freude, den weiten, heiteren Himmel und die Ausdehnung der Welt.

HINWEIS

Das Hochgehen beim Einatmen geschieht, bis die Beine gerade, aber nicht überstreckt sind. Sofern man genügend Standsicherheit hat, kann man noch höher gehen, bis man auf den Fußballen steht. Damit kann man das Gefühl des Aufsteigens und Fliegens verstärken. Beim Ausatmen soll man sich zuerst in einen sicheren Stand auf der Ferse zurückbegeben und dann erst nach unten gehen. Die Handgelenke dürfen nicht verkrampft sein, sie sollen harmonisch dem Atem und der Auf- und Abbewegung folgen.

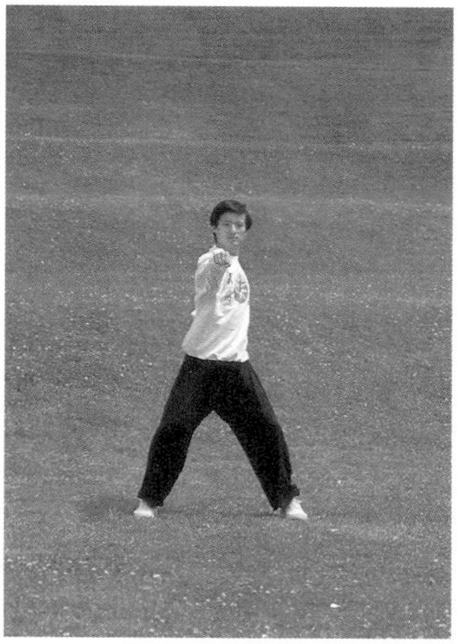
0°

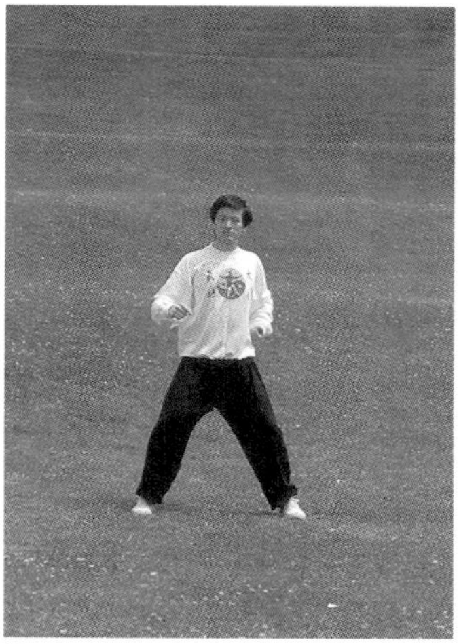
2°

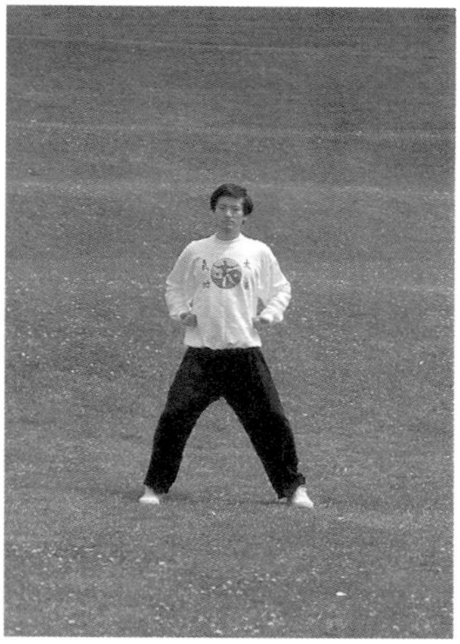
4°

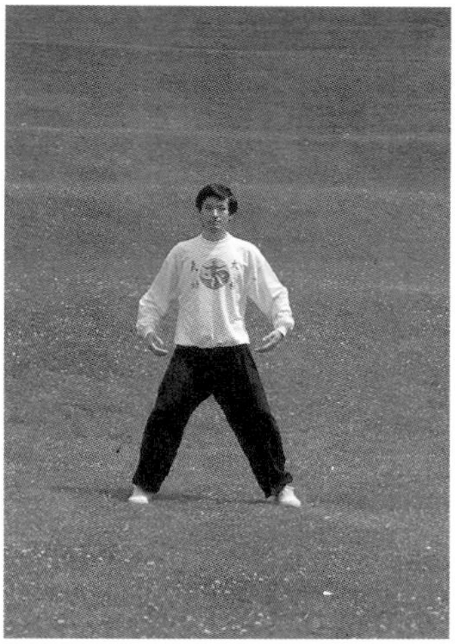
6°

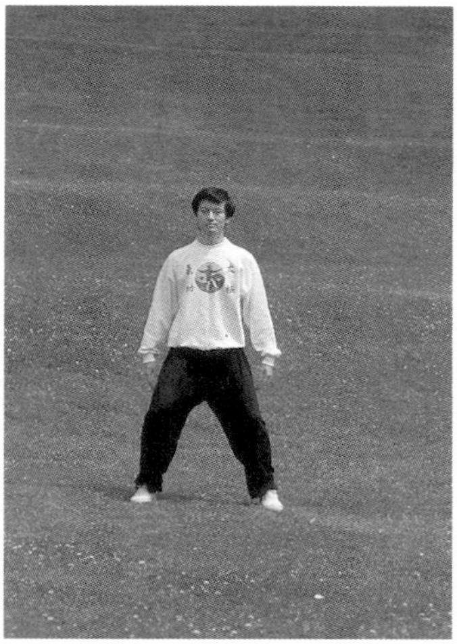
8°

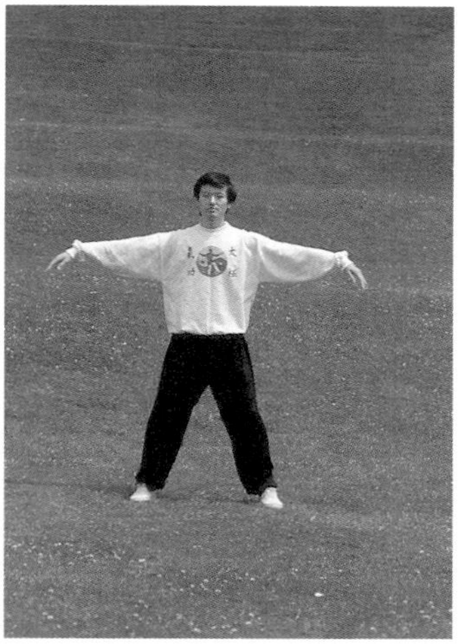
2

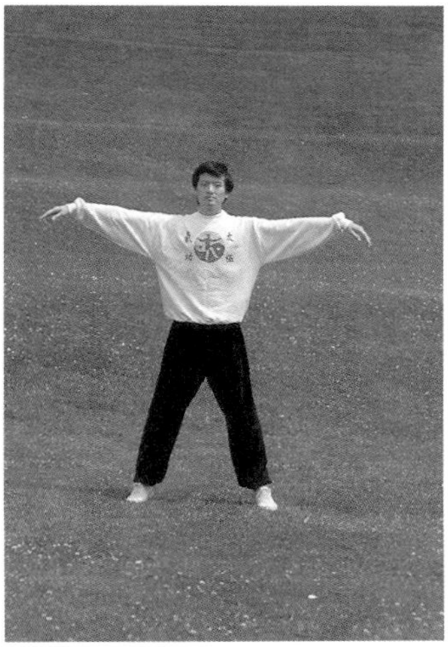
4

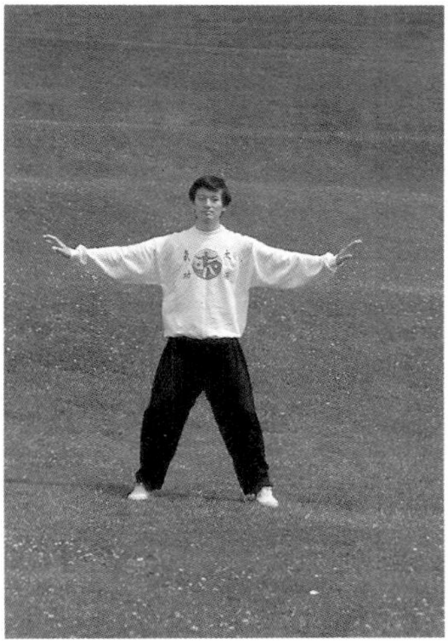
6

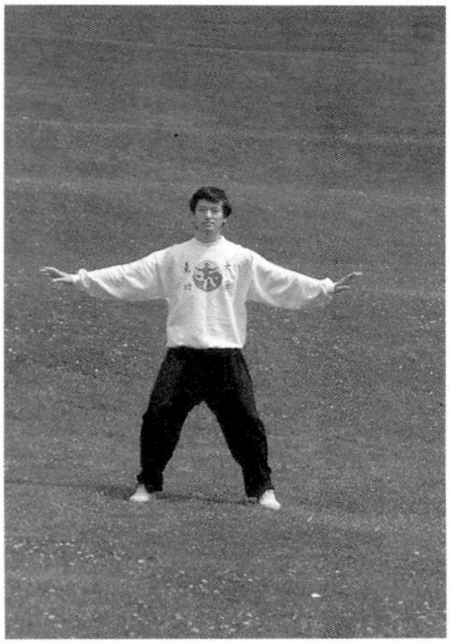
8

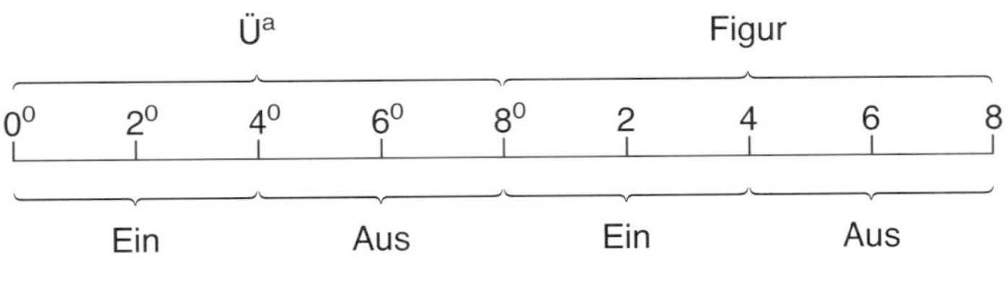

16. Figur: **Wie eine Windmühle kreisen**

WIRKUNG

Fördert den Kreislauf des Qi und des Blutes, erfrischt und harmonisiert den Körper, stärkt den Geist und weckt die Lebensfreude. Hilft gegen Arthritis und andere Gelenkerkrankungen sowie gegen Übergewicht.

AUSGANGSPOSITION

Im Anschluß an die vorhergehende Figur begibt man sich mit dem letzten Ausatmen in die Ausgangsposition zurück und neigt den Oberkörper vornüber.

BEIM EINATMEN

Wir heben die Arme in weitem Kreis über die linke Seite bis über den Kopf und machen dazu die entsprechende Kreisbewegung mit dem Becken über die rechte Seite nach vorne.

BEIM AUSATMEN

Wir lassen die Arme in weitem Kreis über die rechte Seite nach unten sinken; gleichzeitig bewegen wir das Becken von vorne zur linken Seite und nach hinten.

Diese Übung wird zunächst dreimal durchgeführt.

Bei den nächsten drei Durchgängen machen wir die Bewegungen von Armen und Becken in die jeweils entgegengesetzte Richtung.

VORSTELLUNG

Der ganze Körper dreht sich wie eine große Windmühle bei leichtem Wind im Sonnenaufgang. Die Drehung umfaßt den ganzen Kosmos; Natur und Körper werden eins.

HINWEIS

Die Bewegung der Arme, des Beckens und des Atems sollen eine harmonische Einheit bilden. Die Übung fällt leichter, wenn wir den Oberkörper weniger tief neigen. Jeder sollte selbst herausfinden, wie weit er den Oberkörper neigen kann, ohne daß es zu Beschwerden kommt. Einzeln kann sie öfter und langsamer geübt werden, so daß kein Schwindelgefühl auftritt. Bei Schwindelgefühl sollte man eine Pause einlegen.

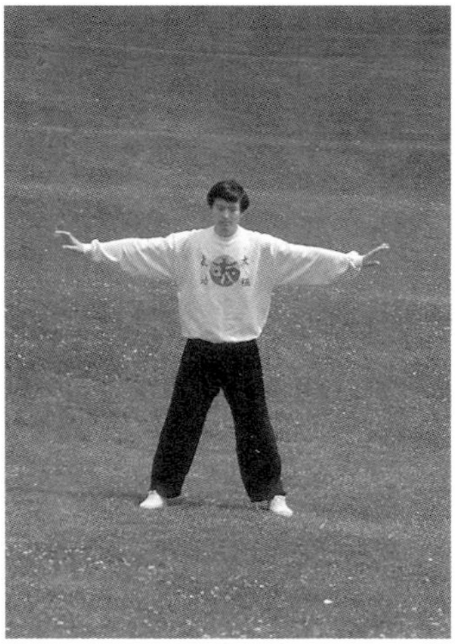

4°

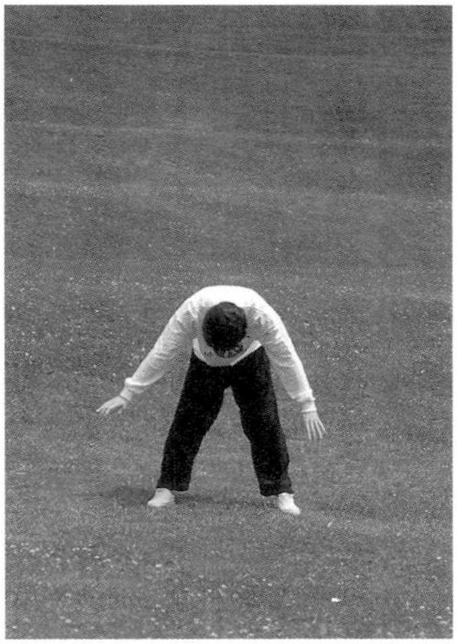

6°

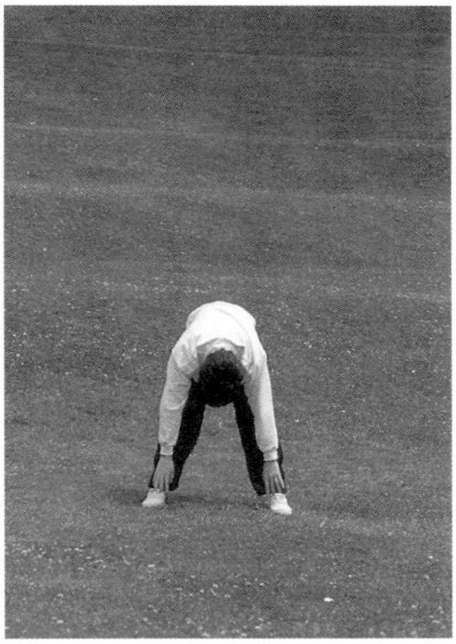

8°

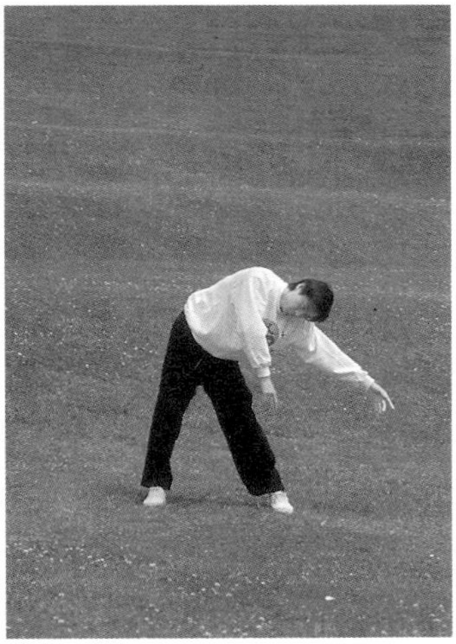

2/6 u

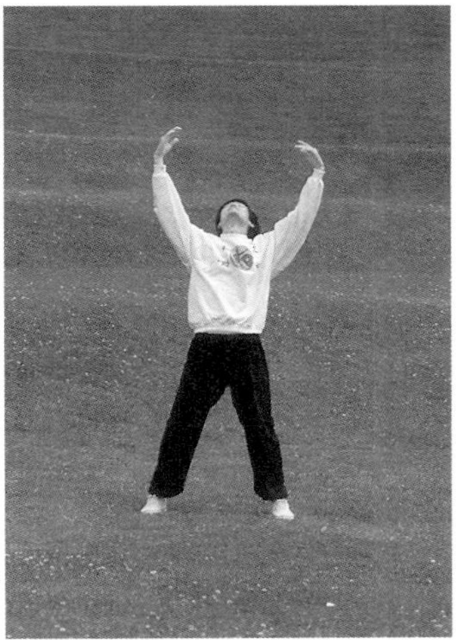

4

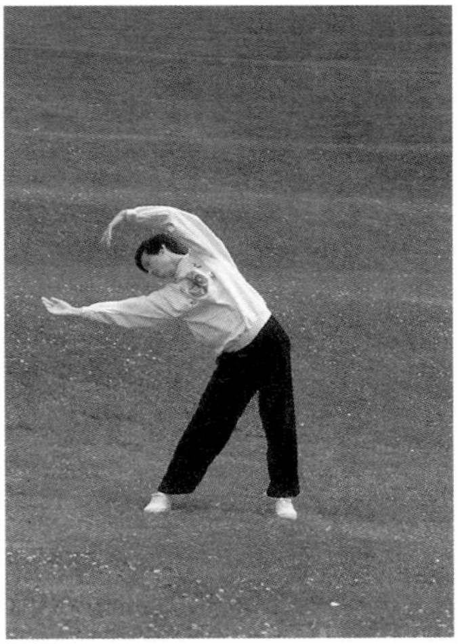

6

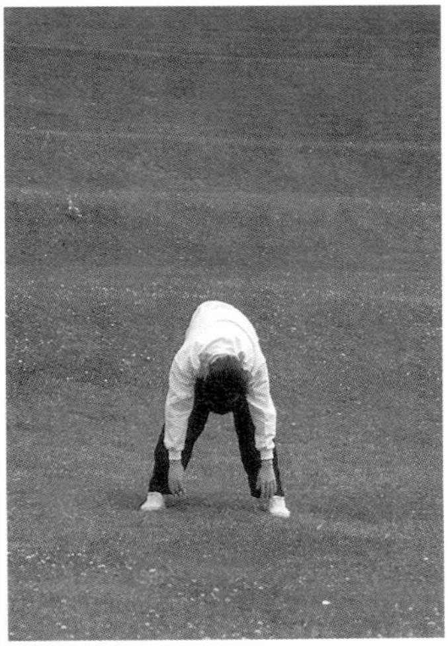

8/8 u

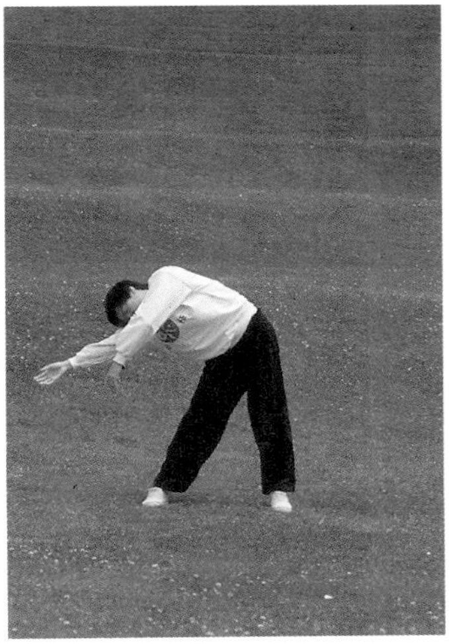

2 u

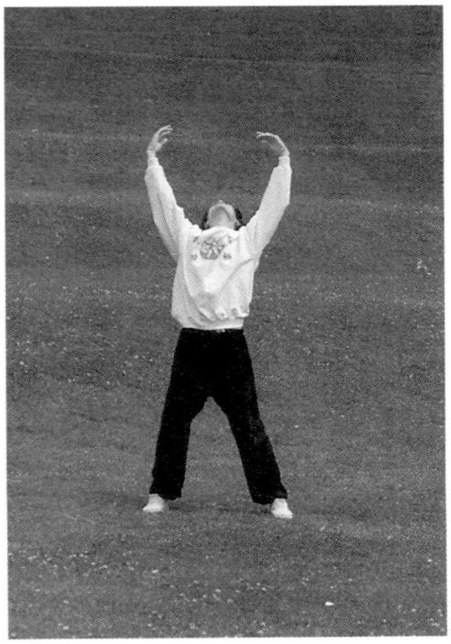

4 u

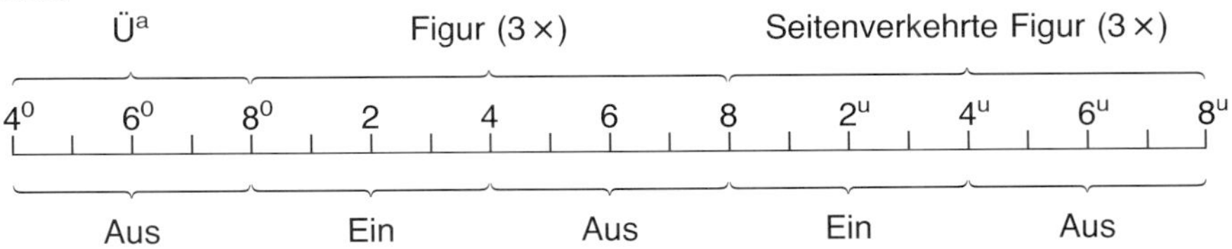

17. Figur: **Mit einem Ball spielen wie ein Kind**

WIRKUNG

Wirkt bei Muskelermüdungen, Kraftlosigkeit, geistiger und körperlicher Erschöpfung und baut die Körperkräfte wieder auf. Hilft gegen Nervenschwäche und Unbeweglichkeit von Händen und Füßen. Harmonisiert den Bewegungsablauf und bewirkt ein Gefühl von Fröhlichkeit, hilft bei melancholischen Zuständen. Diese Übung ist besonders für ältere und schwächere Menschen empfehlenswert.

AUSGANGSPOSITION

Im Anschluß an die 16. Figur richten wir uns auf, heben das linke Knie an, ebenso die rechte Hand mit etwa geradem Arm bis in Schulterhöhe und befinden uns jetzt in der Ausgangsposition.

BEIM EINATMEN

Wir drücken die rechte Handfläche nach unten neben den Oberschenkel, dabei lassen wir den linken Fuß zu Boden, berühren den Boden zuerst mit dem Ballen und belasten dann den ganzen Fuß. Wir heben gleichzeitig die linke Hand bis in Schulterhöhe, heben dann das rechte Knie.

BEIM AUSATMEN

Wir drücken dann die linke Hand nach unten, lassen den rechten Fuß zu Boden, heben die rechte Hand und das linke Knie.

VORSTELLUNG

Wir fühlen uns sorglos und glücklich wie ein Kind und denken, wir gingen in schöner Umgebung mit herrlichen Blumen, frischer Luft und frei von Sorgen spazieren. Wir stellen uns vor, wir würden bei Sonnenaufgang die Natur bewundern und spielen dabei ganz entspannt mit einem Ball.

HINWEIS

Wir stehen immer aufrecht, Oberkörper und Becken sind nicht schief. Das Heben und Senken der Hände und der Füße soll mit dem Atem synchron verlaufen und harmonisch sein. Der ganze Körper soll entspannt sein, besonders im Bereich der Nieren und in der Lendenwirbelsäule. Vor allem beim Heben des Fußes sollen wir darauf achten, daß sich diese Region entspannt. Die Gedanken konzentrieren sich auf das Nachuntendrücken der Hand, nicht auf das Heben der jeweils anderen Hand.

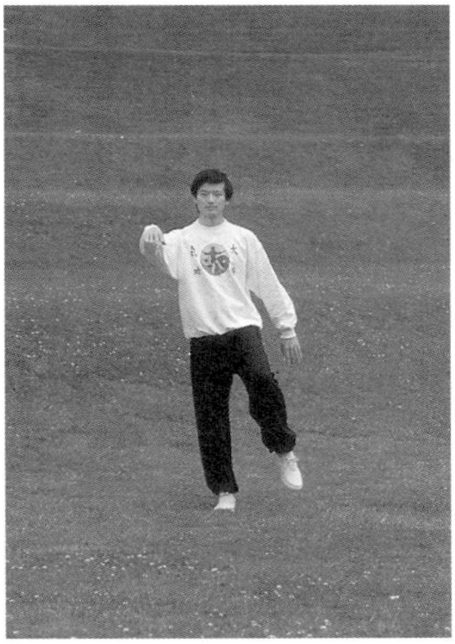

0

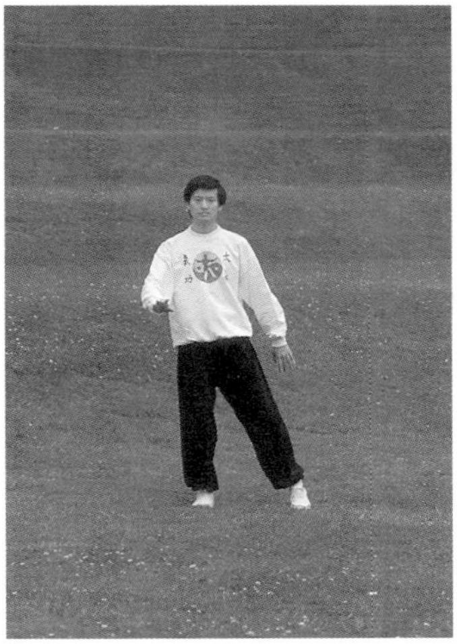

2

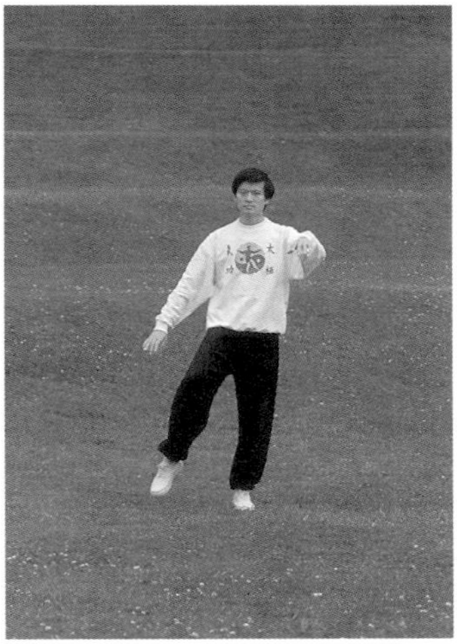

4

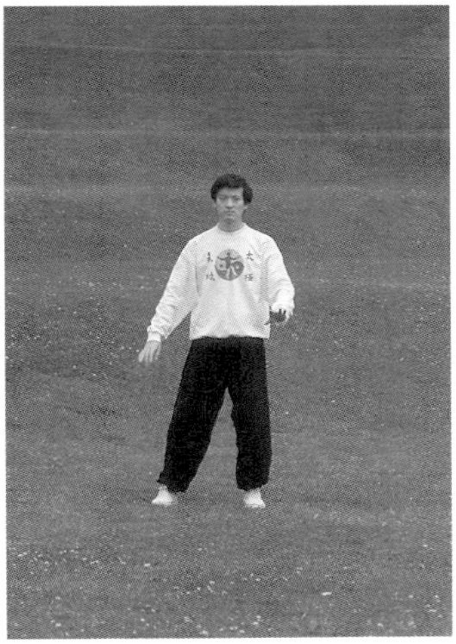

6

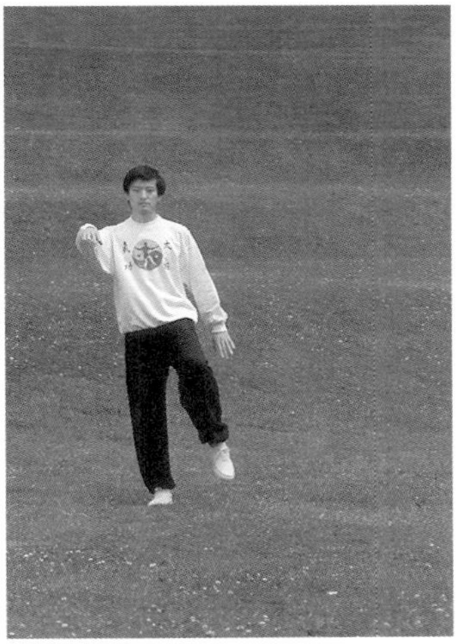

8

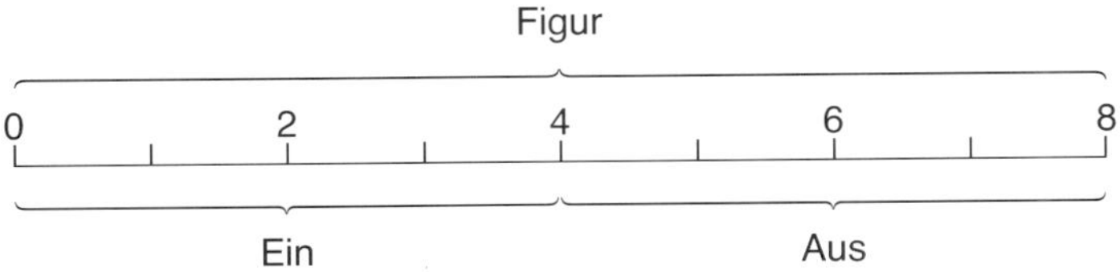

18. Figur: **Beruhigen des Qi**

Wirkung	Herstellen von innerer Ruhe und Gelassenheit, wirkt gegen Bluthochdruck und Störungen des Herz-Kreislauf-Systems und des Magen-Darm-Traktes.
Ausgangsposition	In der Ausgangsposition stehen wir aufrecht in Grundhaltung. Die Hände liegen vor dem Unterleib, die Handflächen zeigen nach oben und die Finger etwa zueinander.
Beim Einatmen	Wir heben die Hände nach oben bis etwa in Augenhöhe, gleichzeitig gehen wir langsam höher.
Variante	Von der Grundhaltung ausgehend heben wir beim Einatmen die Hände seitlich vorne nach oben mit nach unten zeigenden Handflächen bis etwa zur Augenhöhe, gleichzeitig gehen wir langsam höher.
Beim Ausatmen	Wir wenden die Handflächen nach unten, die Fingerspitzen immer noch zueinander zeigend, drücken wir die Hände bis zum Unterleib, gleichzeitig gehen wir wieder ein wenig in die Knie.
Vorstellung	Das Herz schlägt ruhig, das Qi wird gleichmäßig und fließt im Einklang mit Atem und Bewegung. Wir stellen eine innere und äußere Bereitschaft zum Beenden der Übung her und werden wach.
Hinweis	Wie hoch die Hände gehoben werden und wohin genau die Handflächen zeigen, soll man bei der Übung selbst durch Beobachtung herausfinden, damit man sich dabei wohl fühlt und nicht durch Fehler das Qi zu einseitig führt.

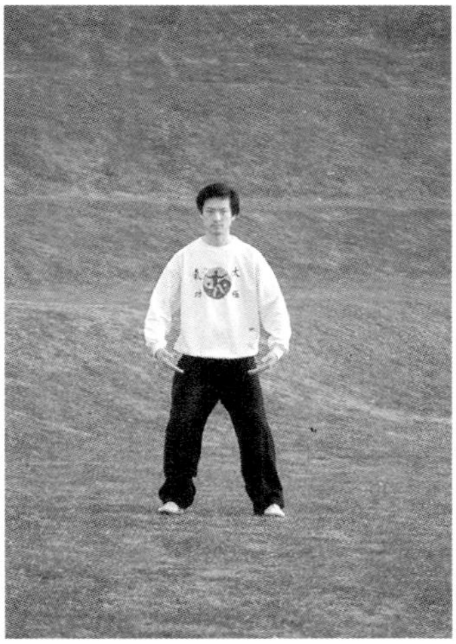
0

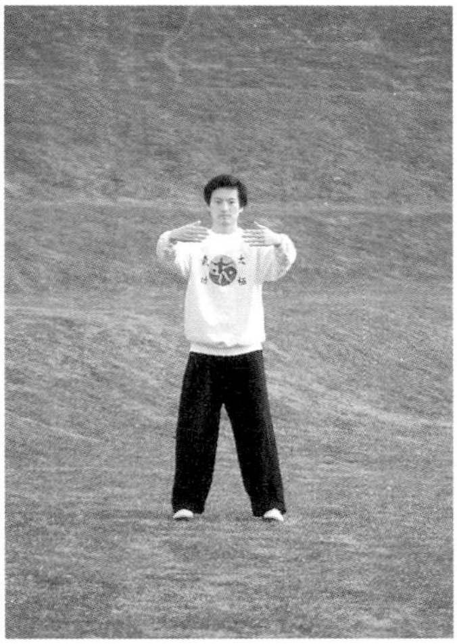
2

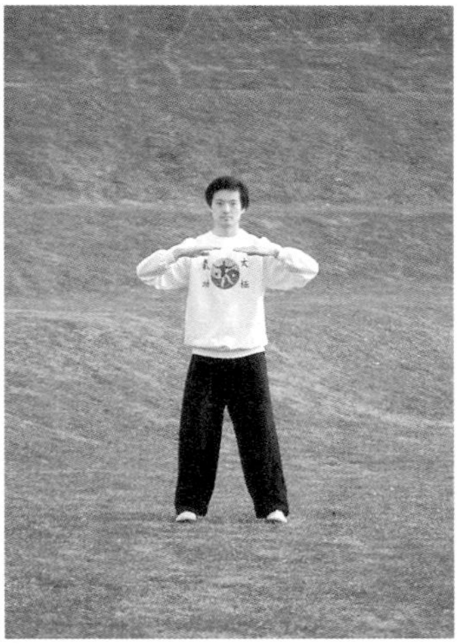
4

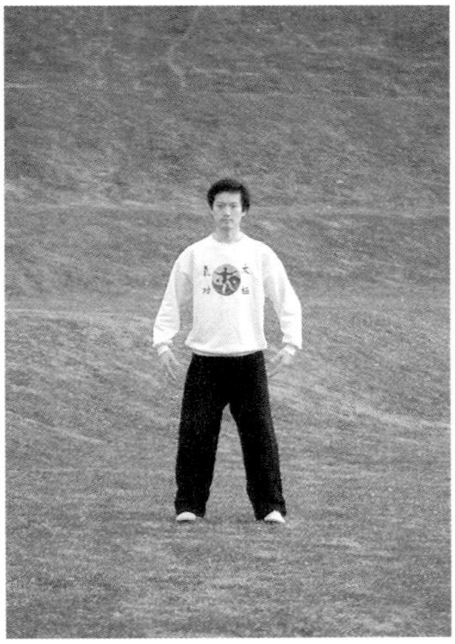
Variation zu 0

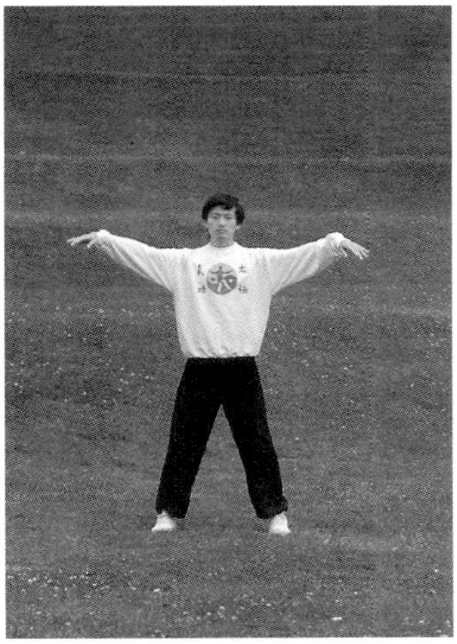
Variation zu 2

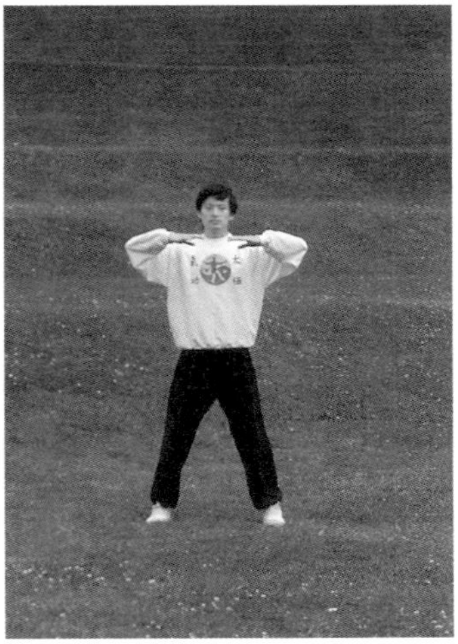
Variation zu 4

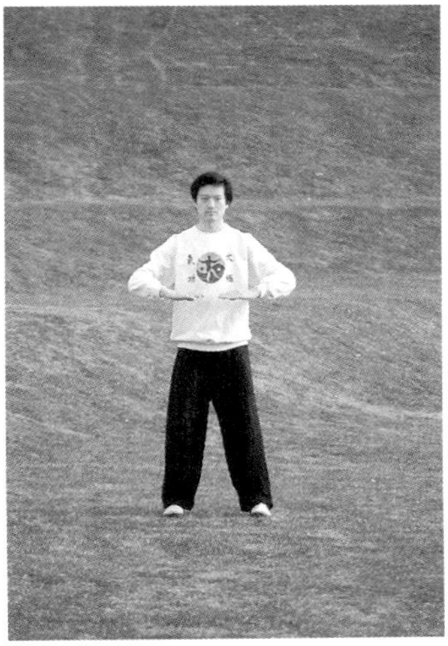
6

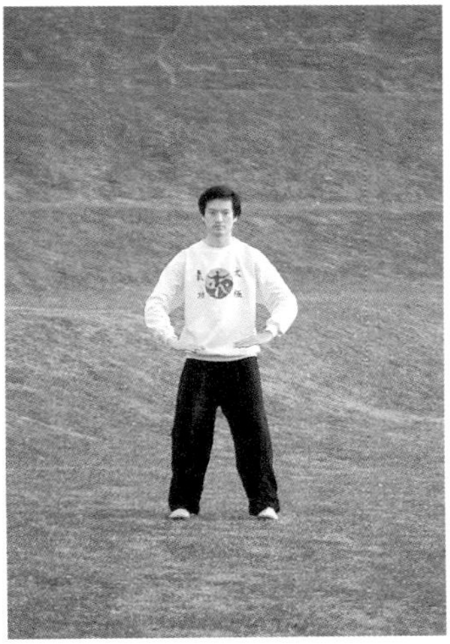
8

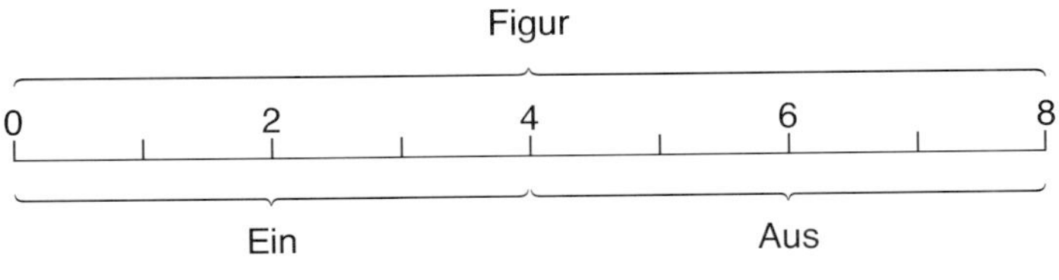

Die 8 Figuren für den Alltag

Einführung

Die folgenden acht Figuren sind in China sehr bekannt. Fast alle Berufstätigen und Schüler in den Städten üben diese Figuren jeden Tag. Täglich um 10 Uhr und um 16 Uhr sendet der Zentrale chinesische Rundfunk eine Ansage der acht Figuren mit der entsprechenden Begleitmusik.

Ich kann mich noch gut an die Zeit erinnern, als ich in Peking Medizin studierte. Täglich wurde um 10 Uhr eine große Pause gemacht. Fast überall sah man Studenten, die die »8 Figuren für den Alltag« übten, und zwar zweimal. Es dauerte etwa eine Viertelstunde und war eine sehr schöne Abwechslung im Studienbetrieb. Zur gleichen Zeit wird auch in Fabriken und Büros eine Pause gemacht und jeder kann diese Folge üben.

Die Bewegungen dieser Figuren wurden aus klassischen chinesischen Gesundheitsübungen und teilweise aus der Selbstverteidigungskunst (Übung für Körper und Geist) entwickelt.

Das Ziel ist, den Körper jeden Tag durchzuarbeiten. Wer etwas für seine Gesundheit tun will, findet darin Übungen, die gut geeignet sind, Meridiane und Gelenke zu aktivieren, die Sehnen zu dehnen und die Muskeln zu trainieren. Diese Übungen eignen sich sehr für Berufstätige, die nicht regelmäßig und ausgiebig Zeit für Sport finden. Mit 5 bis 10 Minuten täglich können sie ihre Kondition verbessern und verhindern, daß sie aus Mangel an Bewegung einrosten. Diese Figuren wirken jedoch nicht nur wie Gymnastikübungen, sondern durch ihren spezifischen Bewegungsablauf auf den Qi-Fluß. Diese Übungen eignen sich auch zum Aufwärmen für die anderen Qi-Gong-Übungen.

Man kann sie langsam und meditativ ausführen oder mit Musik. Übt man zu mehreren und mit Musik und zählt dazu den Takt, so entspricht jeder Takt etwa dem eines Wiener Walzers. In jeder Figur wird von 1 bis 8 gezählt, lediglich in der siebten Figur wird etwas langsamer und in der achten Figur in verdoppeltem Tempo gezählt.

Von 1 bis 4 beginnt die Übung zur linken Seite und zurück, von 5 bis 8 spiegelverkehrt zur rechten Seite und zurück. Jede Figur wird gewöhnlich viermal geübt, das heißt, es wird viermal von 1 bis 8 durchgezählt. Wer mehr Zeit und Lust hat, kann alle Figuren wiederholen oder bei den einzelnen Figuren länger verweilen. Für das regelmäßige Üben ist es gut, die Reihenfolge einzuhalten, da diese dazu dient, den Körper und somit das Qi in einer sinnvollen Weise allmählich zu aktivieren und die verschiedenen Figuren harmonisch zu verbinden. Ansonsten kann man jede Figur für sich beliebig oft und nach Bedarf üben.

Beschreibung der 8 Figuren

Figur 1: **Bewegung der oberen Extremitäten**

Bei 1 mit dem linken Fuß einen Schritt zur Seite treten, so daß die Füße etwa schulterbreit voneinander stehen und wir die Beine gleichmäßig belasten. Gleichzeitig drehen wir die Handflächen nach außen, heben die Arme durchgestreckt bis nach oben, schließen die Hände zur Faust und ziehen sie herunter bis an die Schultergelenke.

Bei 2 die Fäuste wieder nach oben strecken, bis die Arme parallel stehen, dabei das Gesicht nach oben richten.

Bei 3 die Fäuste wieder vor die Schultern ziehen und das Gesicht nach vorne richten, die Handgelenke anwinkeln, so daß die Fäuste nach innen klappen, dann die Fäuste in den Handgelenken über vorne nach außen drehen, die Arme waagerecht zur Seite strecken.

Bei 4 die Beine wieder schließen und die Arme neben dem Körper sinken lassen.

5 bis 8 ist die seitenverkehrte Wiederholung, das heißt, der Anfangsschritt wird statt mit dem linken mit dem rechten Fuß getan.

Alle acht Figuren sind einfach zu lernen, doch von großer Wirkung. So werden etwa in der ersten Figur alle Bewegungsmöglichkeiten der oberen Extremitäten von den Schulterblättern und dem Kopf über die Schultergelenke bis zu den Fingerspitzen durchgespielt. Bei 1 drehen wir die Handflächen nach außen und damit auch die Arme bis zu den Schultergelenken. Das Heben der Arme ist eine Bewegung in den Schultergelenken. Das Faustschließen bedeutet ein Bewegen der Fingergelenke; mit dem Nachuntenziehen werden die Ellbogengelenke bewegt. Der erste Takt beinhaltet also bereits eine Vielzahl von Bewegungen. Beim zweiten Takt werden die Schultern gehoben und die Ellbogen gestreckt. Beim dritten Takt werden die Handgelenke durch Anwinkeln der Fäuste und eine Außendrehung bewegt. Beim vierten Takt gehen die Bewegungen zu der Ausgangsstellung zurück, und alle Extremitäten lockern sich wieder. Aus dem Bewegungsablauf ist ersichtlich, daß Figur 1 wie das Dehnen und Strecken des ganzen Körpers beim Gähnen wirken kann.

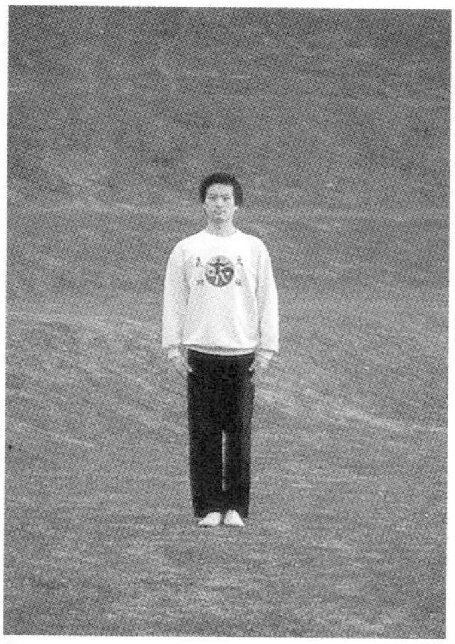
0

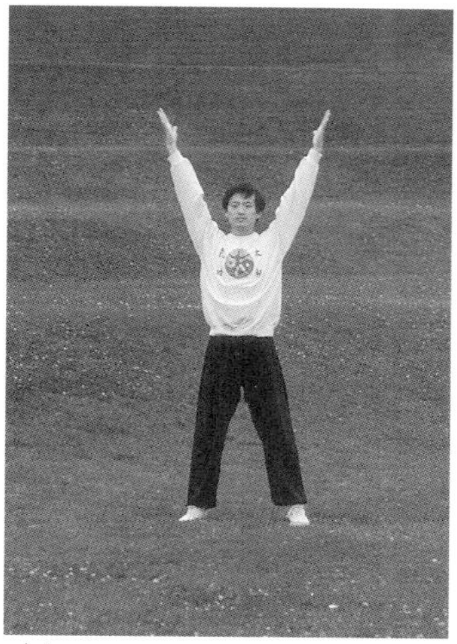
a/a'

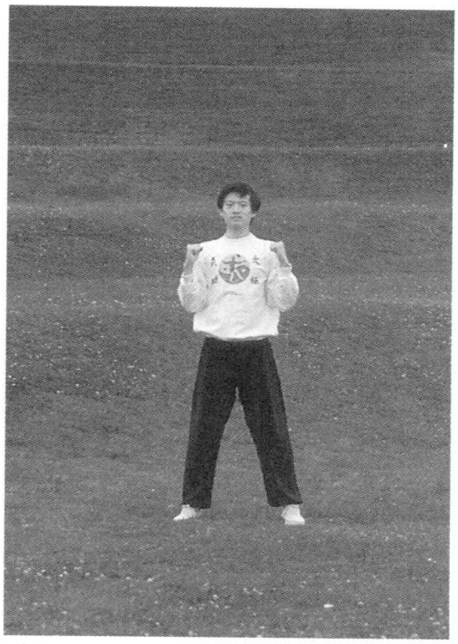
1/5

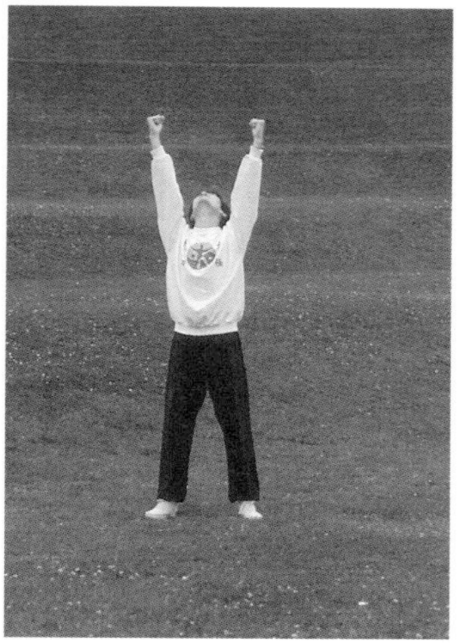
2/6

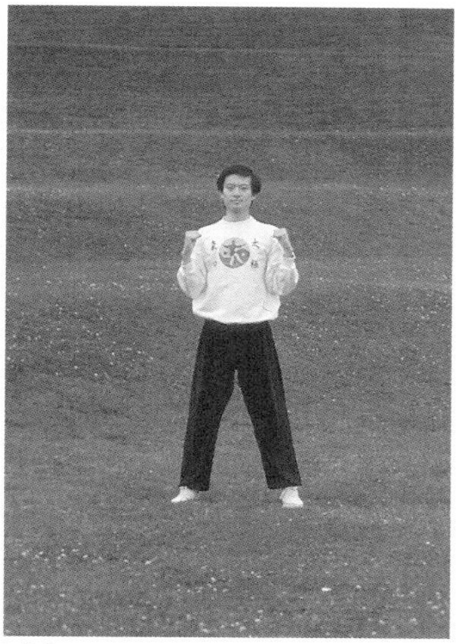
b/b'

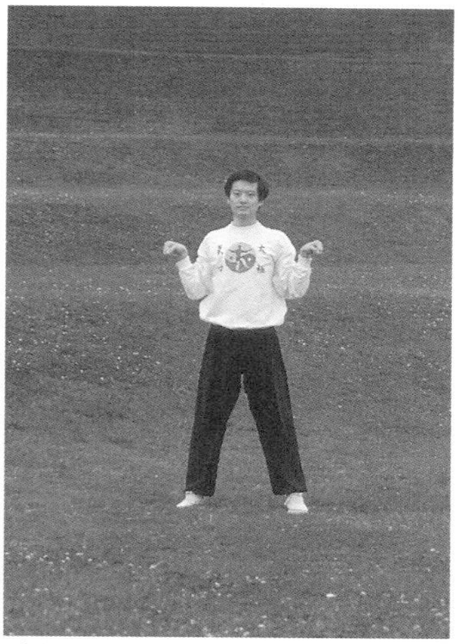
c/c'

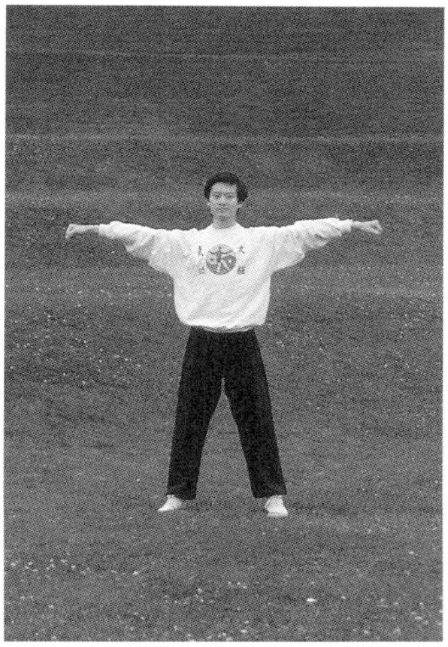
3/7

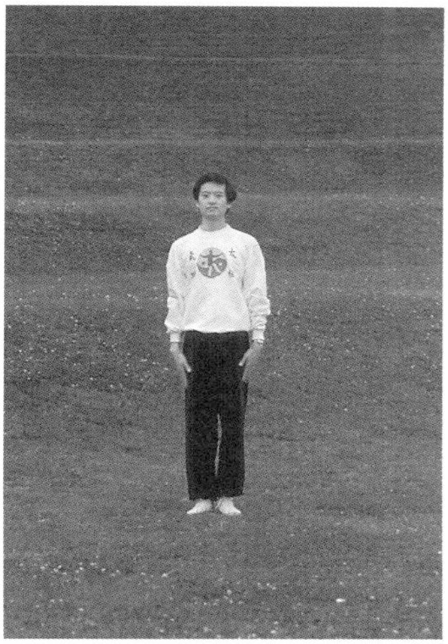
4/8

Takt
Wienerwalzer
= ∼

0 a 1 2 b c 3 4 a′ 5 6 b′ c′ 7 8

Figur 2: **Bewegung des Fauststoßens**

Bei 1 setzen wir den linken Fuß im Bogenschritt zur linken Seite, gleichzeitig beschreiben wir mit der linken Hand, die Handfläche aufrecht stehend und mit den Fingerspitzen nach oben zeigend, vor dem Körper einen Kreis und halten am Ende die beiden Fäuste neben der Hüfte, Daumen nach außen. Die Füße sind parallel und zeigen diagonal zur Seite.

Bei 2 die rechte Faust nach vorne stoßen und dabei die Schultern soweit wie möglich nach links drehen. Die Faust macht auf dem Weg nach vorne eine halbe Drehung, so daß der Rücken der Faust nach oben zeigt.

Bei 3 die linke Faust nach vorne schieben, die rechte Faust in die Ausgangsposition zurückziehen und die Schultern soweit wie möglich nach rechts drehen.

Bei 4 die linke Faust zurückziehen, in die Ausgangsposition gehen, das heißt, die Fäuste neben die Hüften halten, die Ellbogen nach hinten ziehen und geradeaus schauen.

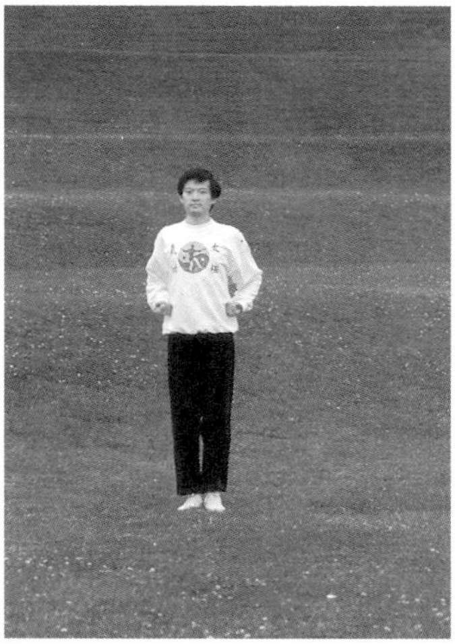
0

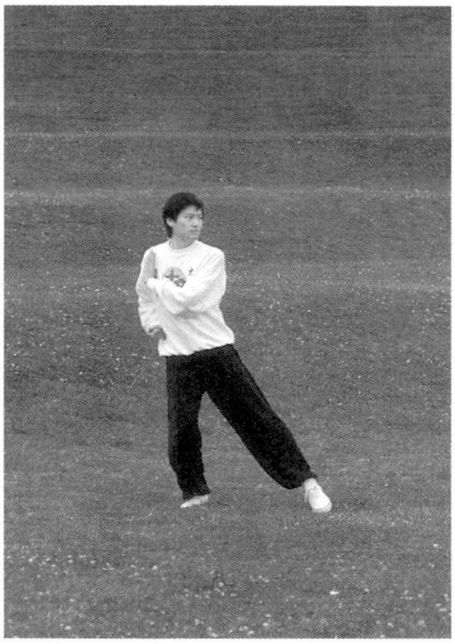
a

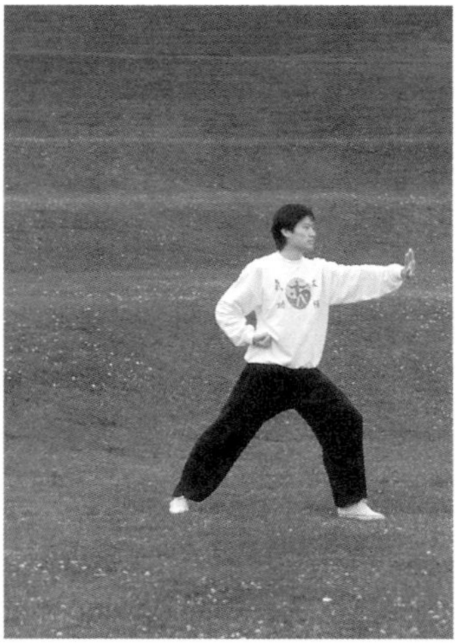
b

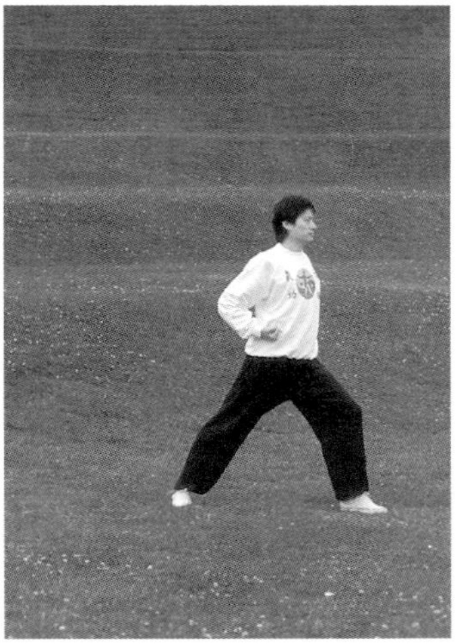
1

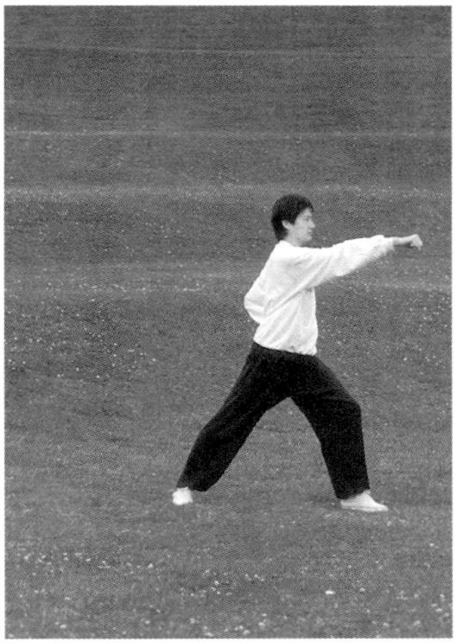
2

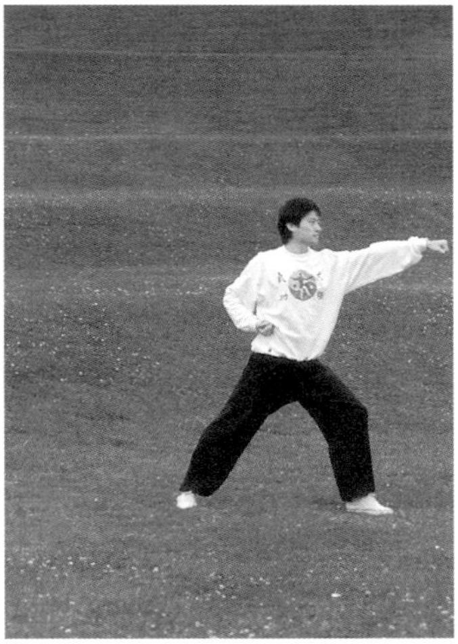
3

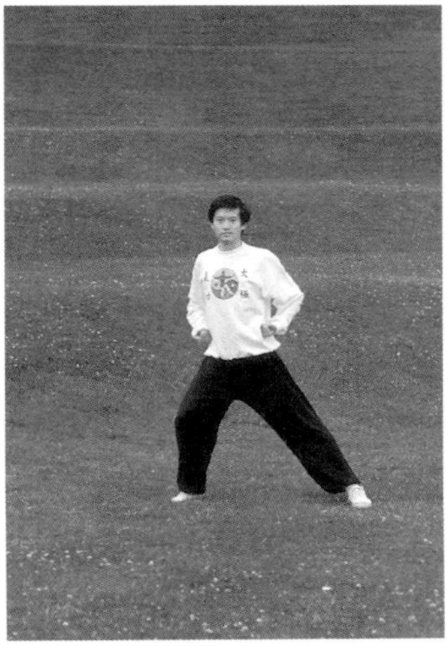
und

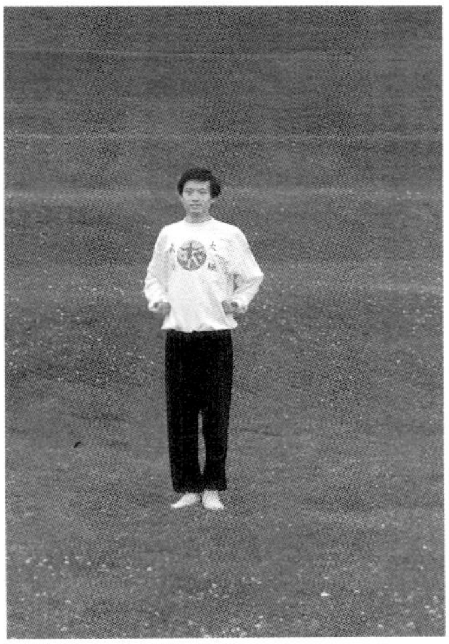
4

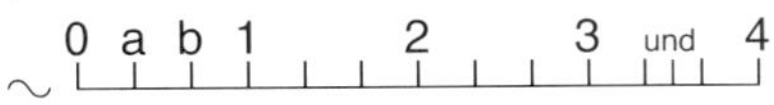

5 bis 8 ist die seitenverkehrte Wiederholung, das heißt, der Bogenschritt geht nach rechts, die rechte Hand beschreibt den Kreis vor dem Körper und die linke Faust geht bei 6 nach vorne.

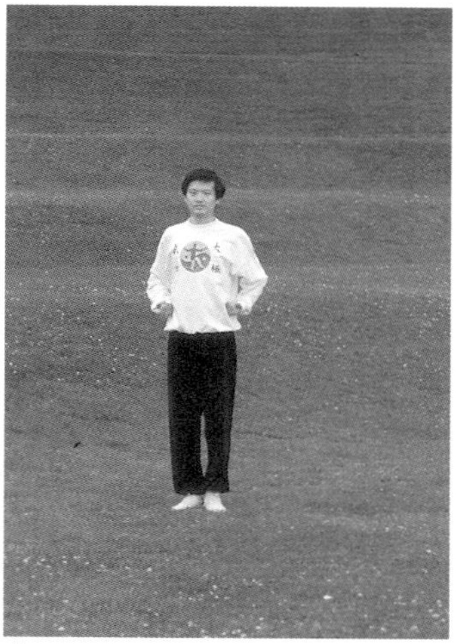

4

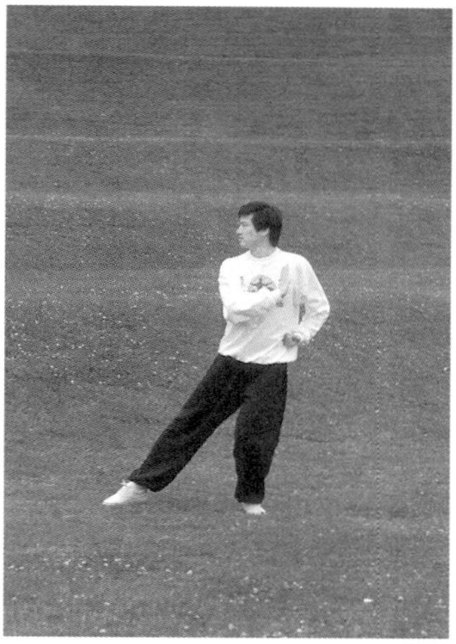

a'

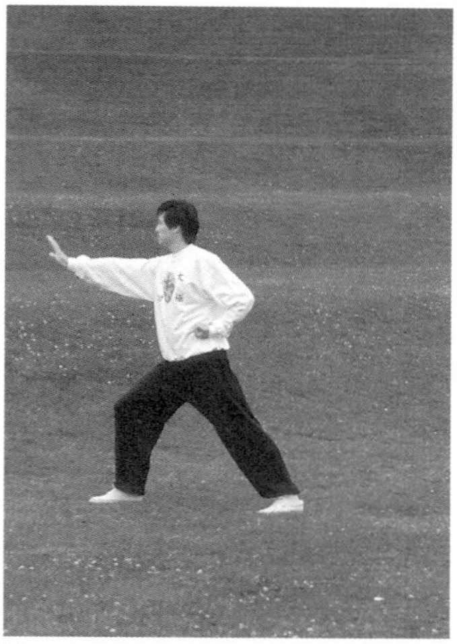

b'

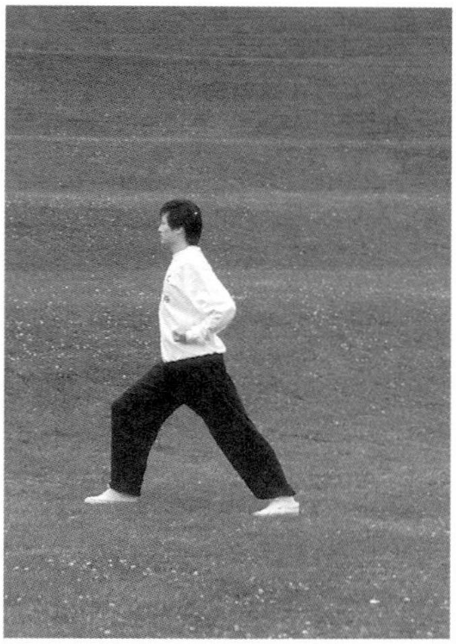

5

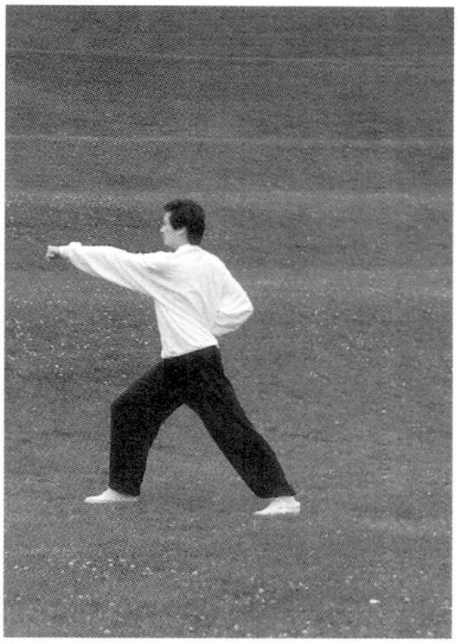

6

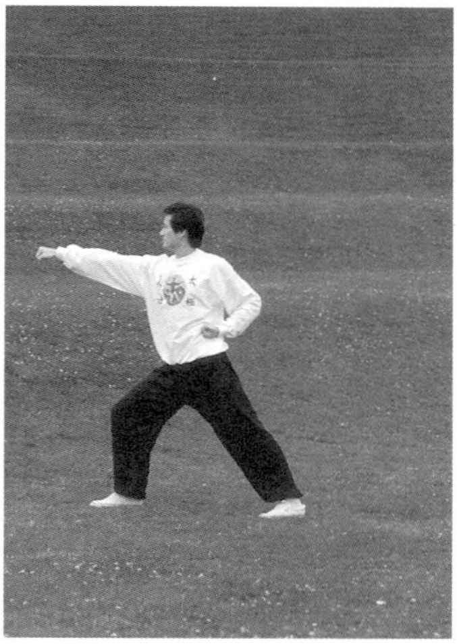

7

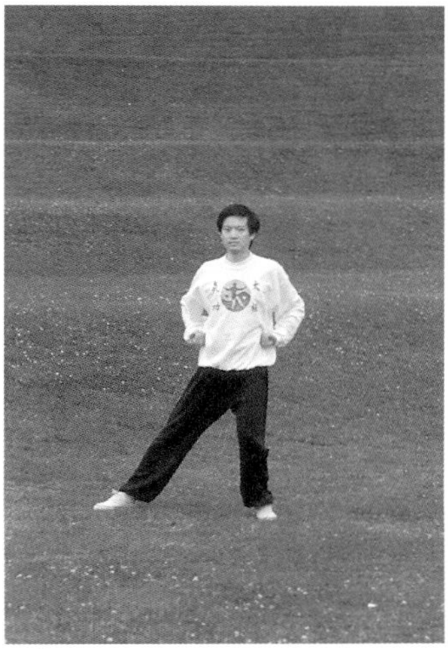

und'

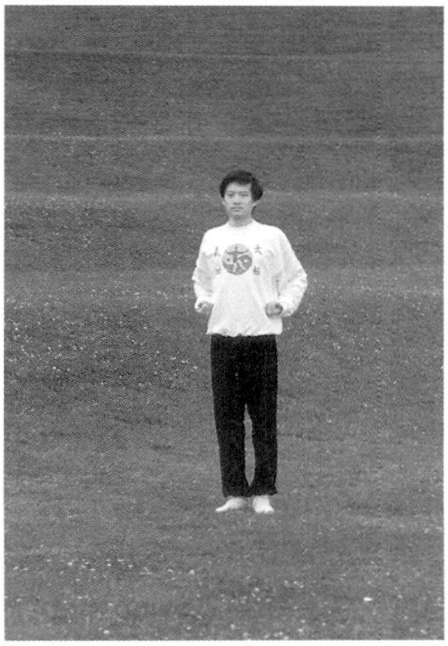

8

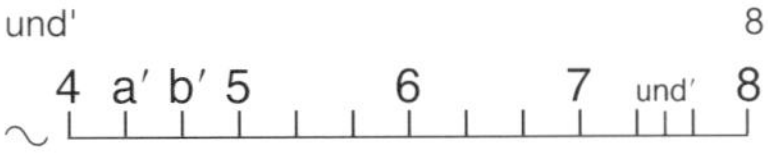

Figur 3: **Erweitern des Brustkorbs**

Bei 1 mit dem linken Fuß einen Bogenschritt nach vorne setzen, beide Arme gleichzeitig nach vorne strecken und zu den Seiten öffnen, so daß der Brustbereich und die Innenseiten der Arme gedehnt werden. Die Hände werden zu Fäusten geballt.

Bei 2 die Arme noch einmal dehnen und wieder zurückführen.

Bei 3 zuerst den linken Fuß zurückziehen, dann beide Hände auf die Knie legen und in die Knie gehen, wobei die Fersen möglichst auf dem Boden bleiben sollen.

Bei 4 wieder aufrichten.

5 bis 8 ist die Wiederholung zur anderen Seite, das heißt, der Bogenschritt wird mit dem rechten Fuß getan.

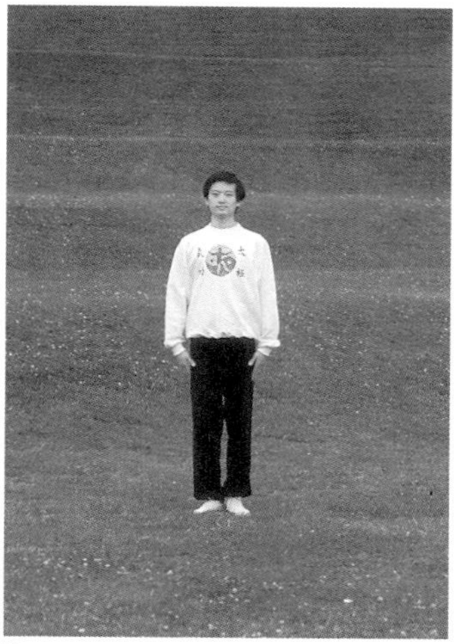
0

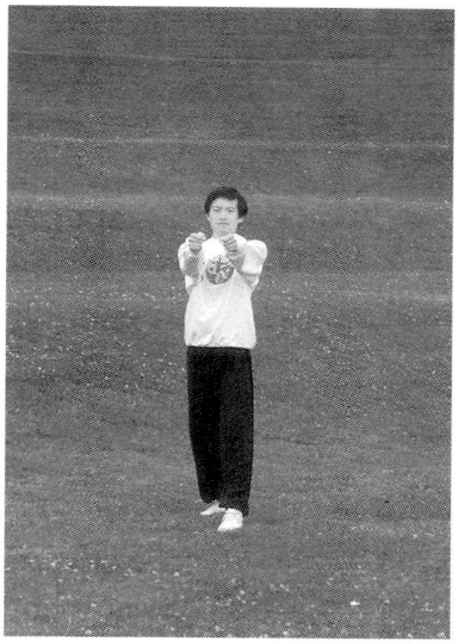
und

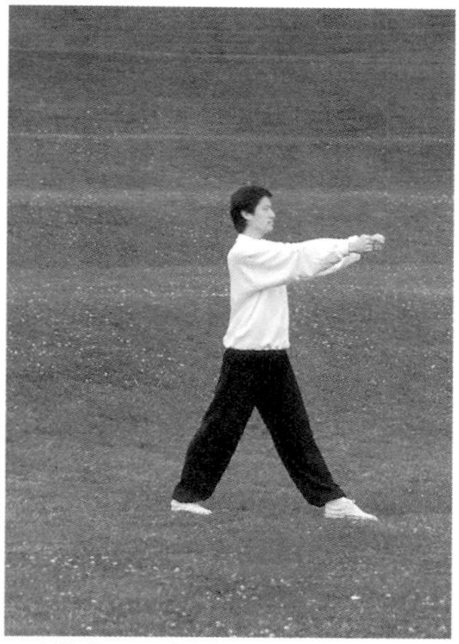
und (Seitenansicht)

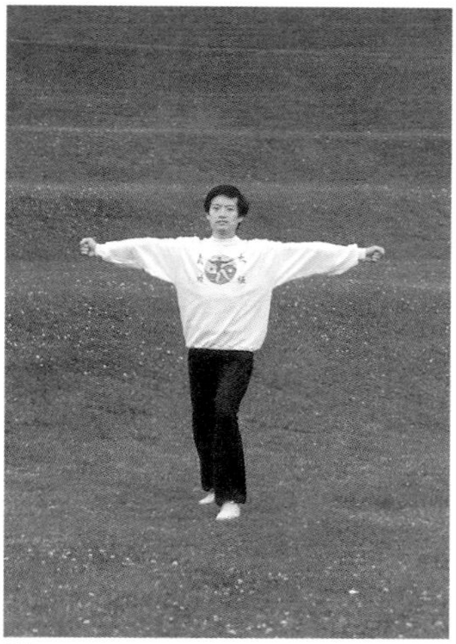
1/2

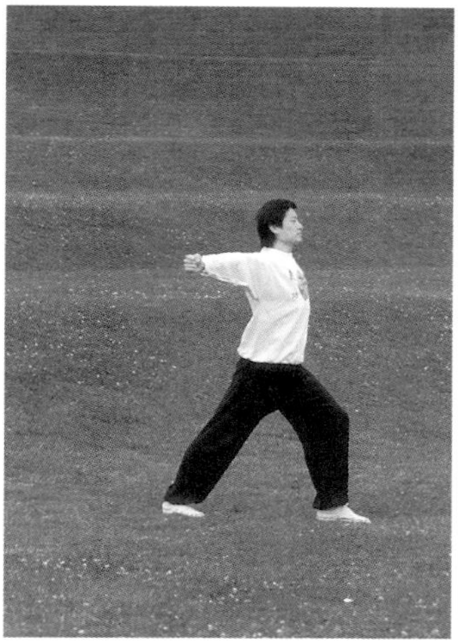
1/2• (Seitenansicht)

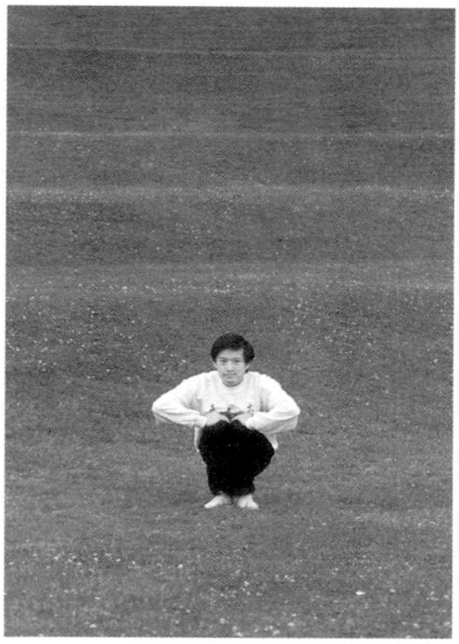
3/7

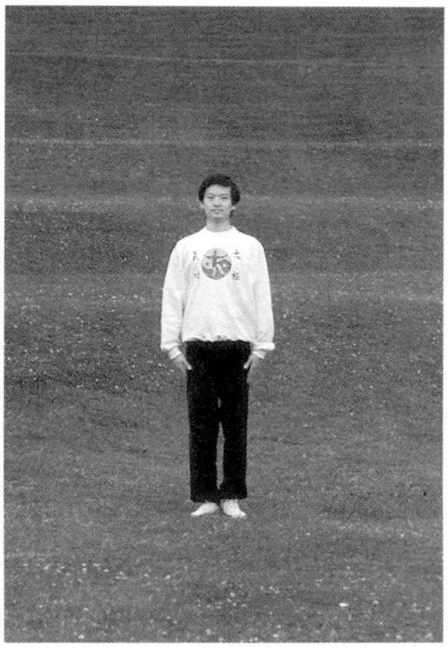
4/8

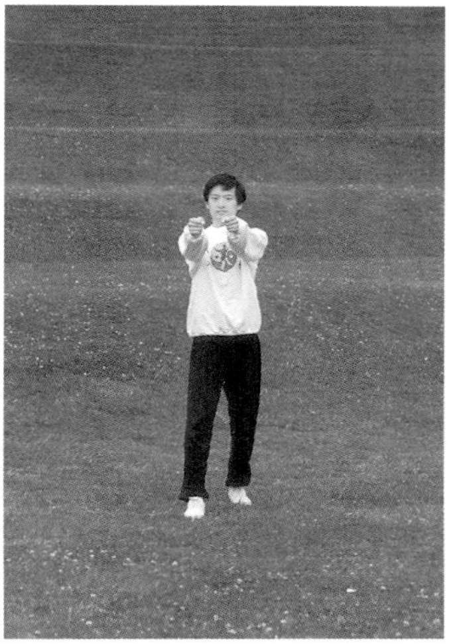
und'

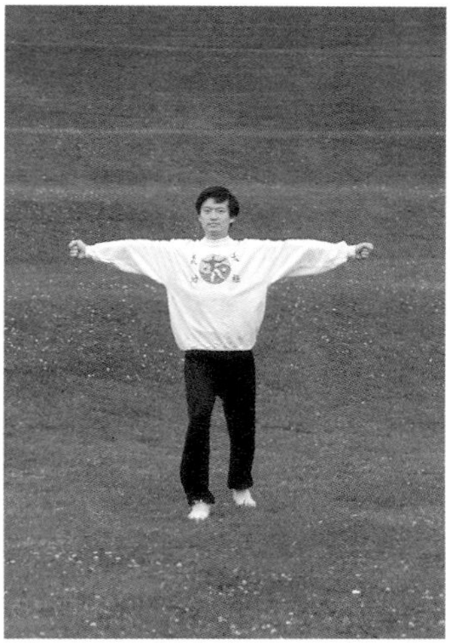
5/6

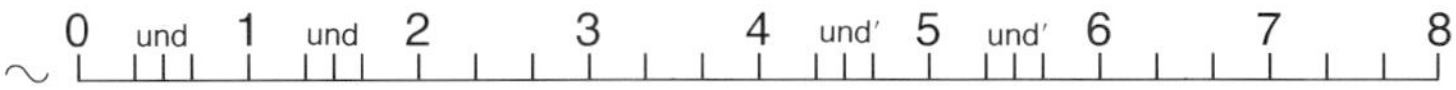

Figur 4: **Schwingen der Beine**

Bei 1 mit dem linken Fuß einen halben Schritt nach vorne gehen und das Körpergewicht auf das linke Bein verlagern, gleichzeitig die beiden Arme nach oben öffnen bis zu einem Winkel von etwa 60 bis 90 Grad.

Bei 2 das rechte Bein gestreckt nach vorne schwingen und mit beiden Händen auf die Oberseite des Fußes schlagen.

Bei 3 wieder in Position 1 zurückkehren.

Bei 4 wieder in die Ausgangsposition kommen und die Arme seitlich neben den Körper führen.

5 bis 8 sind wiederum seitenverkehrt, das heißt, der rechte Fuß geht nach vorne.

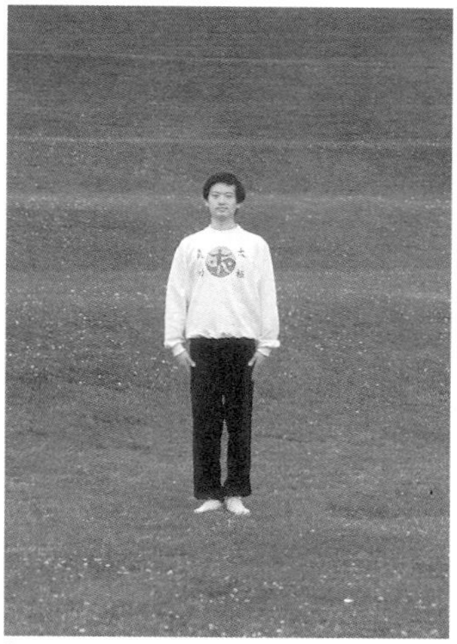
0

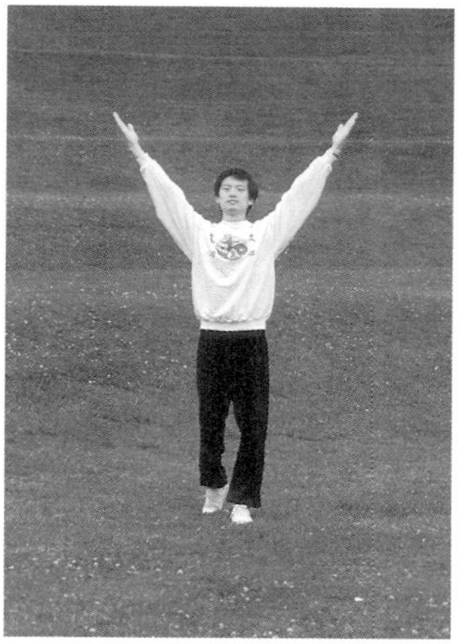
1

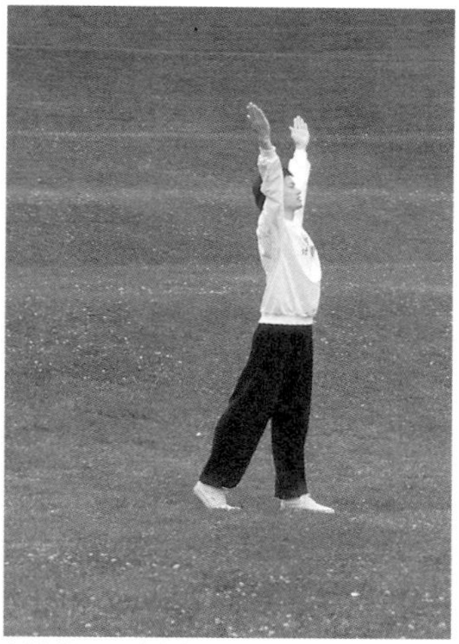
1 (Seitenansicht)

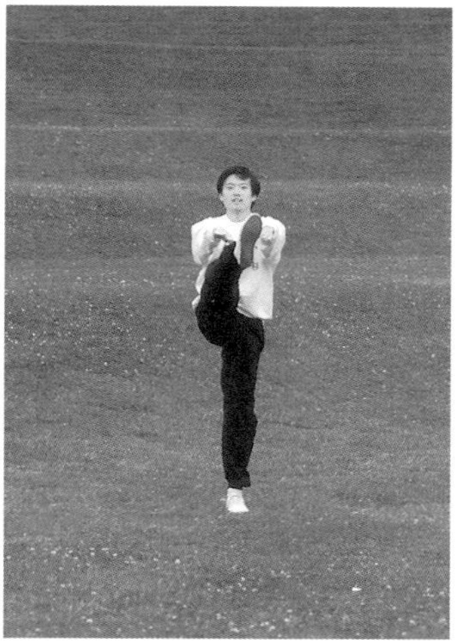
2

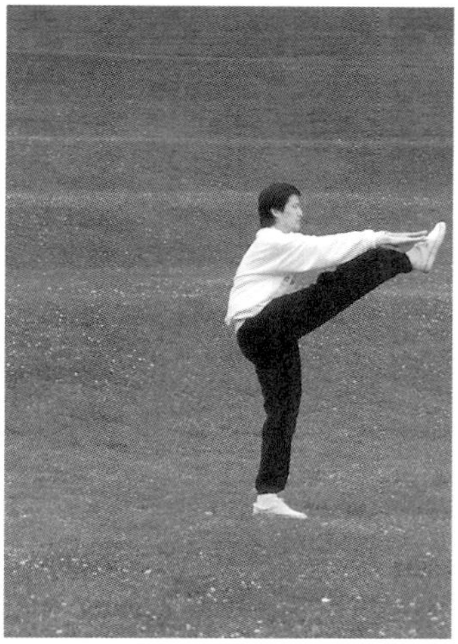
2 (Seitenansicht)

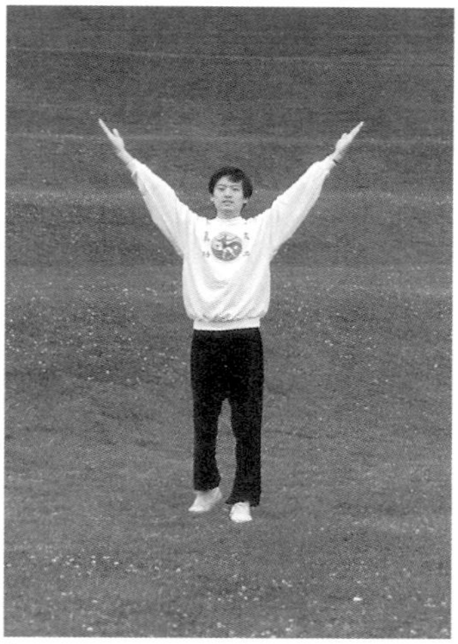
3

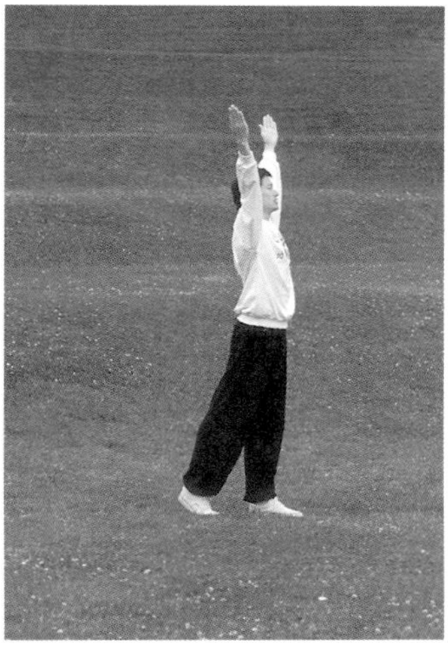
3 (Seitenansicht)

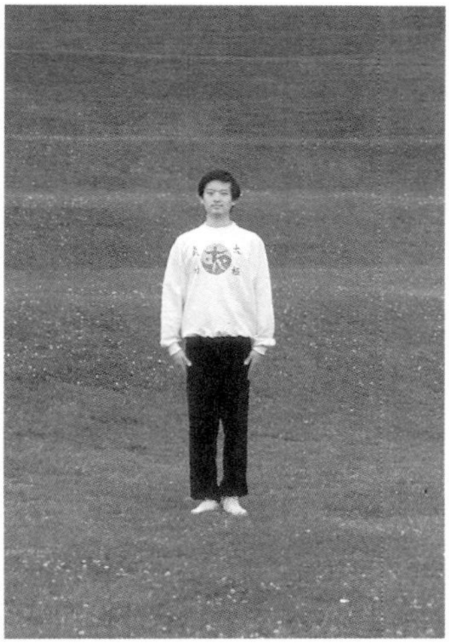
4

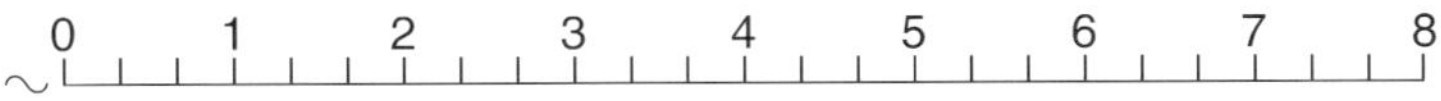

Figur 5: **Neigen des Oberkörpers**

Bei 1 den linken Fuß weit zur Seite setzen, so daß die Füße parallel stehen und die Fußspitzen nach vorne zeigen, gleichzeitig den linken Arm gestreckt seitlich nach oben bis neben das Ohr heben, so daß die Handfläche nach rechts zeigt. Die rechte Hand auf die rechte Hüfte stützen. Dabei den Oberkörper nach rechts neigen, damit bei 1 die linke Körperseite und die Innenseite des rechten Beins gedehnt werden. Das Gewicht liegt jetzt hauptsächlich auf dem linken Bein, das linke Knie wird dabei gebeugt; das rechte Bein ist gespannt wie eine Bogensehne, und der gesamte Körper ist nach rechts geneigt.

Bei 2 und 3 das Neigen und Dehnen des Körpers wiederholen.

Bei 4 zurück in die Ausgangsposition gehen.

Bei 5 bis 8 wird der Bogenschritt mit dem rechten Fuß gemacht.

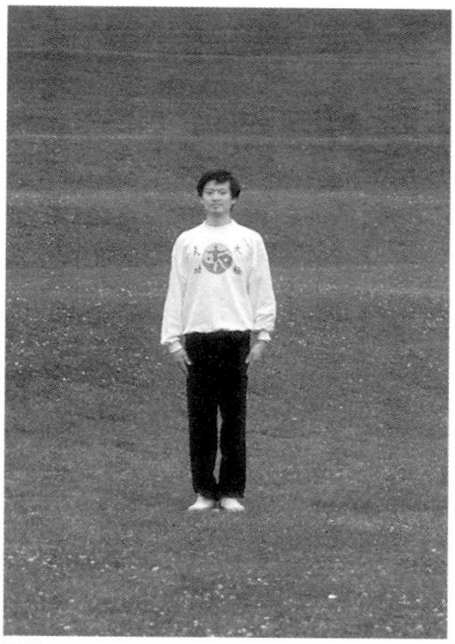
0/8

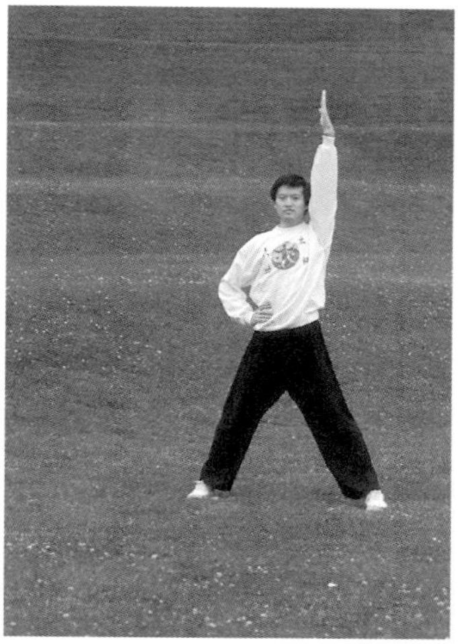
und

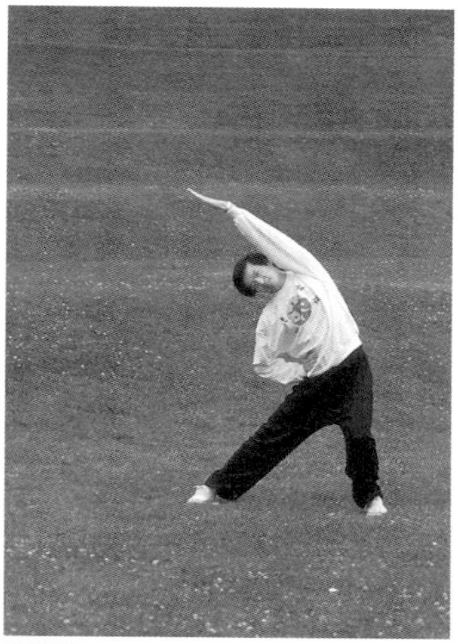
1/2/3

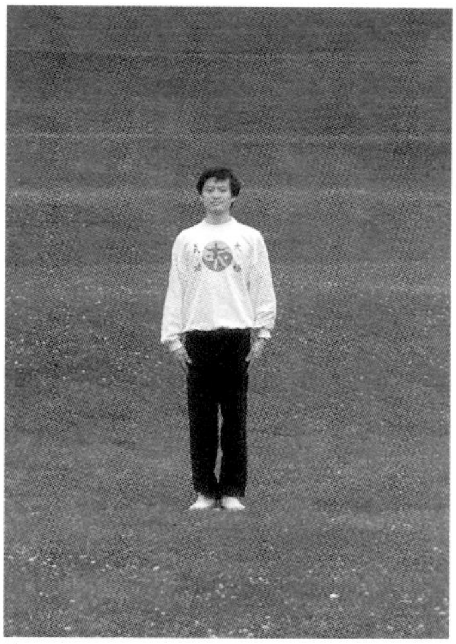
4

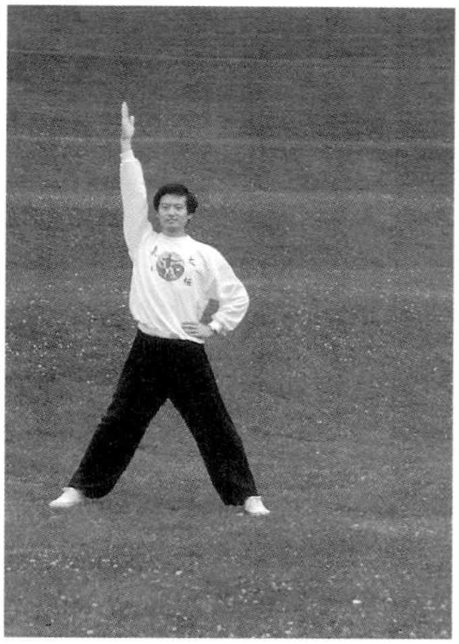
und'

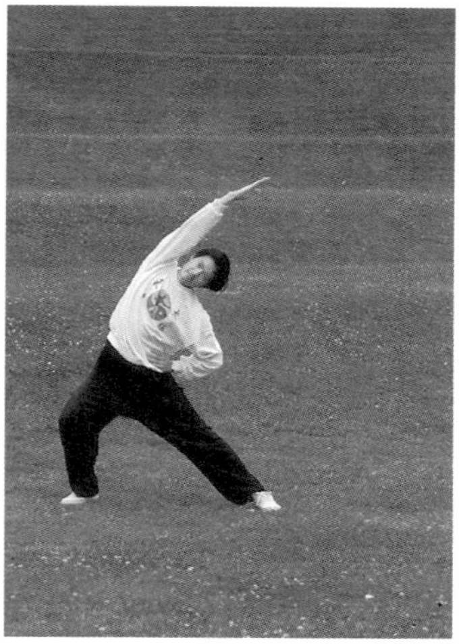
5/6/7

0 und 1 und 2 und 3 4 und' 5 und' 6 und' 7 8

Figur 6: **Drehen des Oberkörpers**

Bei 1 einen halben Schritt nach links tun, bis man etwa schulterbreit steht, die Beine gleichmäßig belasten und die Arme seitlich in die Horizontale heben, mit den Handflächen nach unten.

Bei 2 Oberkörper neigen, gleichzeitig nach links drehen und mit der ausgestreckten rechten Hand zum linken Fuß gehen, bis etwa die rechte Hand die linke Fußspitze erreicht, der linke Arm geht dabei nach oben, als wären die beiden Arme mit einer Stange verbunden.

Bei 3 wieder aufrichten, Hände zu Fäusten schließen, den Oberkörper gleichzeitig nach rechts hinten drehen, den rechten Arm schräg nach oben rechts hinten heben, ebenso den linken Arm, Kopf und Augen folgen der Bewegung.

Bei 4 in die Ausgangsposition gehen.

Bei 5 bis 8 die gleichen Bewegungen seitenverkehrt durchführen.

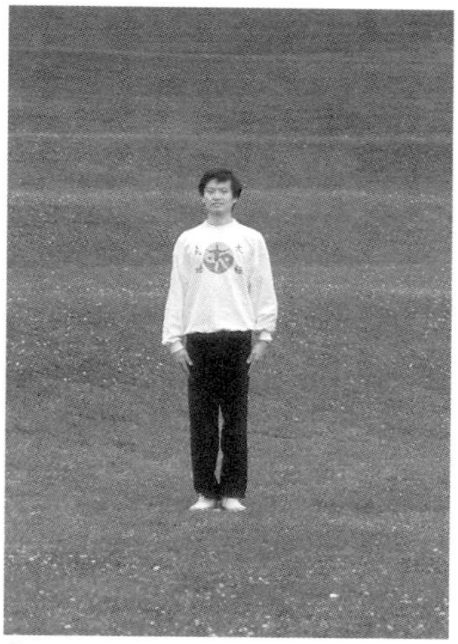
0

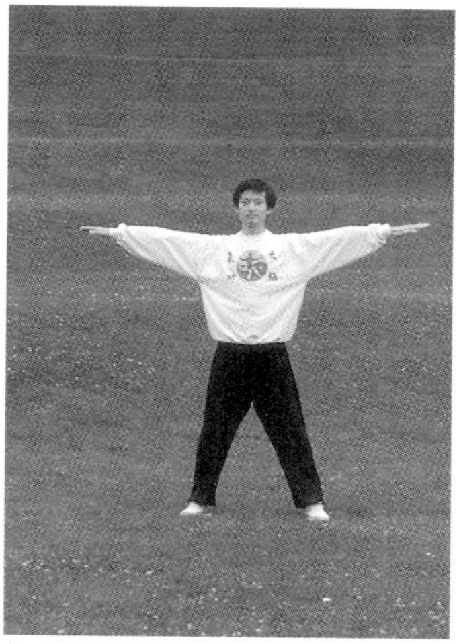
1

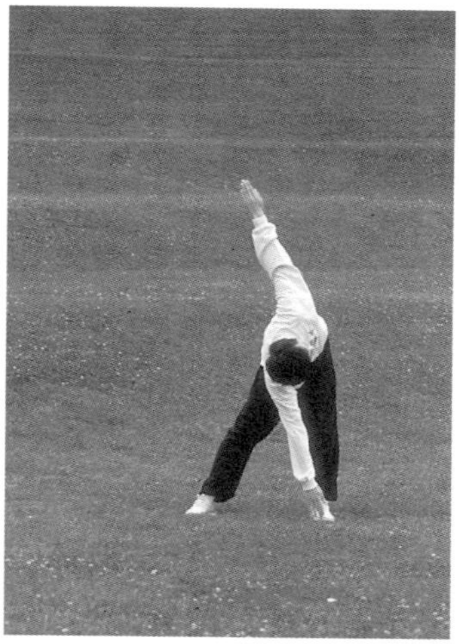
2

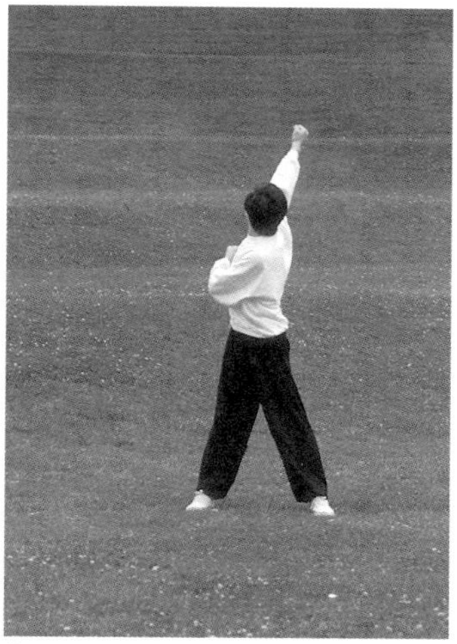
3

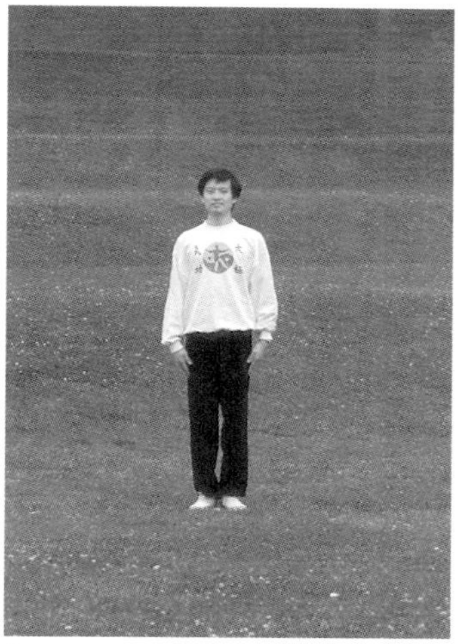
4

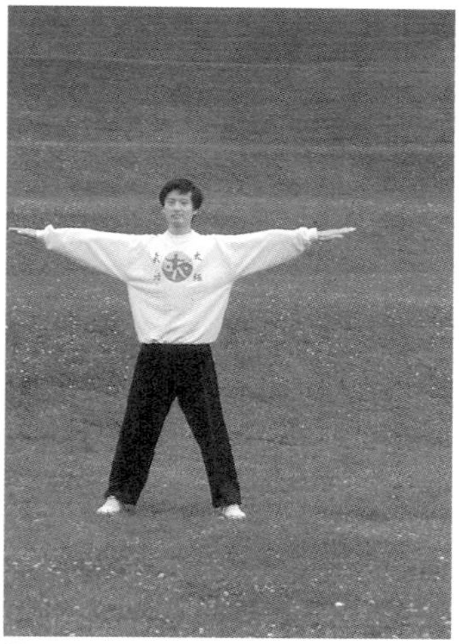
5

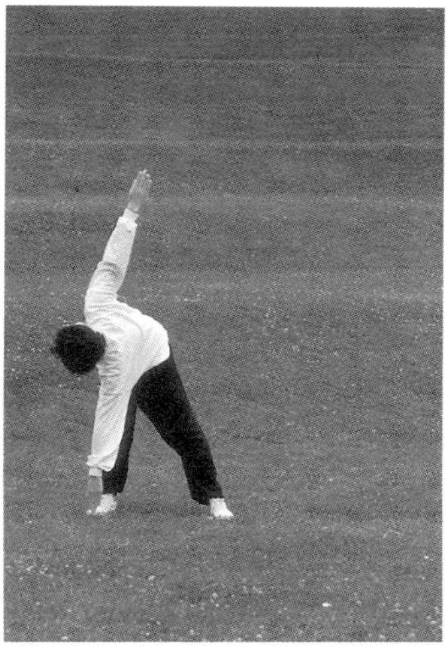
6

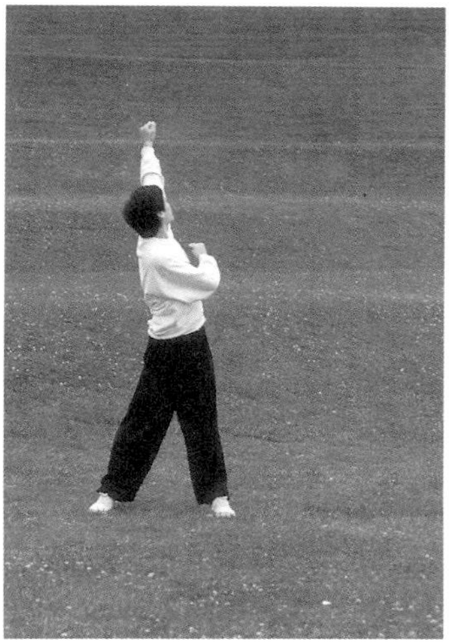
7

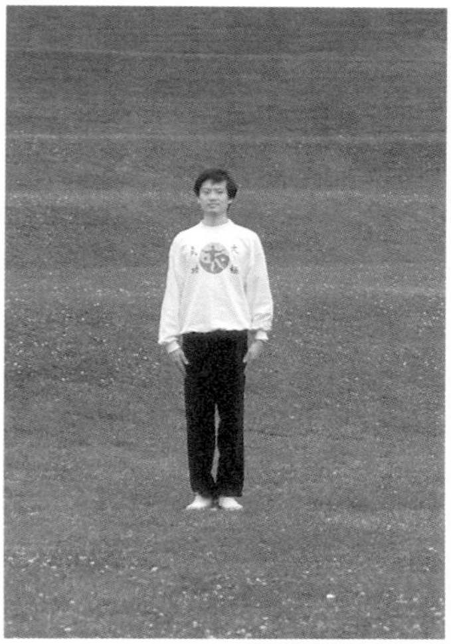
8

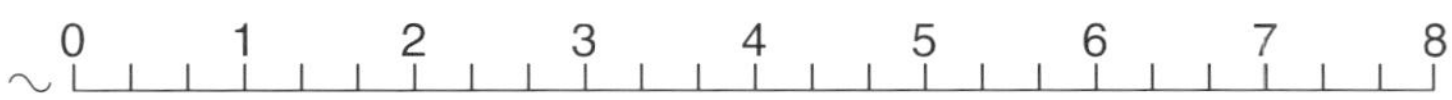

Figur 7: **Bewegung der Bauch- und Rückenmuskulatur**

Bei 1 die Arme gestreckt vor dem Körper nach oben heben, so daß die Handflächen nach vorne zeigen.

Bei 2 den Oberkörper mit den gestreckten Armen nach unten beugen, und versuchen, daß die Fingerspitzen den Boden berühren, dabei die Beine gestreckt halten.

Bei 3 die Arme nach oben öffnen, so daß sie einen Winkel von 60 bis 90 Grad bilden, die Handflächen nach innen einander zugewendet, und gleichzeitig mit dem linken Fuß einen Bogenschritt nach vorne machen.

Bei 4 zurück in die Ausgangsposition.

5 bis 8 sind die spiegelverkehrten Bewegungen, das heißt, bei 7 führt der rechte Fuß den Bogenschritt aus.

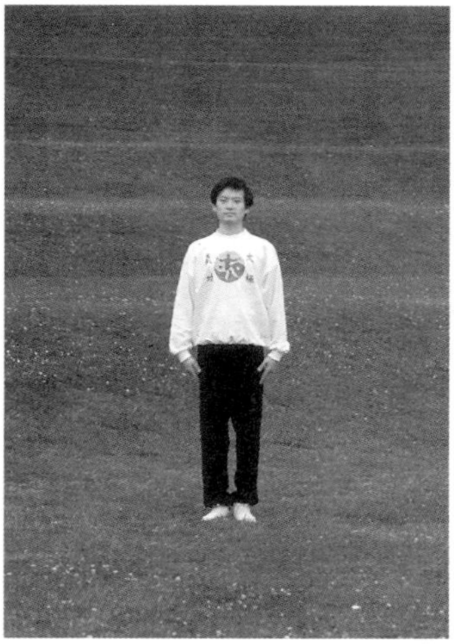
0/8

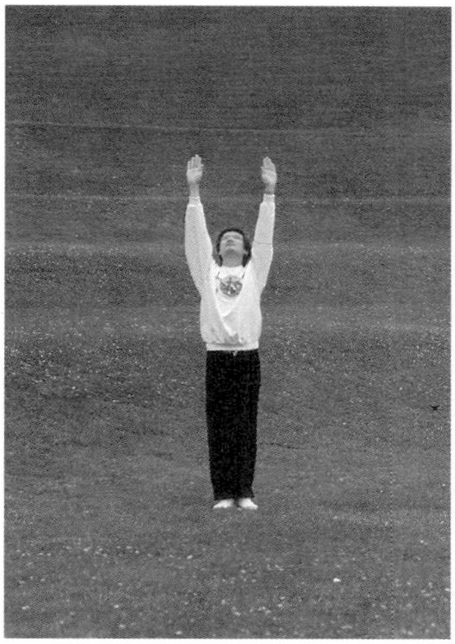
1

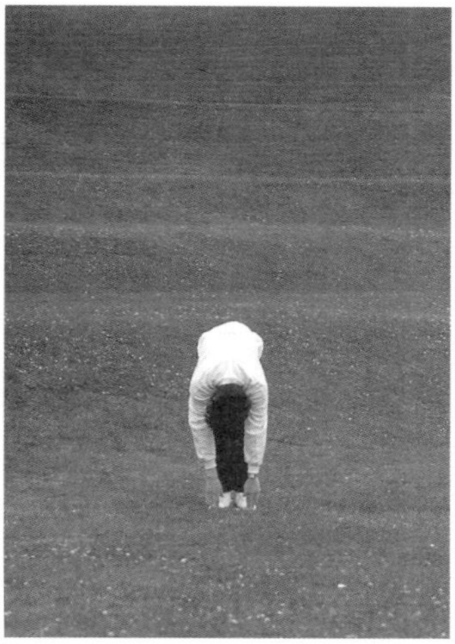
2

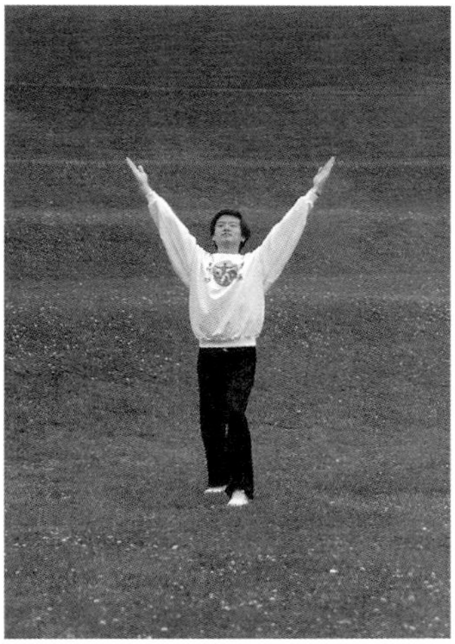
3

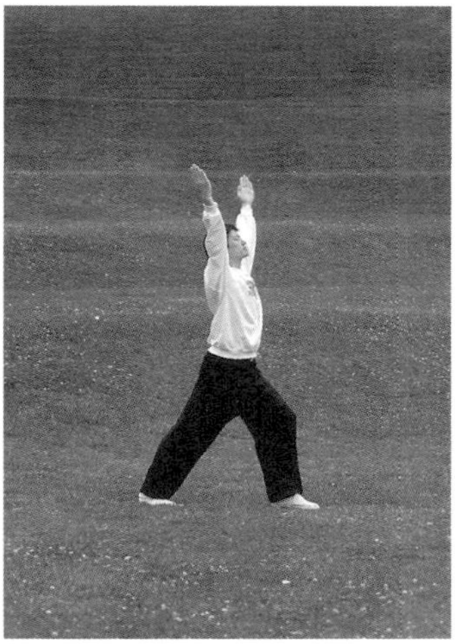
3 (Seitenansicht)

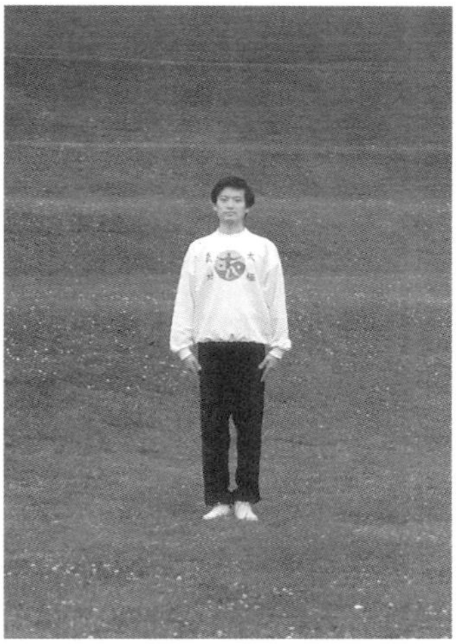
4

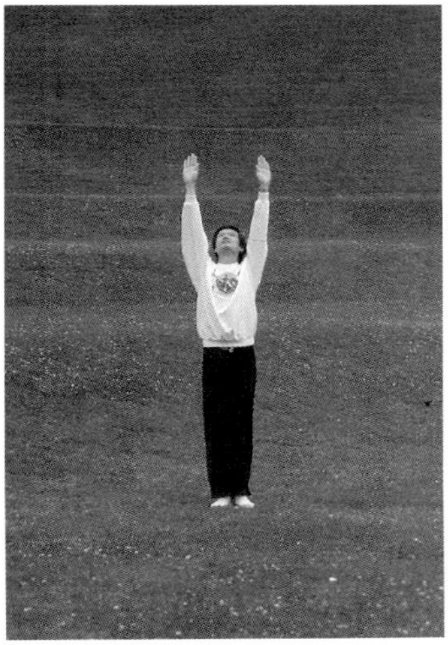
5

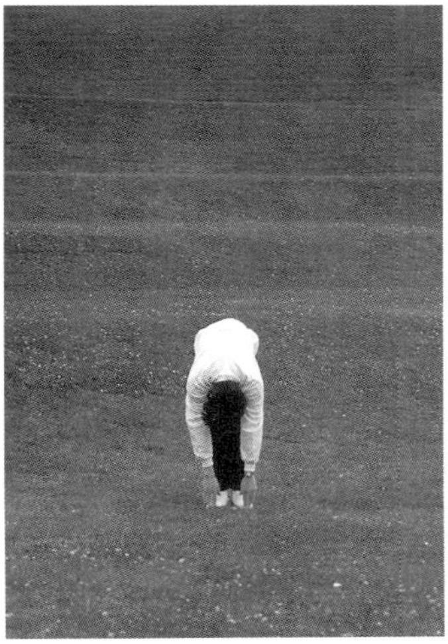
6

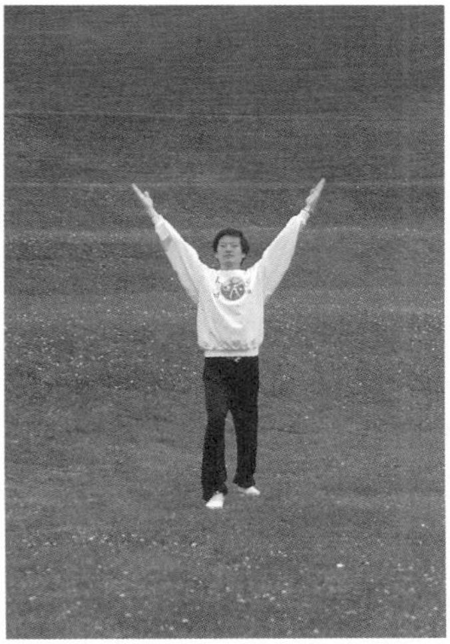
7

Langsamer

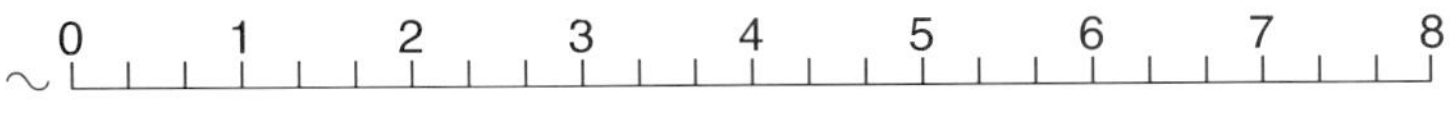

Figur 8: **Springende Bewegung**

Bei 1 hochspringen, die Beine beim Sprung öffnen, so daß die Füße parallel und schulterbreit zum Stehen kommen, gleichzeitig die Arme horizontal ausbreiten, Handflächen nach unten.

Bei 2 wieder springen, die Beine schließen, die Arme gestreckt nach oben bewegen und in die Hände klatschen.

Bei 3 zurück in die Position 1.

Bei 4 zurück in die Ausgangsposition.

5 bis 8 ist die Wiederholung.

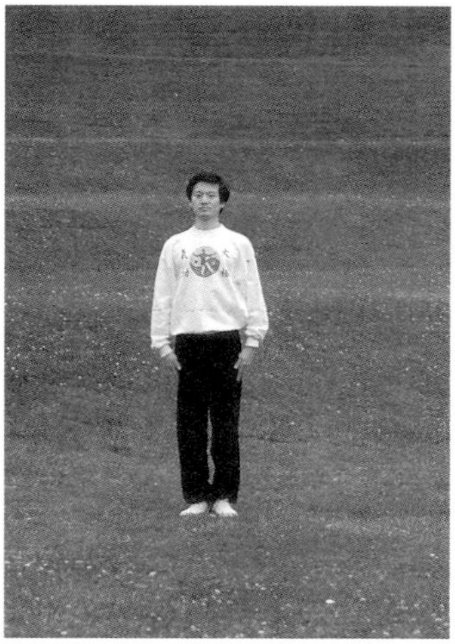
0

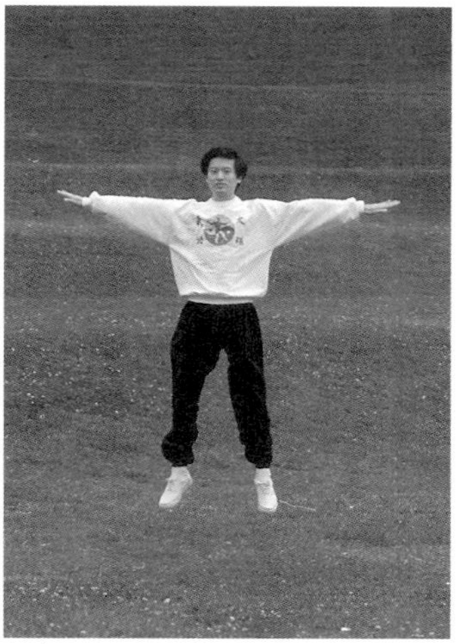
und

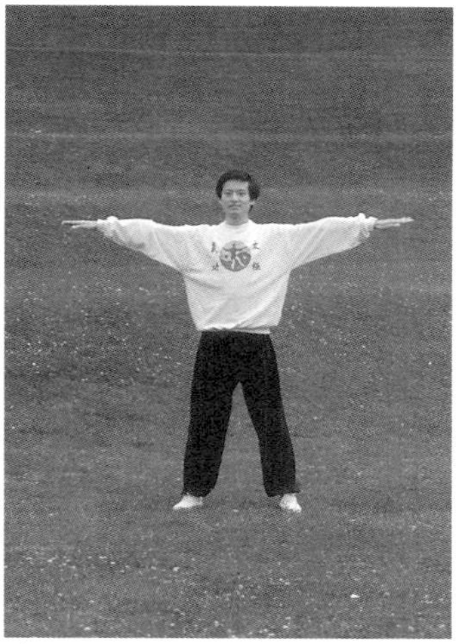
1/5

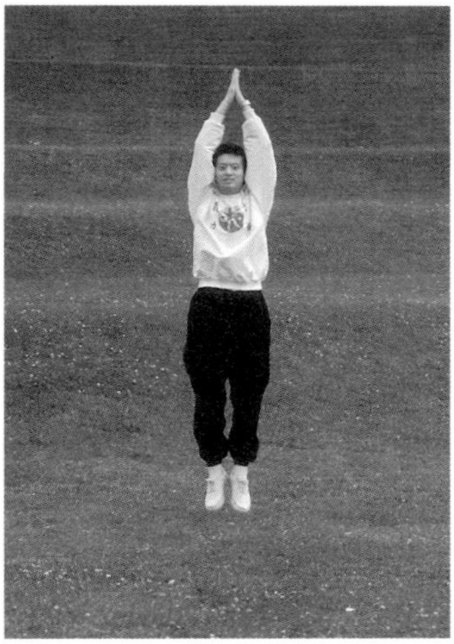
und'

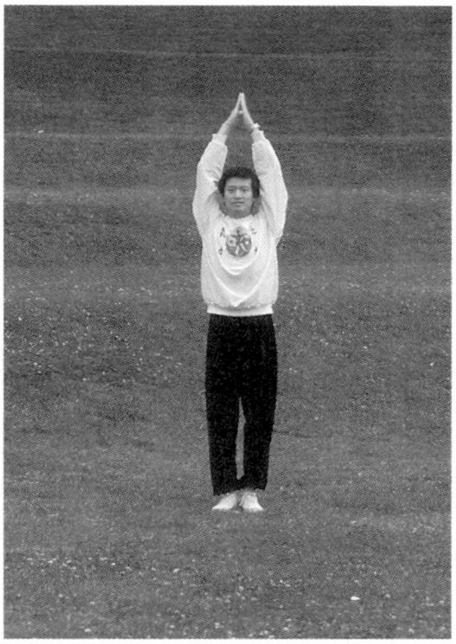
2/6

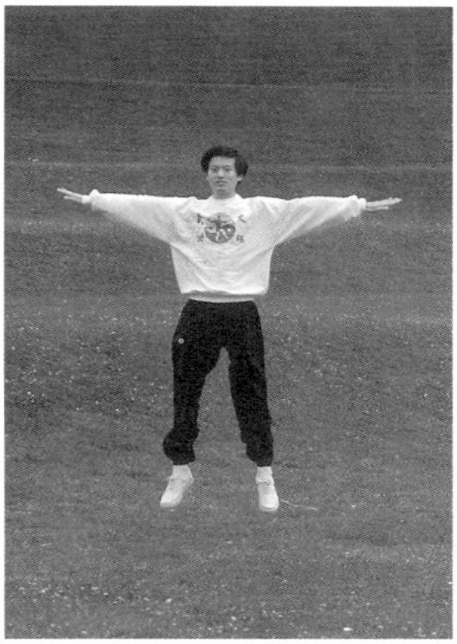
und''

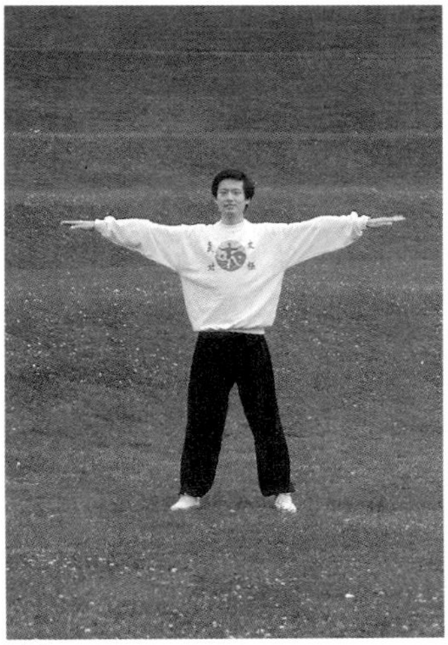
3/7

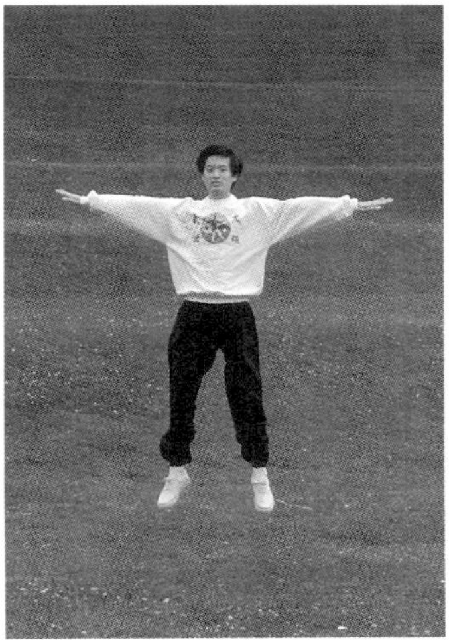
und'''

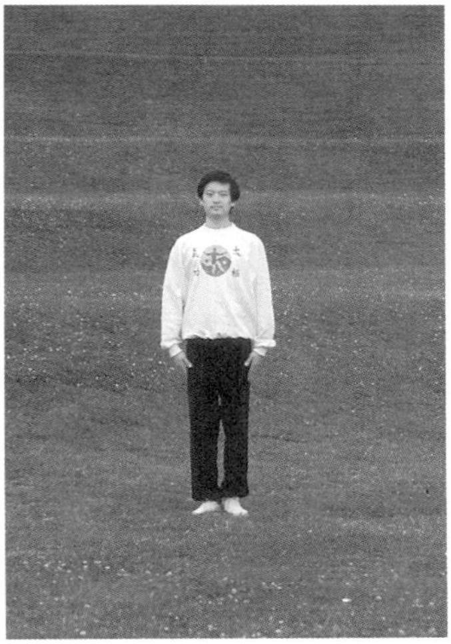
4/8

schneller ~ 0 und 1 und' 2 und'' 3 und''' 4 und 5 und' 6 und'' 7 und''' 8

Das Qi-Gong-Fahrrad OMNI-MOBIL

Die sogenannten Zivilisationskrankheiten wie Verspannungen und Schmerzen im Rückenbereich sind auf eine Qi-Disharmonie zurückzuführen.

Diese Qi-Disharmonie ist durch Überbelastung des Nierensystems und Bewegungsmangel entstanden und kann neben Verspannungen und Schmerzen auch zu Störungen im Urogenitalbereich, z. B. Impotenz und Beschwerden im Bewegungsapparat führen. Um die Qi-Harmonie wiederherzustellen, müssen wir in erster Linie den Harnblasen- und Nieren-Meridian und das Lenker-Gefäß aktivieren (s. Abbildungen der Meridiane). Was können wir neben Qi-Gong-Übungen noch tun, um dies zu erreichen? Wie können wir das Qi-Gong-Üben mit den Erfordernissen des Alltags kombinieren?

Hier mein Vorschlag: Ein neuartiges Fahrrad, das OMNI-MOBIL, trainiert, im Gegensatz zum herkömmlichen Fahrrad, auch die normalerweise vernachlässigten Körperpartien in einer harmonischen Bewegung. Auf diese Weise kann das Qi im ganzen Körper in Fluß gebracht werden.

Meine Erfindung, das OMNI-MOBIL, verfügt über mehrere, unabhängig voneinander arbeitende Antriebe, die nach Belieben parallel oder einzeln eingesetzt werden können, wodurch sich verschiedene Übungsweisen bieten. Folgende Möglichkeiten sind geboten:

1. Fußantrieb mit sowohl vorwärts- als auch rückwärtsantreibenden konventionellen Kurbelpedalen, die auch in Parallelstellung hin- und herpendelnd funktionieren.

2. Sitzantrieb mit einem in Längsrichtung des Fahrrads hin- und herbewegbaren Schlitten.

Durch diese beiden Antriebsweisen wird die Beugemuskulatur der Beine (Harnblasen-Meridian-Bereich), die normalerweise nicht beansprucht wird, trainiert.

3. Antrieb über eine Rückenlehne, wobei sowohl Rumpfbeugung (Bauchmuskulatur sowie u. a. Magen-, Nieren-Meridian) als auch Rumpfstreckung (Rückenmuskulatur sowie u. a. Harnblasen-Meridian und Lenker-Gefäß) zum Fortbewegen des Fahrrads dient.

Das OMNI-MOBIL kann selbstverständlich auch mit einem Ständer als Standtrainer oder als neues Fortbewegungsmittel für Körperbehinderte (z. B. als Dreirad) verwendet werden. Es wurde zum ersten Mal auf der EUROBIKE 1991 in Friedrichshafen der Öffentlichkeit vorgestellt und stieß auf sehr positives Echo.

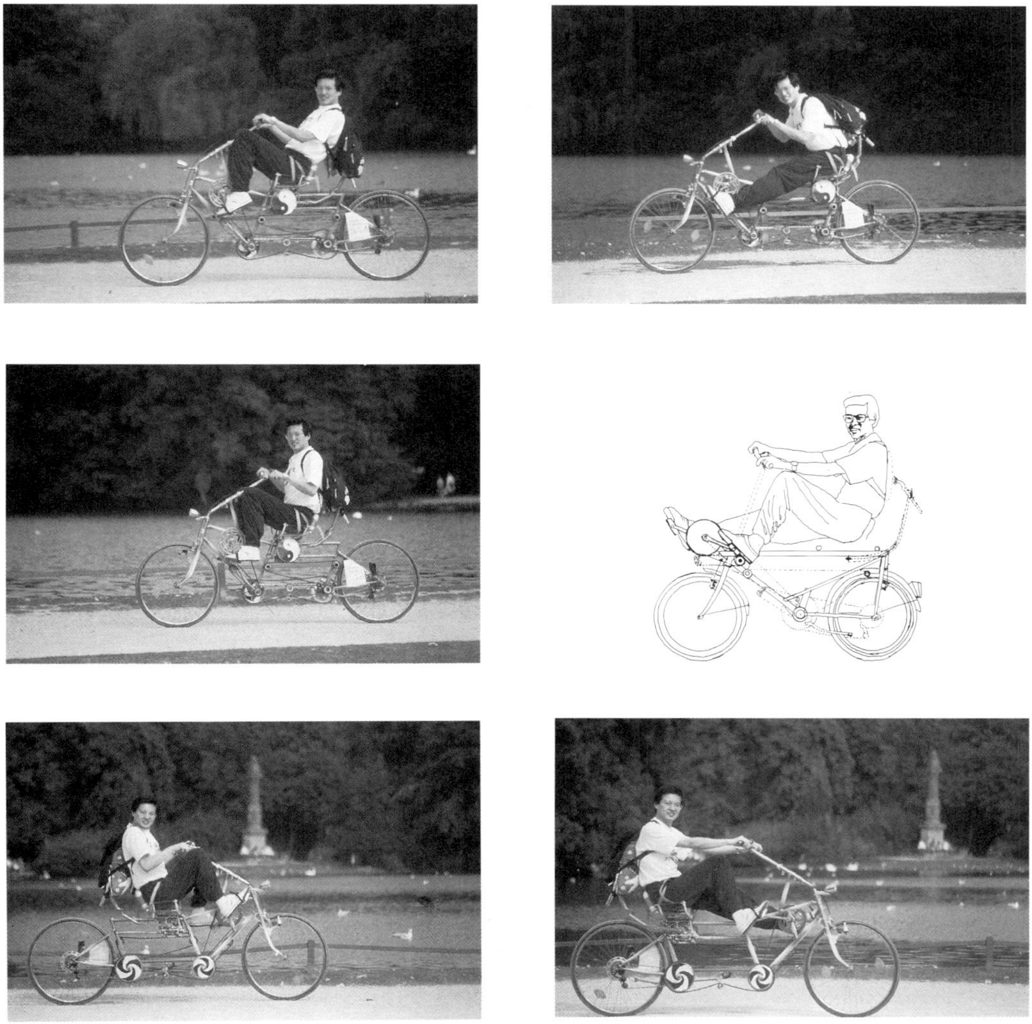

Mein Eigenbau eines Prototyps, OMNI-MOBIL I, das aus Schrottfahrrädern zusammengeschweißt wurde. Die Konstruktion und das Design werden für die Serienproduktion verbessert.

c) HINWEISE FÜR EINE GESUNDE LEBENSWEISE

Zu diesem Thema kann man viele verschiedene Vorschläge machen. Manche sagen: »Ich lebe gesund, weil ich kein Fleisch mehr esse« oder »Ich verwende keinen Zucker und kein Salz mehr« und »Ich mache Diät.« Aber viele Menschen bleiben trotzdem gesund, auch wenn sie keine Ernährungsvorschriften beachten, während andere trotz Diät und »Vorsicht« doch krank werden.

Kühe fressen Heu, liefern uns aber Milch, die viele wichtige Stoffe für unsere Gesundheit enthält. Wie das? Nach manchen »Gesundheitstheorien« müßten doch die Kühe wohl zuerst Milch trinken, um Milch produzieren zu können. Wir sehen also, daß es nicht nur eine Rolle spielt, was wir zu uns nehmen, sondern wie der Körper es verwertet. Er weiß von Natur aus genau, was er brauchen oder nicht gebrauchen kann, wenn er in einem guten Zustand ist. Selbst wenn die Nahrung nicht so »gesund« sein sollte, kann er die wichtigen Nährstoffe auswählen und aufnehmen, die unnötigen ausscheiden. Aber wenn der Körper nicht mehr richtig funktioniert, dann nützt es kaum, wenn man nur »gesund« ißt. Selbst die optimalen Nährstoffe werden von dem kranken Körper nicht richtig aufgenommen.

Die Lehre daraus ist, daß man nicht einseitig »gesund« leben sollte, sondern ganzheitlich, indem man zum Beispiel ohne Angst ißt, was einem schmeckt, aber nicht zuviel und einseitig. Gleichzeitig sollte man Körper und Geist pflegen und schonen. Die Kunst besteht darin, das richtige Maß zu finden, in Harmonie zu leben, damit der Körper reibungslos funktionieren kann.

Man sollte nie etwas übertreiben, auch wenn es Spaß macht und lebensnotwendig ist. Man sollte nicht zuviel essen, sich zu warm kleiden, zuviel schlafen, seine Sexualität zu stark ausleben. Außerdem sollte man psychische Belastungen wie Sorgen, Angst, Trauer, Ärger, aber auch Freude beschränken. Es ist besser, nicht zuviel zu ersehnen oder sich zu viele Gedanken zu machen. Vermeiden sollte man Begierden, Verwicklungen, böse Gedanken und Haß. Übermäßiges, lautes Sprechen und Lachen schadet ebenso wie ungezügelte Neugier.

Ärger schädigt beispielsweise den Organkreis der Leber. Diese Erkenntnis ist nicht nur in China Allgemeingut. Auch im Deutschen heißt es, daß einem »eine Laus über die Leber gelaufen« ist. Wie vermeidet man, sich zu ärgern? Indem man Verständnis aufbringt, großzügig ist und eine Philosophie entwickelt, die lehrt, eher etwas hinzunehmen und zu verzeihen, als zu bestrafen. Je mehr Wissen und Lebenserfahrung man sich aneignet, desto mehr kann man verstehen und desto weniger Gründe, sich zu ärgern, werden existieren. Wenn man weniger reizbar ist, fällt es viel leichter, netter zu den Mitmenschen zu sein. Man verfügt über mehr positive Austrahlung, man ist den anderen sympathischer und bekommt öfter ein freundliches Gesicht zu sehen. Damit kommt einiger Ärger, den man bekämpfen müßte, gar nicht erst auf. Es schont die Leber, und zwar die eigene, nicht die der anderen.

Man sollte durch Qi-Gong-Üben sich selbst kennenlernen, um die eigenen Bedürfnisse und Grenzen zu finden und um nicht mehr blind nur das zu tun, was die Mode vorschreibt oder was irgendeine Zeitschrift nach dem Stand der aktuellen Forschung empfiehlt. Diese Theorien können morgen überholt sein.

Die Lebensweise nach den Prinzipien des Qi Gong basiert dagegen auf Beobachtung der Körperreaktionen. Solange der menschliche Körper sich nicht ändert, kann man die durch Jahrtausende geprüften Körpererfahrungen des Qi Gong lernen, verarbeiten, übernehmen und für unsere weiteren Entdeckungen und Entwicklungen nutzen.

Zu den sogenannten Geheimnissen aus dem Reich der Mitte zur gesunden Lebensweise gehören ganz einfache Methoden, die das Qi sehr nachhaltig beeinflussen. Ein Beispiel aus *Wu Yao Yuan Quan*: Man soll sich öfter die Haare kämmen, das Gesicht reiben, die Augen bewegen, über die Ohren rubbeln, den Gaumen lecken, mit den Zähnen mehrmals klappern, den Speichel sammeln und in kleinen Portionen hinunterschlucken, »trübes« Qi ausatmen, den Rücken warmhalten, die Brust schützen, den Bauch massieren, den Anus hochziehen, die Gelenke möglichst umfangreich bewegen, die Fußsohlenmitte reiben, nasse Haut gut trocknen, sich baden und massieren, den Mund schließen und nicht zu viel reden.

Wenn wir erstmal einige Qi-Gong-Übungen gelernt haben, sollten wir versuchen, nach dem Qi-Gong-Prinzip zu leben. Allein dadurch, daß man immer darauf achtet, die Schulterblätter locker auseinanderzuziehen und die Achselhöhle freizuhalten, kann man Verspannungen und Schmerzen in Rücken beseitigen. Auf diese Weise übt man kontinuierlich Qi Gong. Achten Sie darauf, ob Sie etwa dazu neigen, beim Telefonieren Ihre Bauchdecke anzuspannen oder die Schulter hochzuziehen und entspannen Sie Ihre Haltung. Beim Autofahren sollten Sie ab und zu durch die Atemkontrolle prüfen, ob Sie nervös sind. Versuchen Sie, ruhig zu atmen, dadurch können Sie auch Unfälle vermeiden, weil Sie beim Fahren nicht aggressiv werden.

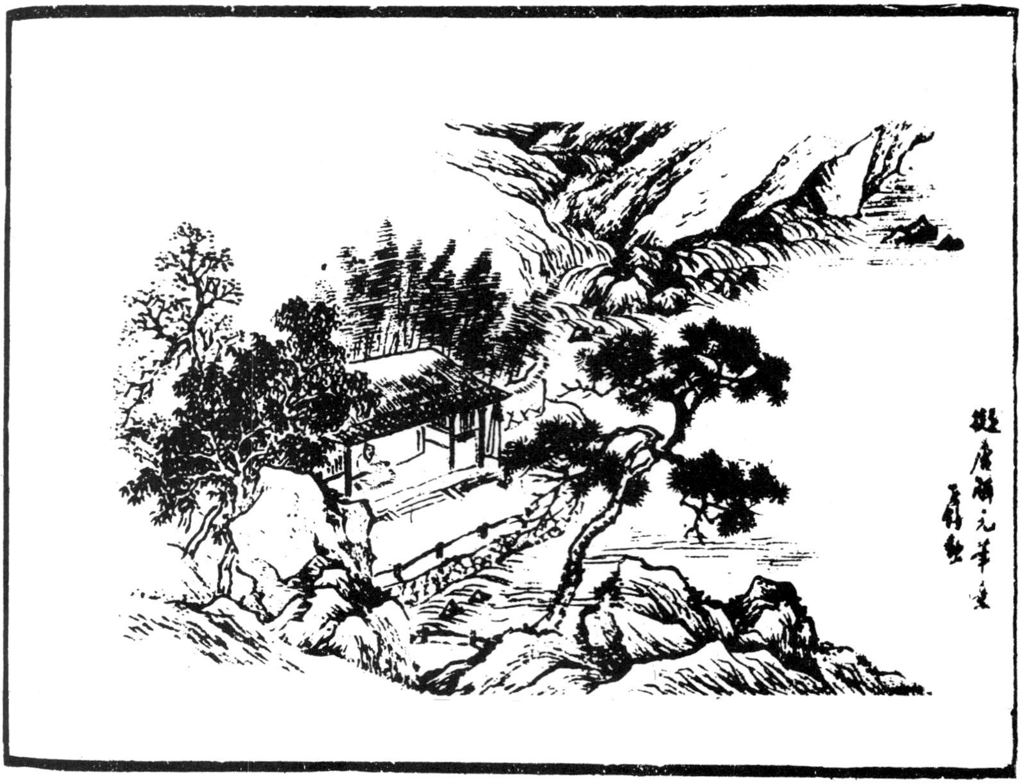
擬唐解元筆意

4. Fragen zur Qi-Gong-Praxis

Wie schaffe ich es, bei der Übung an nichts zu denken?

Im Qi-Gong-Unterricht heißt es oft: »Konzentrieren Sie sich und denken Sie an nichts!« Das ist leichter gesagt als getan! Gerade wenn wir an nichts denken wollen, fallen uns tausend Dinge ein. An nichts zu denken bedeutet nicht, daß man nicht an etwas denken darf. Ganz im Gegenteil, um an »nichts« zu denken, sollte man zuerst sogar seine Aufmerksamkeit auf etwas Bestimmtes richten, und zwar so lange, bis allmählich auch dieses verschwindet. Ist man auf eine Sache konzentriert, kann man nicht gleichzeitig an viele andere denken. Auf chinesisch heißt es: »Mit einem Gedanken Zehntausende wegdrängen« (Yi Nian Dai Wan Nian).

Im Qi Gong gibt es dazu verschiedene Methoden, die zuweilen auch gegen Schlaflosigkeit helfen, zum Beispiel völlig konzentriert von eins bis tausend zählen. Man sollte bei der Qi-Gong-Übung nicht einschlafen, sondern wachbleiben und konzentriert sein. Eine andere Methode ist, an das Atmen zu denken und den Atem zu beobachten. Man versucht, den Atem ruhig und gleichmäßig zu machen. Allmählich wird man ruhiger und irgendwann ist man so weit, daß man an gar nichts mehr denkt.

Die meines Erachtens beste Methode ist die Konzentration auf den Körper. Das bedeutet, den Körper zu beobachten, seine Haltung zu verbessern und ihn Schritt für Schritt zu entspannen. Mit zunehmender Konzentration wenden wir uns von den tausenderlei Gedanken ab, und mit darauf folgender zunehmender Entspannung stürmen weniger Gedanken auf uns ein.

Untersuchungen belegen, daß selbst im halbbewußten oder hypnotisierten Zustand allein die geistige Vorstellung, daß man gerade einen Eimer hochhebt, zur Anspannung des entsprechenden Muskels führt. Schon der Gedanke an eine Bewegung erhöht den Muskeltonus; umgekehrt hindert das bewußte Entspannen der Muskeln den Gedanken an die entsprechenden Bewegungen. Denkt man an eine spannende Szene, an der man beteiligt ist, so ist man auch körperlich angespannt. Ist man mit der Beobachtung und Entspannung des Körpers beschäftigt, so taucht dieser spannende Gedanke gar nicht auf. Führt die Konzentration zu einer tiefen Entspannung des Körpers, so haben Gedanken keinen Gegenstand der Betätigung mehr, und man erreicht einen Zustand vollkommener Gelöstheit.

Soll ich mit offenen oder geschlossenen Augen üben?

Für Anfänger ist es zu empfehlen, mit geschlossenen Augen zu üben, weil sie dadurch nicht von optischen Reizen abgelenkt werden, sich besser auf den Körper konzentrieren und tiefer üben können.

Mit der Zeit können Sie die Augen offen lassen, ohne daß es die Konzentration stört. Es ist wie beim Suchen eines Schlüssels in der Tasche: Sie greifen hinein und tasten z. B. ein Taschentuch, einen Knopf, eine Münze; dann finden Sie den Schlüssel. Sie haben die Augen geöffnet, aber Ihre Konzentration ist ganz im Innern der Tasche. Wenn Sie das auf die Übung übertragen können, ist es gut.

Die Konzentration arbeitet wie der Hausmeister mit einer Taschenlampe, der alle Winkel des Hauses ausleuchtet, um nach dem Rechten zu sehen. Wir wollen jedes Gelenk und jeden Muskel wahrnehmen, um zu sehen, ob sie in der richtigen Haltung und entspannt sind. Wenn wir intensiv damit beschäftigt sind, haben wir keine äußere Wahrnehmung, somit erfolgt keine Störung mehr.

Auch wer mit teilweise geschlossenen Augen üben will, sollte mit geöffneten beginnen und versuchen, den Blick langsam nach innen zu richten. Wenn man außen nichts mehr wahrnimmt, sinken die Augenlider von selbst, bis ein Spalt von etwa einem Drittel offensteht. Wir sollen die Augenlider nicht angestrengt schließen, das führt zur Verkrampfung. Die Konzentration richtet sich ganz nach innen auf die Übung. Die Augen sollten aber weiter geradeaus gerichtet sein, nicht nach oben verdreht werden.

Wie geht das Tiefatmen vor sich?

Wir atmen ohne Einsatz von Kraft. Nach den Kenntnissen der westlichen Schulmedizin wird der Atemvorgang durch vielerlei Mechanismen gesteuert. Wichtig ist zu wissen, daß der Körper selbst den Atemvorgang reguliert.

Es ist ein Fehler, die Luft schnell durch den offenen Mund und mit Anstrengung hereinzuholen, um tief einzuatmen. Der Körper stoppt plötzlich den Vorgang unwillkürlich, obwohl man das Gefühl hat, im Brustkorb sei noch Platz und die Lunge sei noch nicht ganz ausgedehnt.

Wer also tief atmen möchte, muß lernen, dem Körper zu signalisieren, daß er tief atmen soll. Den tiefen Atem kann man nicht »machen«. Mit anderen Worten: Bewußtes Tiefatmen heißt, nur den Körper tief atmen zu lassen, mitzugehen und den Brustkorb locker zu lassen. Was heißt das konkret?

Den tiefen Atem kann man unterstützen, indem man den Atemweg beim Einatmen ein wenig verengt und nicht zuviel Luft auf einmal durchgehen läßt. Wenn die Luftzufuhr durch etwas Widerstand verzögert wird, kann der Brustkorb weit gedehnt werden, und die Lungen nehmen viel Luft auf. Auch beim Ausatmen sollte man die Luft langsam entweichen lassen, indem man den Atemweg ein wenig verengt, ohne jedoch den Brustkorb anzuspannen.

Der Luftstrom beim Ein- und Ausatmen sollte möglichst gleichmäßig sein. Das Einatmen ist allgemein ein anspannender und das Ausatmen ein entspannender Vorgang. Daher sollen wir uns beim Ausatmen besonders bewußt entspannen. Die langen und tiefen Atemzüge helfen uns beim Einatmen besonders, den Brustkorb zu dehnen und beim Ausatmen, eine tiefe Entspannung für den gesamten Körper zu erreichen. Der Einsatz von Kraft beim Atmen kostet Energie, verursacht Aufregung, stört die Regelmäßigkeit des natürlichen Atems und kann sogar Herzklopfen und Nervosität auslösen, wodurch es nicht zu einer Entspannung, sondern Verkrampfung und somit zu vermehrtem Sauerstoffbedarf kommt.

Atemtechnik ist nichts anderes, als sich den natürlichen Atemvorgang bewußt zu machen. Sie ist deshalb nicht immer gleichbedeutend mit einer bestimmten Art zu atmen, wie »Bauchatmung« oder »Tiefatmung«.

Warum sollen manche Übungen von Frauen und Männern seitenunterschiedlich durchgeführt werden?

Nach dem Prinzip von Yin und Yang repräsentieren die Männer Yang und die Frauen Yin, die linke Seite ist Yang und die rechte Yin. Deswegen legen z. B. bei der Abschlußübung die Männer die linke Hand und die Frauen die rechte zuerst auf die Bauchdecke. Das hat auch mit dem Auffüllen und dem Ableiten von Qi zu tun.

Das Prinzip von Yin und Yang ist keine theoretische Erfindung, sondern eine jahrtausendealte körperliche Erfahrung, an die wir uns auch halten sollten. Mit einer genügend langen Erfahrung im Qi Gong können wir selbst feststellen, daß es so passender und angenehmer ist.

Was soll ich tun, wenn bei der Stehübung die Beine zittern oder die Knie schmerzen?

In der richtigen Haltung und wenn man nicht zu tief steht, zittern die Beine normalerweise nicht, auch wenn man nicht sehr kräftig ist. Die Füße stehen bei dieser Haltung parallel, und die Knie sind nach außen gedrückt, so als würde man auf einem Pferd sitzen. Dadurch entsteht eine Spannung, die einen stabileren Stand verschafft. Zittern die Beine trotzdem, so müssen wir die Haltung und innere Spannung korrigieren. Das ist zunächst eine Sache der Übung.

Sind die Beine so untrainiert, daß sie auch in der richtigen Haltung zittern, dann können wir ein bißchen höher stehen. Mit lockeren Knien zu stehen, bedeutet nicht, daß die Knie gebeugt sein müssen. Sie sollen nur nicht durchgedrückt werden.

Eine andere Möglichkeit, das Zittern zu vermeiden, ist auch, einfach tiefer in die Knie zu gehen. In jedem Fall ist es eine Sache des Trainings und der Erfahrung. Wesentlich ist die richtige Haltung, nicht die Kraft. Es handelt sich dabei aber eher um eine innere Kraft. Deshalb ist diese Übung auch für ältere und schwache Menschen geeignet. Mit ihr können nicht nur die Beine gestärkt, sondern es kann, durch die Anregung des Qi-Flusses, auch das Kreislaufsystem gefördert werden.

Schmerzen in den Knien können ein Hinweis darauf sein, daß die Knie vor der Übung nicht aufgewärmt wurden und insgesamt zu wenig trainiert sind. Treten die Beschwerden auch beim Treppensteigen auf, so deuten sie auf einen Trainingsmangel hin. In diesem Fall kann man zunächst mit mehr Vorsicht belasten, aber dafür um so regelmäßiger üben und sich dann steigern. Mit der Zeit werden die Knie belastungsfähiger und das Qi fließt besser durch. Eine gute Methode gegen Knieschmerzen ist es allgemein auch, die Kniekehle öfters durchzustrecken und zu dehnen.

Kann ich durch Dehnungen im Brustbereich dort Verspannungen lösen?

Nein. Durch Körpererfahrung kann man feststellen, daß Verspannung und drükkendes Gefühl im Brustbereich nicht allein von dort kommen, sondern im Zusammenhang mit anderen Systemen in anderen Körperteilen stehen.

Die Chinesische Medizin führt dieses Gefühl auf Verlust oder eine Störung des Qi zurück, die durch negative Einflüsse bewirkt wurde. Diese negativen Einflüsse schafft man nicht mit Brustdehnen weg, sondern durch Zuführung positiver Einflüsse und durch natürliches tiefes Brustkorb- und Bauchatmen, also durch Qi-Gong-Üben. Wir entspannen uns, leiten das Qi durch den Körper und damit in die belasteten Regionen. Mit der allgemeinen körperlichen Entspannung nehmen wir die vorhandenen Verspannungen deutlicher wahr und können die positiven Einflüsse besser dorthin leiten. Durch tiefes Atmen (siehe oben) bei der Qi-Gong-Übung selbst kann in erster Linie der Brustkorb bis zum Ende gedehnt werden, was die Verspannungen lösen kann. Wenn die Verspannung sich nicht sofort löst, ist dies nicht weiter bedenklich, sie verschwindet allmählich mit dem weiteren Üben und einer vernünftigeren Lebensführung.

Die Frage ist, wie es zu solchen Verspannungen kommt. Sie haben viele Ursachen physischer und psychischer Art, wie es auch schon erklärt wurde. Unter ihnen spielt die Sexualität eine große Rolle. Zuviel Sex führt zu Qi-Verlust und Verletzung des Nierensystems, was zuerst die Verspannungen und Schmerzen an Schultern und Rücken verursacht, und dann die funktionellen Störungen anderer Organsysteme nach sich zieht. Schließlich kommt es zu organischen Veränderungen wie an Wirbelkörpern und Bandscheiben oder zu Lendenmuskelbeschwerden.

Was kann ich gegen Schmerzen im Bereich der Schulterblätter tun?

Zunächst ist die Stehübung genau zu lernen. Zu ihr gehört das Freihalten oder Platzmachen in den Achselhöhlen. Dabei sinken die Schultern entspannt herab und die Schulterblätter gehen auseinander. Das allein ist bereits eine gute Übung gegen Verspannungen im Bereich der Schulterblätter. Diese Haltung ist Bestandteil fast aller Übungen und gewährleistet dort den freien Fluß des Qi. So kann man bereits durch diese Haltung mit der Zeit die Schmerzen beseitigen. Darüber hinaus sollte man auch im Alltag jederzeit an diese Haltung denken, zum Beispiel beim U-Bahn-Fahren, beim Schlangestehen, im Supermarkt beim Wagenschieben, beim Telefonieren und Lesen, beim Sprechen und Essen, so daß sie ständig im Bewußtsein ist, das Qi damit erst gar nicht gestaut wird und der Schmerz sich nicht aufbaut.

Natürlich gibt es eine Unzahl weiterer, geeigneter Übungen, die in der entsprechenden Literatur nachzulesen sind. Man muß sie aber nicht kennen, denn diese Grundhaltung ist bereits ausreichend.

Was soll ich tun, wenn sich beim Üben sehr viel Speichel sammelt?

Das Üben fördert den Speichelfluß und das ist ein gutes Zeichen. In der klassischen Qi-Gong-Lehre heißt diese Flüssigkeit Yü Ye, das heißt wörtlich Jadeflüssigkeit. Jade ist in China eine Kostbarkeit. So wird die vermehrte Flüssigkeit als besonders wertvoll angesehen, weil sie durch das Qi in Fluß gekommen ist. Beim Qi Gong werden überhaupt Körpersäfte, wie auch Magensaft und manche Hormone, vermehrt ausgeschieden. Sie sind ein spürbares Zeichen des Qi-Flusses.

Den Speichel sollten wir schlucken, aber nicht auf einmal, sondern in kleinen Portionen, mindestens dreimal, und dabei beobachten, wohin er läuft. Diese Beobachtung schafft einen Qi-Fluß nach unten, zum unteren Dan Tian, wo wir das

Qi ohnehin meistens hinführen und sammeln. Das bewußte Nachuntenführen des Qi schafft eine Entspannung des Körpers in der Vertikalen, entspannt die inneren Organe, verbessert ihre Arbeitsweise und ist darum besonders wichtig.

Warum muß ich beim Qi Gong so häufig gähnen? Macht es müde?

Die Einflüsse des Qi gehen nicht nur von außen nach innen, sie werden auch nach außen abgegeben. Wenn wir gähnen, geben wir Einflüsse nach außen ab. Ein anderer, der entspannt ist, nimmt sie auf, und so kann Gähnen ansteckend sein.

In China betrachtet man das Gähnen als einen Vorgang der Entspannung. Der Beginn des Gähnens ist physiologisch mit dem Einatmen, dem weiten Aufreißen des Mundes und dem Anziehen der entsprechenden Muskulatur eine Anspannung. Dann kommt das Entspannen mit dem unwillkürlichen Ausatmen. Manchmal treten sogar Tränen in die Augen oder wir bekommen eine Gänsehaut. Am Ende fühlen wir uns wohler und erfrischt. Dieser Vorgang wird durch den Fluß des Qi bewirkt. Zunächst ist das Qi im Körper gestaut, was auch Müdigkeit schafft. Als normale Reaktion darauf, nicht anders als bei Müdigkeit und Erschöpfung, spannt sich der Körper mit dem Gähnen an und entspannt sich dann. Mit diesem Vorgang fließt das gestaute Qi wieder durch den Körper, und man fühlt sich erholt.

Wenn man bei Qi Gong häufig gähnt, heißt das nicht, daß man müde ist. Beim Qi Gong ist der Körper gelöster als sonst und damit auch sensibler. Schon einen kleinen Stau des Qi spürt er und bringt das Qi wieder in Bewegung.

Auf diese Weise kann man mit Qi Gong auch Schlaflosigkeit heilen. Wer an Schlaflosigkeit leidet, kann gewöhnlich auch nicht mehr richtig gähnen, denn der Körper ist nicht mehr in der Lage, auf Müdigkeit richtig zu reagieren, obwohl das gestaute Qi diese Reaktion nach sich ziehen müßte. Damit beginnt ein Teufelskreis: Der Schlafmangel staut das Qi, das gestaute und nicht harmonisierte Qi hält den Körper ständig in einem mehr oder minder unbewußt aufgeregten, verkrampften Zustand, der Körper verliert die Fähigkeit zum Ausgleich durch Gähnen und Schlafen, der Schlafmangel staut das Qi und so fort.

Qi-Gong-Übungen können diesen Kreislauf durch bewußte Körperentspannung durchbrechen.

Ist es gefährlich, wenn ich beim Üben fremdartige Zustände erlebe?

Solche Zustände können auftreten, weil man beim Üben in tiefere Versenkung gelangen kann. Weil sie uns unbekannt sind, können sie uns, obwohl sie harmlos sind, beunruhigen. Das sollte man vermeiden, indem man beständig an das denkt, was man für die Übung gelernt hat, also den Körper zu kontrollieren, den Atem zu beobachten, das Geschehen wahrzunehmen und sich nicht ablenken zu lassen.

Das gilt umgekehrt auch für Glückserlebnisse. Sie sind ebenfalls eine Wirkung der Übung. Wenn man nun beginnt, sich zu freuen, richtet sich die Konzentration aber sofort auf etwas anderes als die Übung, man übt nicht mehr Qi Gong, seine Wirkung wird verschwinden und somit auch das angenehme Erlebnis.

Allgemein sollte man weder der Freude noch der Angst Beachtung schenken, sondern alles kommen und gehen lassen und bei der Übung bleiben. Wenn man immer nach den richtigen Übungsanleitungen vorgeht, können auch keine gefährlichen Zustände aufkommen.

Das gilt für alle in diesem Buch beschriebenen Übungen. Wer nach einem anderen Buch oder mit einem anderen Lehrer übt, sollte unbedingt deren Anleitung befolgen. Auf keinen Fall sollte man ohne große Erfahrung versuchen, selbst herumzuprobieren, und das gilt besonders dann, wenn man gerade anfängt, in solche Erlebniszustände zu kommen. Wer gerade gelernt hat, Rad zu fahren, ist am meisten gefährdet, und wer fliegen lernen will, muß zuerst landen können.

Darf man Übungen aus verschiedenen Schulen hintereinander praktizieren?

Man sollte Übungen verschiedener Lehrer des Qi Gong, Tai Ji, Yoga oder des Autogenen Trainings nur mit Vorsicht zusammen praktizieren.

Da Übungen verschiedener Schulen oder Richtungen in jeweils spezifischer Weise auf das Qi wirken und die Wirkung der Übungen nach ihrer Beendigung noch eine Zeitlang anhält, können verschiedene Übungen, selbst verschiedene Qi-Gong-Übungen, einander entgegenwirken. Dadurch kann zusätzlich Qi-Disharmonie hervorgerufen werden.

Es ist zwar gut, viele Übungen kennenzulernen, um Erfahrungen zu sammeln, man sollte jedoch in der täglichen Praxis nur zusammenpassende Übungen, und diese in richtiger Reihenfolge, durchführen. Für die Auswahl und Festlegung der Reihenfolge muß man einen Qi-Gong-Lehrer oder erfahrenen Übenden zu Rate ziehen.

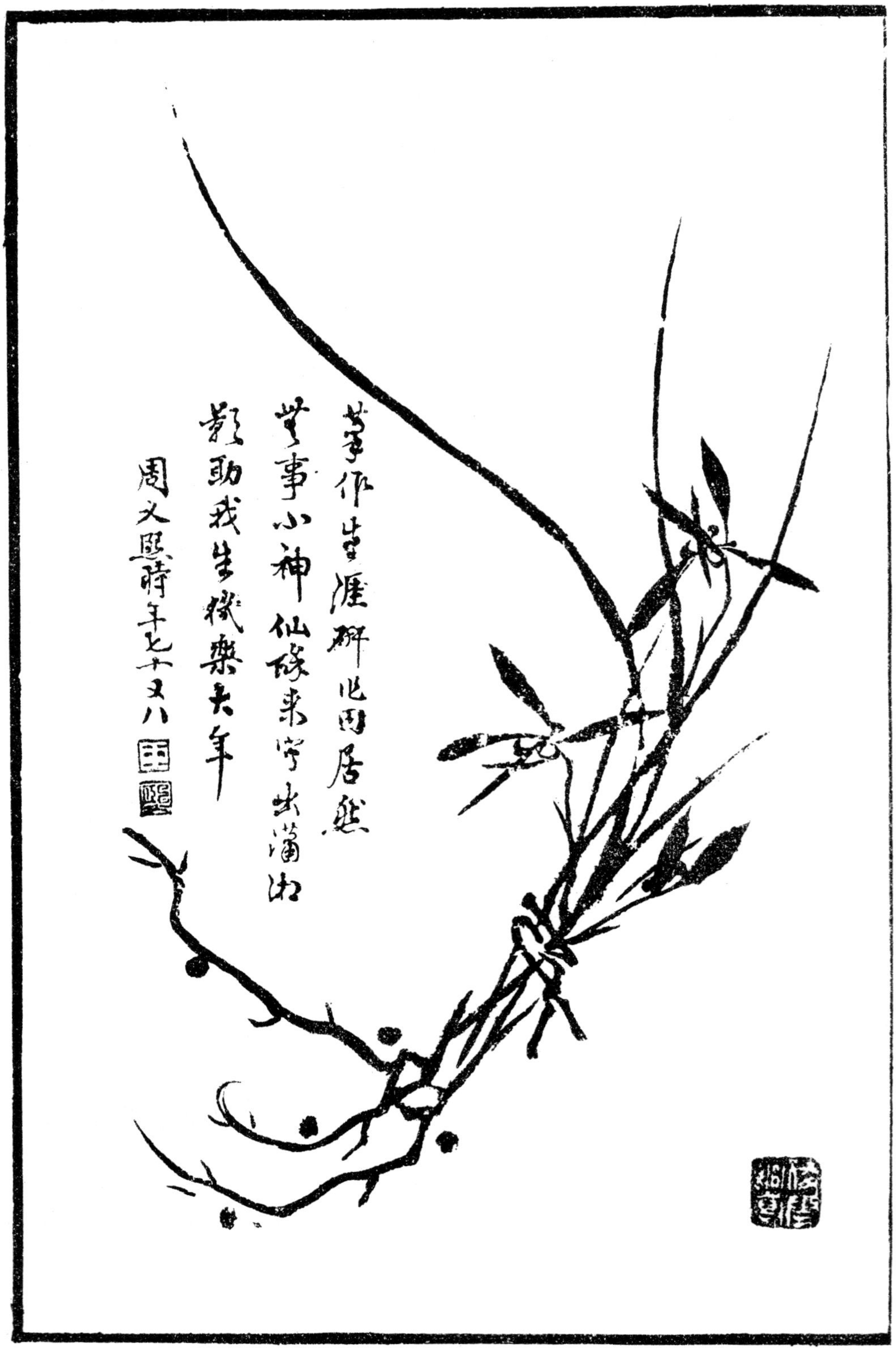
周文熙時年七十又八

5. Für Fortgeschrittene

Die heilenden Laute

Als Reaktion auf bestimmte Zustände gibt der Mensch bestimmte Laute von sich. So klingt das Lachen anders als Weinen. Der Ton des Weinens lindert den Trauerschmerz, und wer geweint hat, fühlt sich erleichtert. Töne haben Einfluß auf unsere Gefühle ebenso wie auf unseren Körper. Sind wir sehr belastet, so geben wir ein Seufzen oder ein Stöhnen von uns, und dieser Ton dient dazu, körperliche und psychische Anspannung zu lösen. Der Körper verlangt zu seiner Erleichterung nach einem solchen Ton und dieser Atemweise.

Weder Lachen noch Weinen soll man unterdrücken, weil der Körper beides braucht. Die Natur läßt uns nicht lachen, wenn wir weinen müssen und nicht weinen, wenn wir lachen müssen.

Durch Körperbeobachtung und Erfahrung hat man herausgefunden, daß manche Beschwerden durch bestimmte Laute gemildert oder geheilt werden. Es können gleichbleibende oder veränderliche Laute sein, und sie können nach Lautstärke und Tonhöhe variieren. Sie bestehen aus Vokalen und deren Kombinationen. So sind einige Qi-Gong-Übungen entwickelt worden, bei denen in bestimmter Art und Weise Töne hervorgebracht werden, um das Qi, die Psyche und bestimmte Körperteile, meistens innere Organe, zu beeinflussen. Diese Übungen erfolgen meistens im Stehen, auch im Sitzen, mit oder ohne Bewegung und mit verschiedenen Atemtechniken.

Durch das Abgeben eines Tones und die dazugehörende Atemtechnik (sowie Mundhaltung, Tonhöhe, Tonvariation, Körperhaltung usw.) entsteht ein bestimmter Reiz im Körper, der das Qi in bestimmten Organsystemen gezielt anspricht. Verschiedene Töne schaffen verschiedene Qualitäten von Reizen zur Aktivierung des Qi, wodurch das Qi zum Fließen gebracht wird, vorausgesetzt, daß der Körper, besonders der betroffene Körperbereich, entspannt ist. Manche Übungen werden mit entsprechender Mundhaltung etc. lautlos ausgeführt.

Im Chinesischen sind die heilenden Laute in Schriftzeichen wiedergegeben; werden sie transkribiert, kann auch ein Europäer sie leicht aussprechen. Es sind natürliche, für alle Menschen geeignete Töne, und es gibt an ihnen nichts zu »europäisieren«.

Man weint oder lacht in Europa nicht anders als in China oder sonst auf der Welt. Da diese Laute auf natürlichen Reaktionen aufbauen, macht es keinen Sinn, sie als rein chinesisch zu klassifizieren und für den Gebrauch außerhalb Chinas umformen zu wollen.

Es ist zu bemerken, daß häufig ein und derselbe Laut durch verschiedene Schriftzeichen dargestellt wird, die im Hochchinesischen sehr unterschiedlich ausgesprochen werden. Die Autoren früherer Zeiten haben möglicherweise verschiedene Dialekte gesprochen und deshalb demselben Laut verschiedene Schriftzeichen gegeben oder umgekehrt für verschiedene Laute zufällig dasselbe Schriftzeichen benutzt. Daher ist es für das richtige Üben und die zutreffende phonetische Darstellung sinnvoll, die Herkunft und die Aussprache des betreffenden Schriftzeichens in Erfahrung zu bringen.

Einführung in die Theorie der fünf Wandlungsphasen (oder Elemente)

Die Lehre von den fünf Wandlungsphasen (manchmal auch als Lehre von den fünf Elementen übersetzt) ist ein wichtiger Bestandteil der chinesischen Philosophie und Medizin. Die Wechselwirkungen der fünf Elemente stehen dabei im Mittelpunkt der Betrachtung.

Die fünf Elemente (Wu Cai) sind: Holz, Feuer, Erde, Metall und Wasser. In der chinesischen Geschichte wurden sie als die wichtigsten Grundelemente angesehen. Im *Shang Shu* heißt es: »Wasser und Feuer sind für das Essen, Metall und Holz für das Arbeiten und die Erde für das Wachstum notwendig.« Durch Beobachtung und Nachdenken hat man diese Anschauung zur Theorie von den fünf Elementen und ihren Wandlungen weiterentwickelt und das Weltprinzip so zusammengefaßt und erklärt. Sie sind zu abstrakten Symbolen geworden und stellen deshalb nicht mehr nur die fünf Elemente an sich dar, sondern fünf Eigenschaften (siehe Tabelle über die Entsprechungen der fünf Wandlungsphasen [Elemente], S. 133).

Sie stehen in zweierlei Wechselbeziehungen, die als 5 Wandlungsphasen (Wu Xing) bezeichnet sind:

1. Jedes Element bringt ein anderes hervor und wird wiederum von einem anderen hervorgebracht. Holz wird zu Feuer, Feuer wird zu Erde, Erde wird zu Metall, Metall wird zu Wasser und Wasser wird zu Holz.

Wir können es so verstehen: Wird Holz entzündet, so brennt Feuer; ist das Feuer abgebrannt, so bleibt Asche, die zu Erde wird; oder durch Feuer kommt die Erde zum Vorschein; aus der Erde fördern wir Metall; mit dem zu Werkzeug geformten Metall finden wir Wasser im Boden und das auf die Erde gebrachte Wasser läßt Pflanzen und damit Holz wachsen.

2. Jedes Element überwindet ein anderes und wird von einem weiteren überwunden. Wasser überwindet Feuer, Feuer überwindet Metall, Metall überwindet Holz, Holz überwindet Erde und Erde das Wasser.

Wir können es auch so verstehen: Wasser löscht Feuer, Feuer schmilzt Metall, Metall schlägt Holz, Holz überwächst die Erde und Erde kann das Wasser eindämmen.

Diese beiden für sich geschlossenen Kreise stehen nun wieder in gegenseitiger Abhängigkeit:

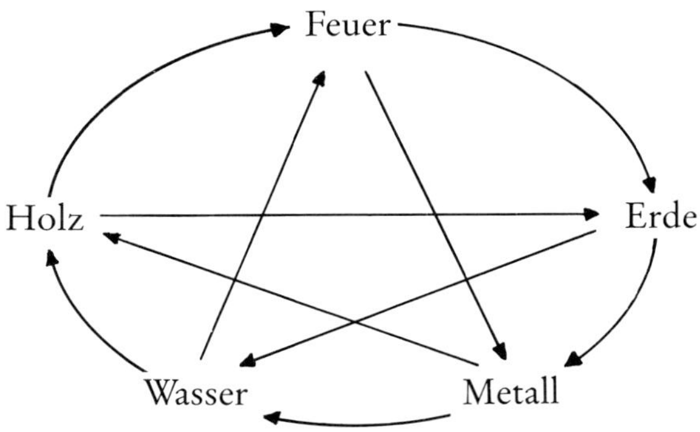

Es ist also immer der gesamte Kreis der Elemente betroffen, nicht nur ein Teil davon. Die Disharmonie in einem einzelnen Bereich wirkt auf das gesamte System. Deshalb ist auch bei der Umsetzung der Theorie in Diagnose und Therapie eine ganzheitliche Denkweise erforderlich.

Wenn zu wenig Feuer herrscht, liegt das nicht nur daran, daß zu wenig Holz vorhanden ist, sondern auch daran, daß zu viel Wasser da ist oder auch zu viel Erde verbraucht wird, wodurch das Feuer als Mutter der Erde leidet. Zu viel Wasser könnte bedeuten, daß zu viel Metall da ist oder auch zu wenig Erde. Auf diese Weise lassen sich auch die Wechselbeziehungen unserer Organfunktionen darstellen. Die Beziehungskreise der fünf Elemente, also die fünf Wandlungsphasen, erklären die Grundfunktionen unseres Organismus. Dies wurde durch Beobachtung und Körpererfahrung festgestellt, und nur im Hinblick darauf sind die fünf Elemente für die Chinesische Medizin von Bedeutung.

Tabelle über die Entsprechungen der fünf Wandlungsphasen (Elemente) im Makro- und Mikrokosmos (s. Seite 131).

Makrokosmos								Mikrokosmos (menschlicher Körper)						
Fünf Töne	Fünf Geschmacksempfindungen	Fünf Grundfarben	Fünf Veränderungen	Fünf Klimazustände	Fünf Himmelsrichtungen	Fünf Jahreszeiten	Fünf Wandlungsphasen (Elemente)	Zang-Organe	Fu-Organe	Fünf Körperöffnungen	Körperbestandteile	Fünf Emotionen	Fünf Laute	Fünf Reaktionen
Wuyin	Wuwei	Wuse	Wuhua	Wugi	Wufang	Wuji		Wuzang	Liufu	Wuqiao	Xingti	Qingzhi	Wusheng	Biandong
Jue (Go)	sauer	blau (grün)	keimen, sprossen	Wind	Osten	Frühling	Holz	Leber	Galle	Augen	Sehnen (Muskeln)	Zorn, Wut	Rufen, Schreien	fassen, Faust ballen
Zhi	bitter	rot	wachsen	Hitze	Süden	Sommer	Feuer	Herz	Dünndarm	Zunge, Ohren	Gefäße	Freude	Lachen	beunruhigt sein
Gong	süß	gelb	umwandeln	Feuchtigkeit	Mitte	Spätsommer (6. chin. Monat)	Erde	Milz	Magen	Mund	Fleisch	Nachdenken, Bedenken	Singen	Schluckauf haben
Shang	scharf	weiß	ernten	Trockenheit	Westen	Herbst	Metall	Lungen	Dickdarm	Nase	Haut, Haare	Kummer, Trauer	Weinen	husten
Yu	salzig	schwarz	speichern	Kälte	Norden	Winter	Wasser	Nieren	Harnblase	Ohren, Anus, das äußere Geschlechtsorgan	Knochen	Furcht, Angst	Stöhnen	zittern

Einführung in das Meridiansystem

Das Meridiansystem besteht aus verschiedenen Qi-Laufbahnen (Mai = Gefäße). Strenggenommen wird unterteilt in:

- längliche verlaufende Hauptlinien, den Meridianen (Jing),
- kleinere Abzweigungen wie ein Netz geformt (Luo),
- noch kleinere Abzweigungen (Sun).

Es gibt zwölf Meridiane, die den Namen des Organsystems tragen, zu dem sie führen. Spricht man zum Beispiel von »Lunge«, so meint man oft nicht nur das Organ im anatomischen Sinne, sondern auch den gesamten Funktionskreis und den Lungen-Meridian (s. Tabelle über die Entsprechungen der fünf Elemente im Makro- und Mikrokosmos, S. 133). Je nach Verlauf werden sie in vier Gruppen eingeteilt:

Die drei Yin-Meridiane der Hand sind:
Lungen-Meridian (Fei Jing),
Perikard-Meridian (Xin Bao Jing),
Herz-Meridian (Xin Jing)

Die drei Yang-Meridiane der Hand sind:
Dickdarm-Meridian (Da Chang Jing),
Drei-Erwärmer-Meridian (San Jiao Jing),
Dünndarm-Meridian (Xiao Chang Jing).

Die drei Yang-Meridiane des Fußes sind:
Magen-Meridian (Wei Jing),
Gallenblasen-Meridian (Dan Jing),
Harnblasen-Meridian (Pang Guang Jing).

Die drei Yin-Meridiane des Fußes sind:
Milz-Meridian (Pi Jing),
Leber-Meridian (Gan Jing),
Nieren-Meridian (Shen Jing).

Die Meridiane haben bestimmte Verlaufsrichtungen. Allgemein gesehen: Die drei Yin-Meridiane der Hand führen von der Brust durch die Beugeseiten der Arme zur Hand. Dort schließen sich die drei Yang-Meridiane der Hand an: Sie führen vom Handrücken durch die Streckseite der Arme zu Kopf und Gesicht. Es schließen sich die drei Yang-Meridiane des Fußes an: Sie führen von Kopf und Gesicht hauptsächlich über den Rücken und die Körperseiten zu den Füßen. Von dort führen die drei Yin-Meridiane des Fußes von den Innenseiten der Beine über den Unterbauch zur Brust. Hier schließt sich der Kreislauf mit den drei Yin-Meridianen der Hand.

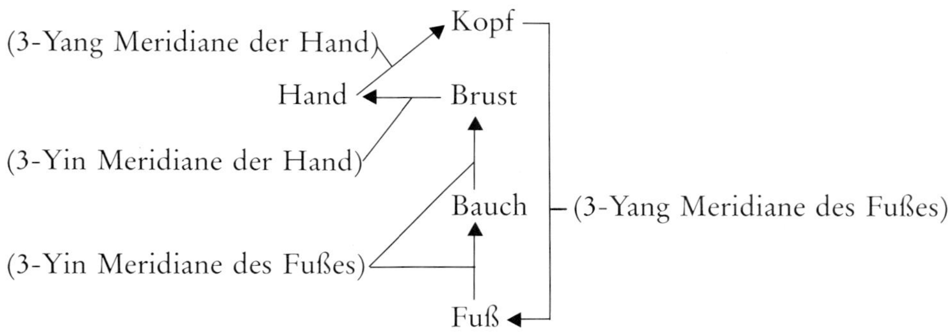

Der gesamte Kreislauf kann der schematischen Darstellung genauer entnommen werden:

1) Lungen-Meridian → 2) Dickdarm-Meridian
↓
4) Milz-Meridian ← 3) Magen-Meridian
↓
5) Herz-Meridian → 6) Dünndarm-Meridian
↓
8) Nieren-Meridian ← 7) Blasen-Meridian
↓
9) Perikard-Meridian → 10) Drei-Erwärmer-Meridian
↓
12) Leber-Meridian ← 11) Gallenblasen-Meridian
(12) → 1)

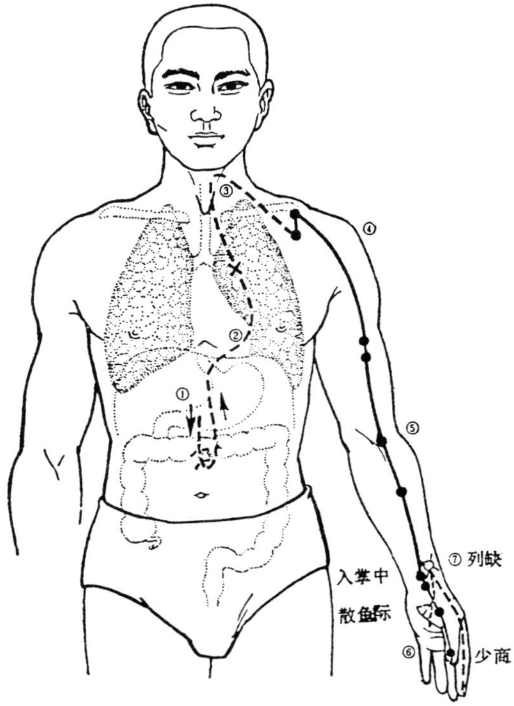

手太阴肺经循行图
Lungen-Meridian (Fei Jing)

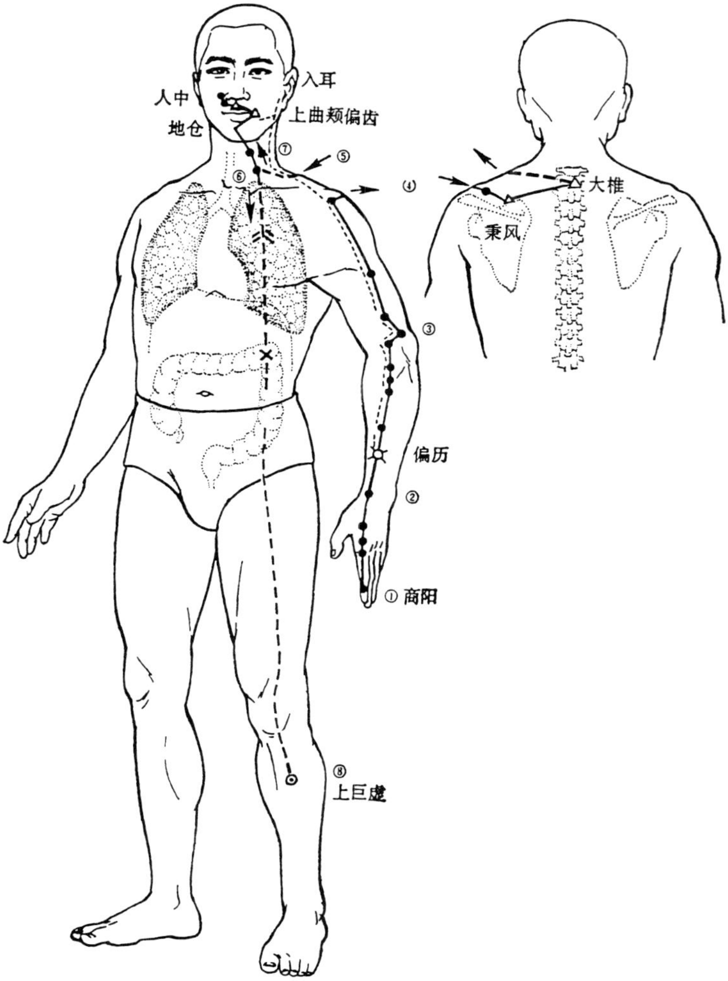

手阳明大肠经循行线路图
Dickdarm-Meridian (Da Chang Jing)

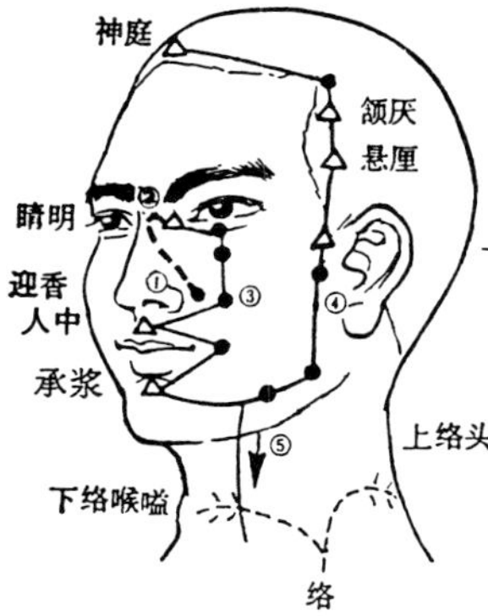

①

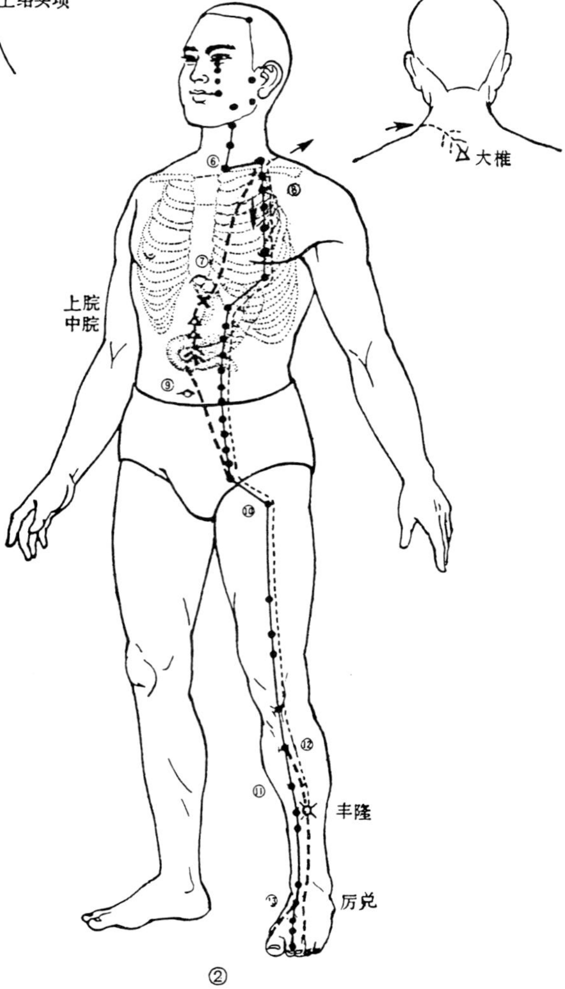

②

足阳明胃经循行线路图①②

Magen-Meridian (Wei Jing)

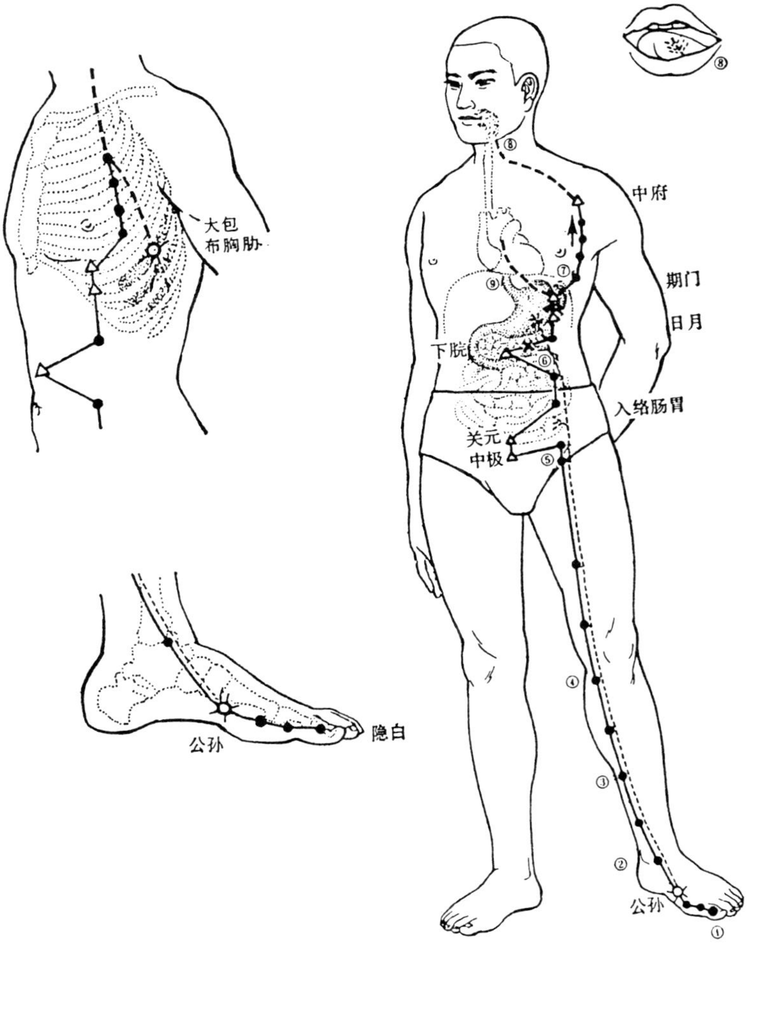

足太阴脾经循行线路图

Milz-Meridian (Pi Jing)

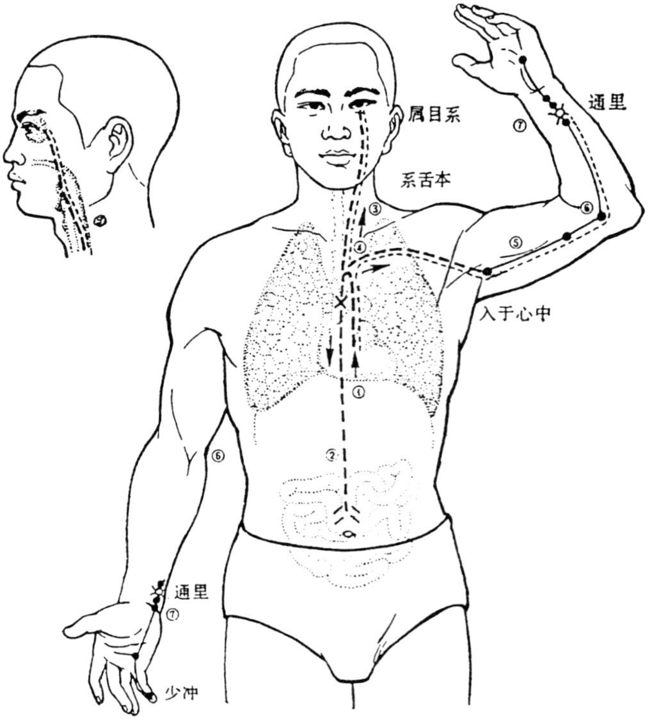

手少阴心经循行线路图
Herz-Meridian (Xin Jing)

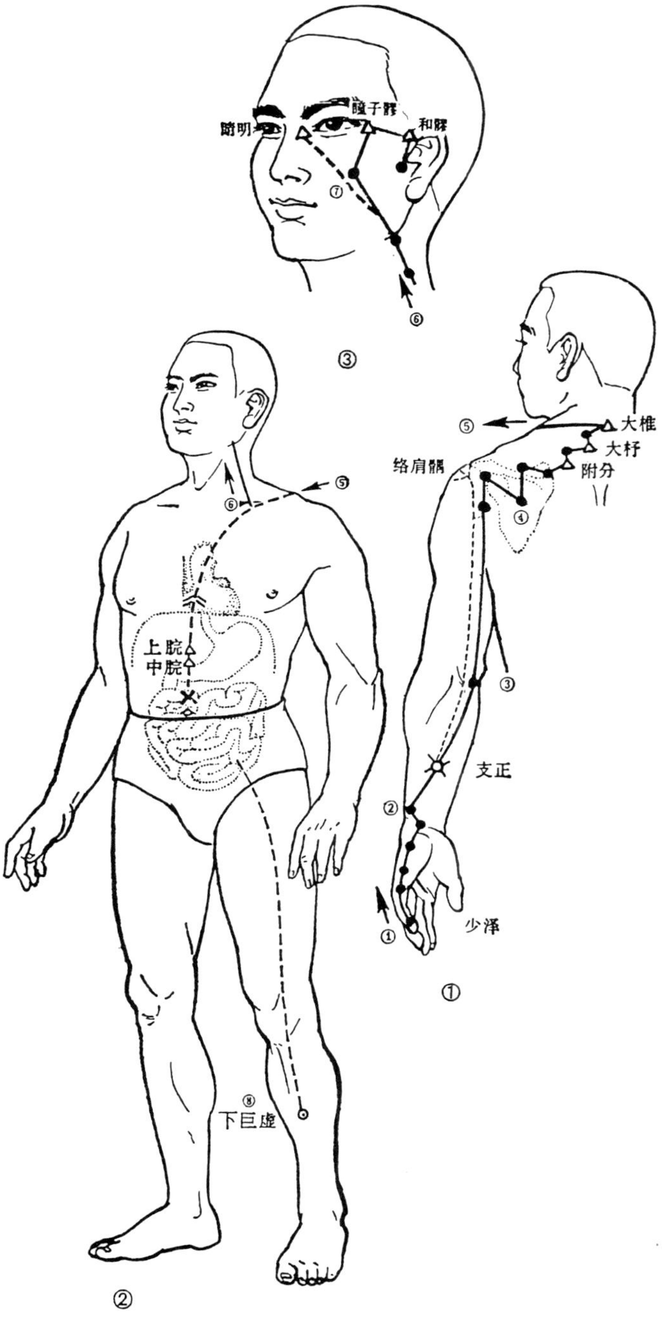

手太阳小肠经循行线路图①～③

Dünndarm-Meridian (Xiao Chang Jing)

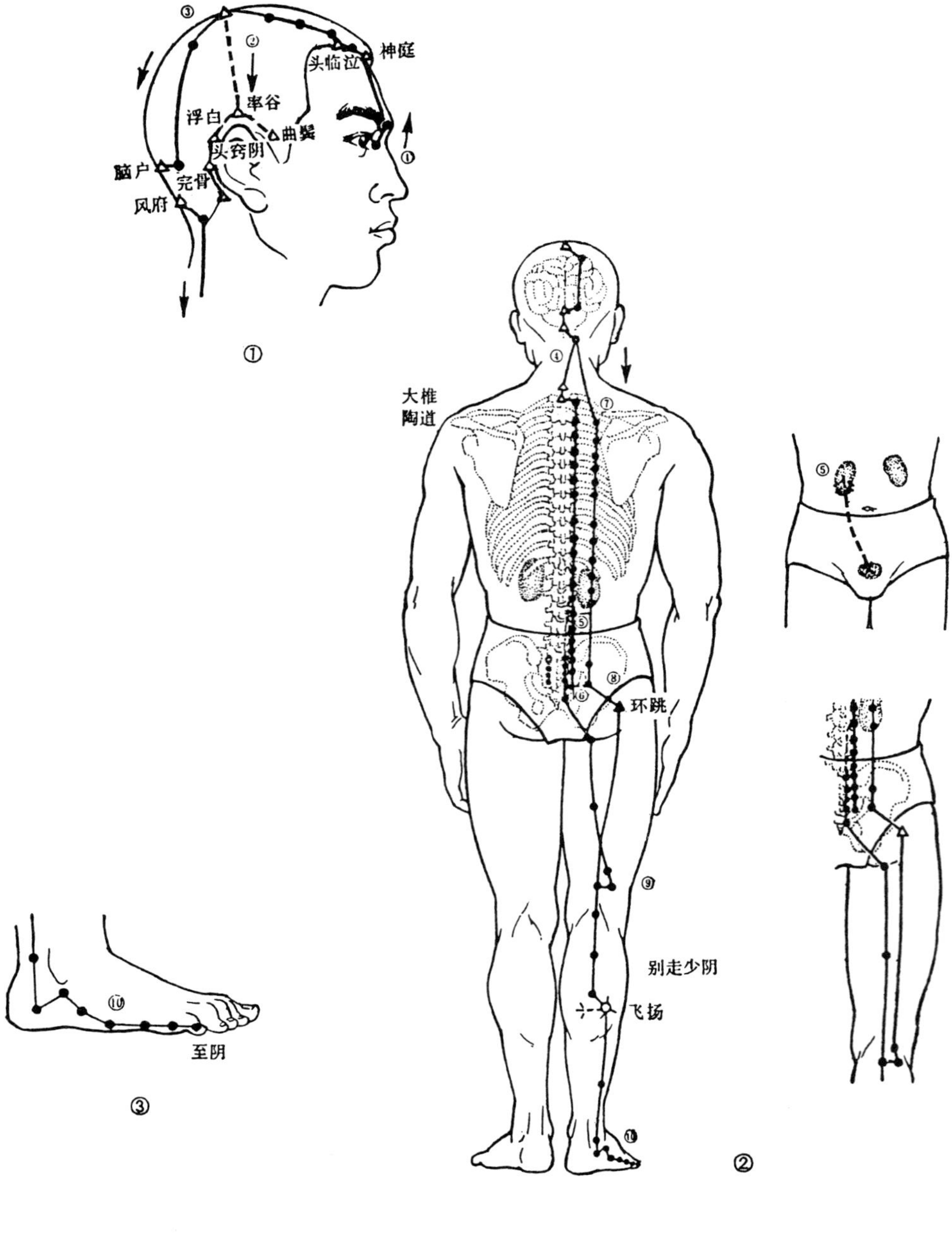

足太阳膀胱经循行线路图①～③
Harnblasen-Meridian (Pang Guang Jing)

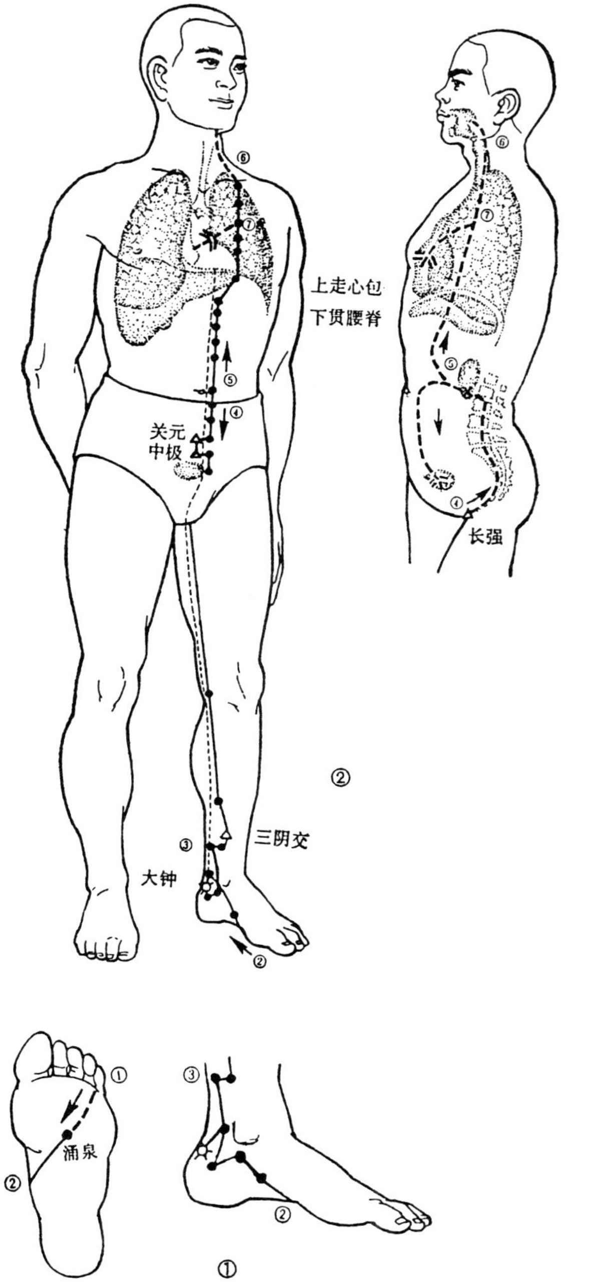

足少阴肾经循行线路图①～②
Nieren-Meridian (Shen Jing)

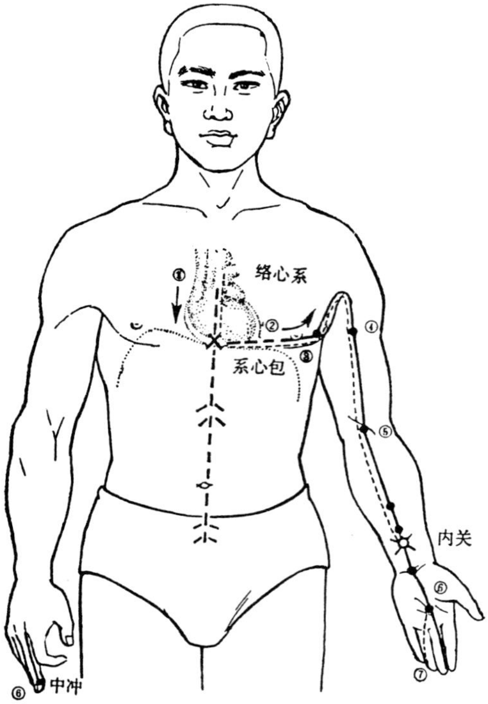

手厥阴心包经循行线路图

Perikard-Meridian (Xin Bao Jing)

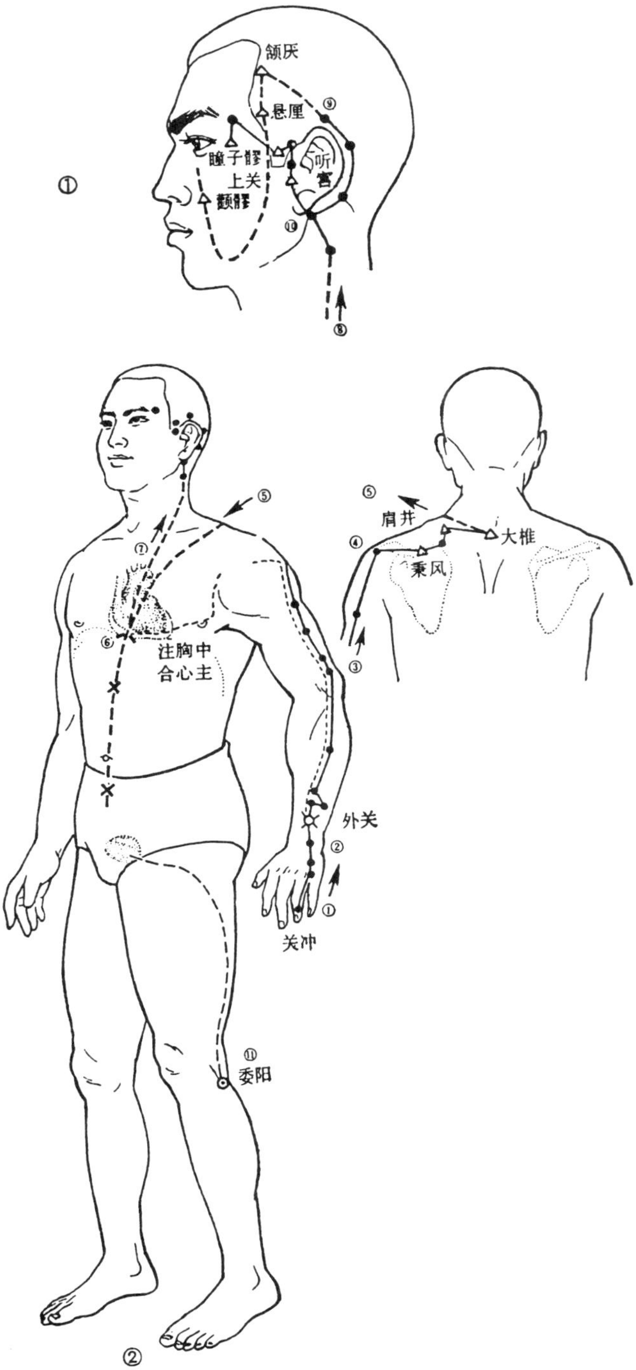

手少阳三焦经循行线路图①②

Drei-Erwärmer-Meridian (San Jiao Jing)

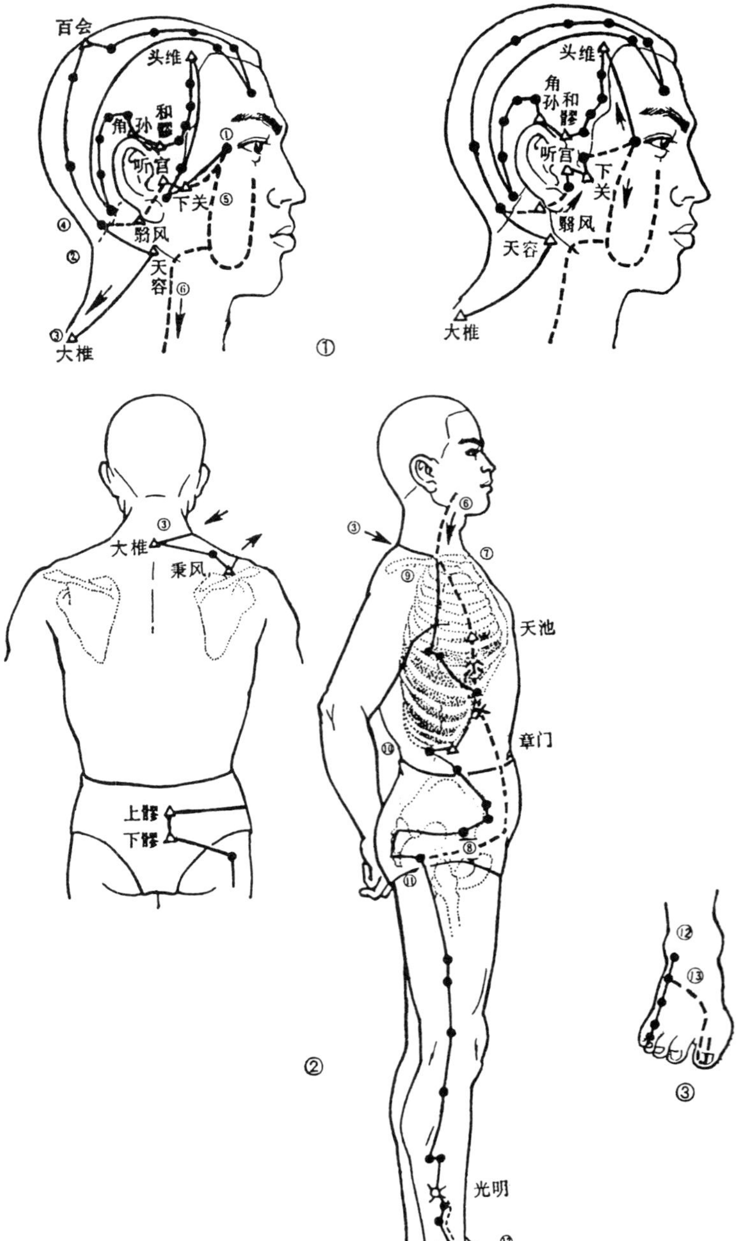

足少阳胆经循行线路图①～③

Gallenblasen-Meridian (Dan Jing)

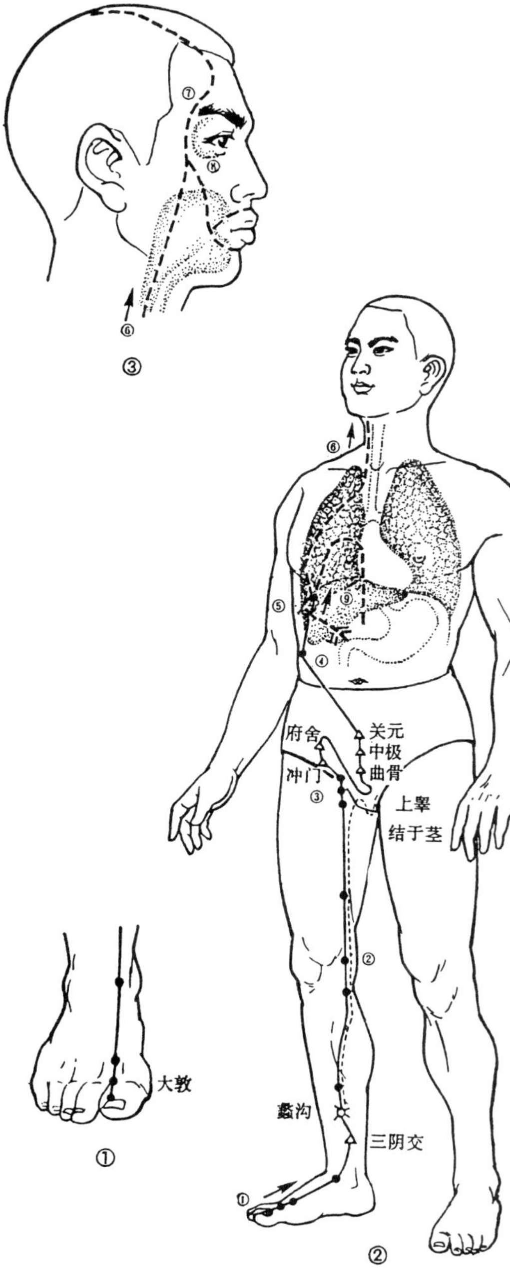

足厥阴肝经循行线路图①～③
Leber-Meridian (Gan Jing)

Es existieren daneben Meridiane, die nicht nach einem inneren Partnerorgan benannt sind. Sie stellen Verbindungen zwischen den Meridianen her und werden nach ihren Funktionen benannt. Sie sind die sogenannten irregulären Meridiane (Qi Jing Ba Mai oder Ji Jing Ba Mai).

Bildliche Darstellungen der unregulären Meridiane:

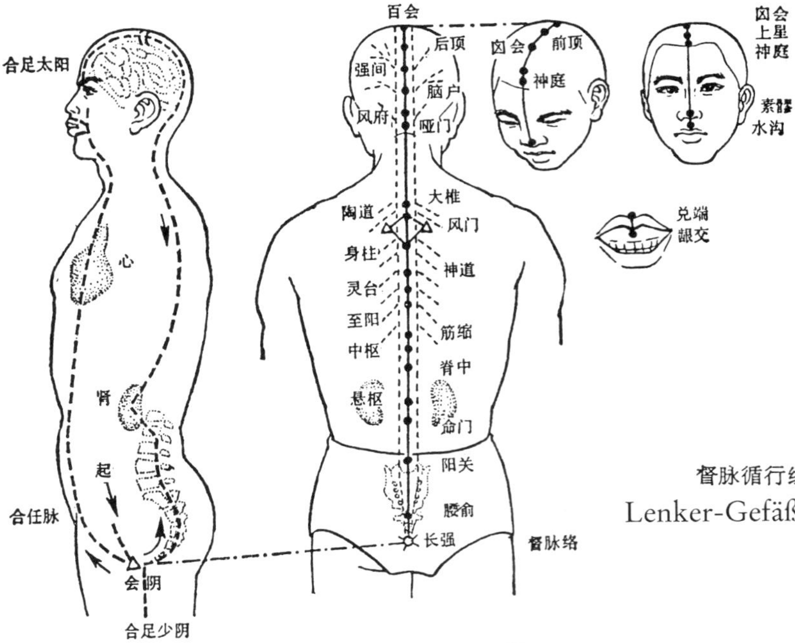

督脉循行线路图

Lenker-Gefäß (Du-Mai)

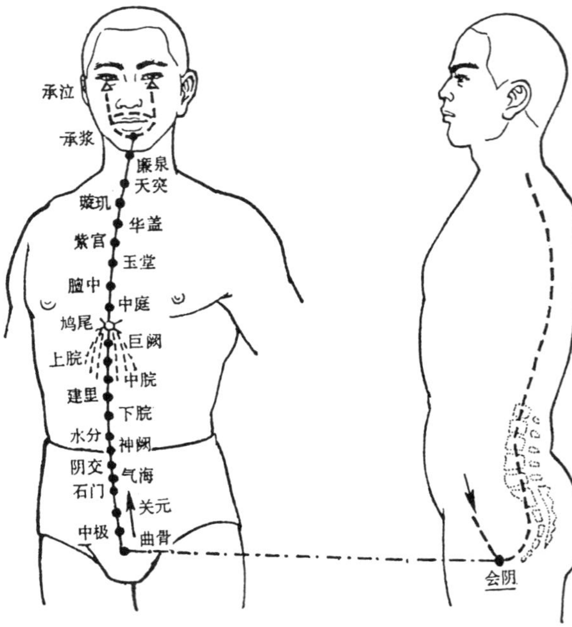

任脉循行线路图

Diener-Gefäß (Ren-Mai)

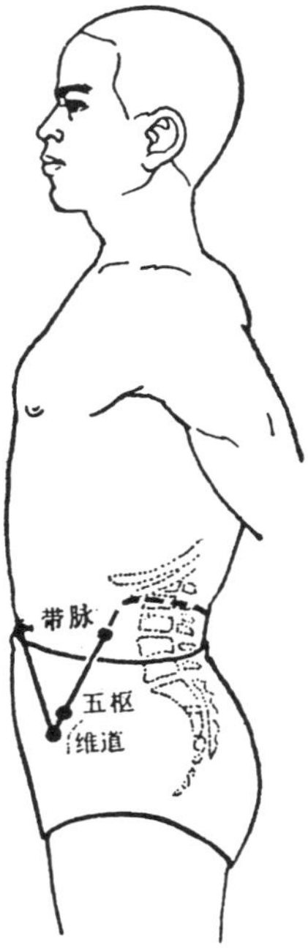

带脉循行线路图

Gürtel-Gefäß (Dai-Mai)

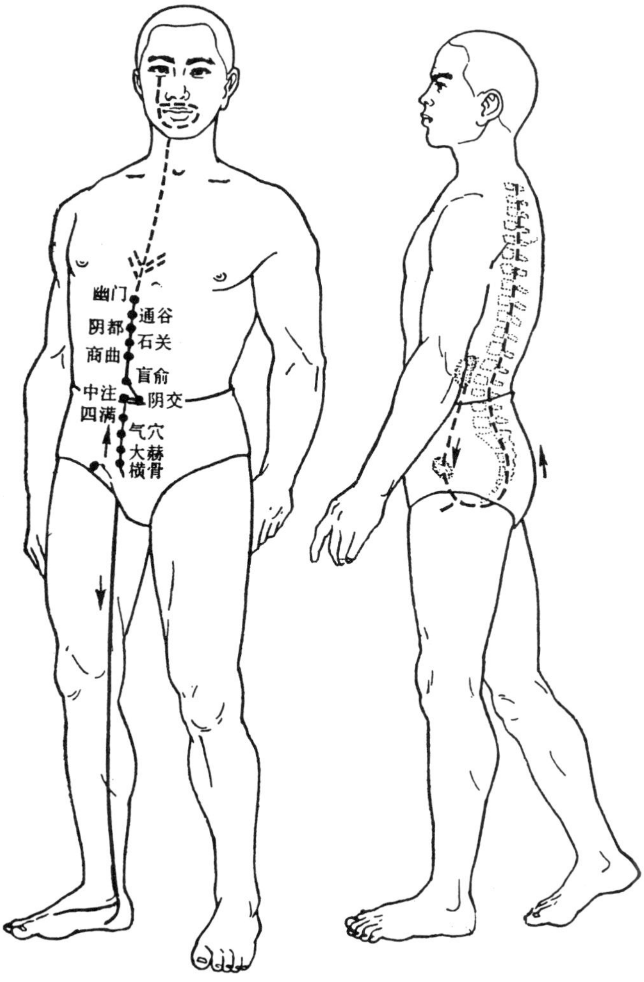

冲脉循行线路图

Knotenpunkt-Gefäß (Chong-Mai)

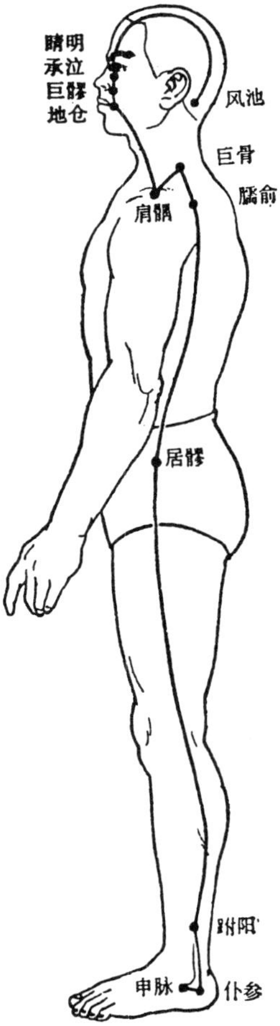

阳蹻脉循行图
Ferse-Yang-Gefäß (Yang-Qiao-Mai)

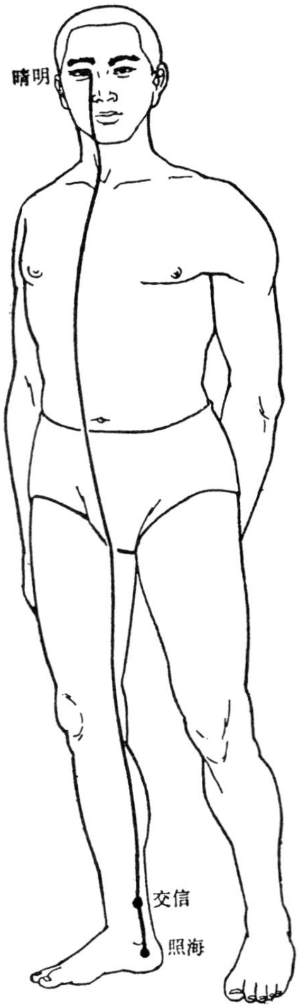

阴蹻脉循行图
Ferse-Yin-Gefäß (Yin-Qiao-Mai)

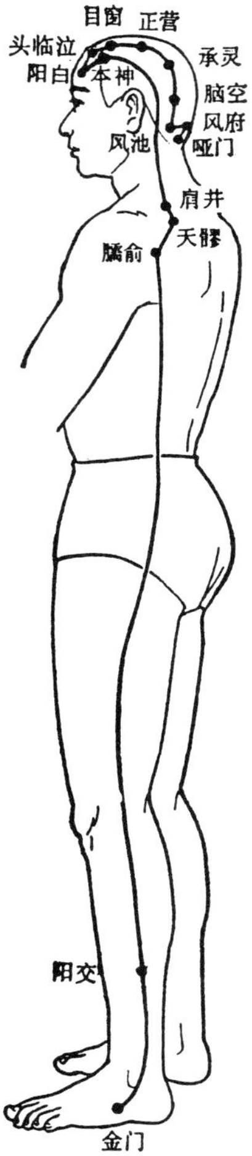

阳维脉循行图

Yang-Binden-Gefäß (Yang-Wei-Mai)

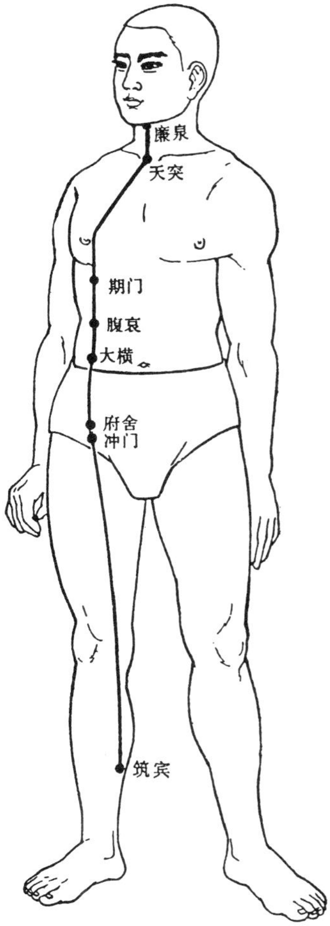

阴维脉循行图

Yin-Binden-Gefäß (Yin-Wei-Mai)

Funktion der Meridiane

1. Herstellung von Verbindungen zwischen:
- den gemeinsamen funktionierenden Organpaaren »Zang« (entspricht Yin) und »Fu« (entspricht Yang), die jeweils paarweise durch eines der fünf Elemente gekennzeichnet werden. Zang kann mit Speicher und Fu mit Aufarbeiter, Palast, Residenz übersetzt werden (siehe Tabelle über die Entsprechungen der fünf Elemten und Kapitel Yin-Yang);
- inneren Organen und Körperöffnungen sowie Sinnesorganen wie Augen, Ohren, Nase, Mund, Zunge, äußeren Geschlechtsorgan und Anus;
- inneren Organen und der Peripherie wie zum Beispiel den Gliedmaßen.

2. Transport des Qi
Durch die Meridiane kann das Qi fließen. Die guten wie die schlechten Einflüsse werden in gleicher Weise durch die Verbindungen geleitet.

3. Widerspiegelung von inneren Organen
Wie man auf der zu einer Stadt führenden Straße beobachten kann, ob es in der Stadt regnet (die stadtauswärts fahrenden Autos sind naß), kann man auch durch die Meridiane erfahren, ob die dazugehörenden inneren Organe in Ordnung sind. Da alle inneren Organe einen Meridian haben, der an die Körperperipherie führt, können immer Zeichen von Störungen und Krankheiten innerer Organe auf den entsprechenden Stellen der Meridiane zu finden sein. Dementsprechend haben sich in der Traditionellen Chinesischen Medizin ganz eigenständige und von denen der Schulmedizin vollkommen verschiedene diagnostische Methoden entwickelt.

4. Regulation von »Xu« (leer) und »Shi« (voll)
Tritt im Körper eine Qi-Disharmonie auf, so kann sie durch Einwirkung auf die Meridiane behandelt werden. Durch Anwendung von Akupunktur auf bestimmten Meridianstellen kann das Qi dort, wo es zuwenig ist oder ganz fehlt (Xu), aufgefüllt und von dort, wo es zuviel (Shi) ist, abgeleitet werden. Durch Meridiane können alle Organsysteme mit Qi im Sinne von Yin und Yang harmonisiert werden, damit der Körper Ausgleich und Einheit erlangt.

Zu den Meridianen sei ein wichtiger Satz aus einem der Klassiker des Qi Gong, *Huang Di Nei Jing*, zitiert: »Die Meridiane bestimmen Leben und Tod, behandeln alle Krankheiten, regulieren Xu und Shi, dürfen nicht blockiert werden.«

Yin – Yang

Yin und Yang bedeuten ursprünglich Schatten und Sonne oder die dunkle und helle Seite einer Sache. Sie drücken keine Wertungen aus, sondern charakterisieren lediglich alle Gegensatzpaare wie z. B. innen und außen, unten und oben, rechts und links, hinten und vorne, Nacht und Tag, Frauen und Männer, Winter und Sommer.

Das Yin-Yang-Prinzip hat erst dann einen Sinn, wenn beide Teile eines Gegensatzpaares verglichen werden. Nichts kann alleine als Yin oder Yang charakterisiert werden. Der Sommer kann nur dann als Yang charakterisiert werden, wenn er als Gegensatz zum Winter betrachtet wird. Beide Teile des Gegensatzpaares müssen auch noch vergleichbar sein. Deshalb ist es auch nicht möglich, den Sommer als Yang der Nacht als Yin gegenüberzustellen, weil sie kein geeignetes Gegensatzpaar sind.

In Yin ist auch Yang enthalten und umgekehrt. Der Sommer (Yang) besteht aus Tagen (Yang) und Nächten (Yin). Yin und Yang können einander wandeln, wie der Sommer vergeht und Herbst und Winter kommen.

Das Yin-Yang-Prinzip ist ein Naturgesetz, mit dem chinesische Philosophie und TCM Mikrokosmos und Makrokosmos und ihre Veränderungen erklären.

Verzeichnis der zitierten Bücher

Bao Pu Zi von Ge Hong, anderer Name: Bao Pu Zi, östliche Jin-Dynastie (317–420).

Huang Di Nei Jing, abgekürzt *Nei Jing* (meist übersetzt mit *Klassiker des Gelben Kaisers*), ältester Klassiker der Traditionellen Chinesischen Medizin, entstanden etwa in der Zeit der Streitenden Reiche (475–221 v. Chr.).

Nan Jing, entstanden etwa in der westlichen Han-Zeit (206 v. Chr.–24 n. Chr.), der angebliche Autor Bian Que lebte jedoch in der Zeit der Streitenden Reiche (475–221 v. Chr.) und ist eine sehr berühmte Gestalt in der Chinesischen Medizin.

Qi Gong de Ke Xue Ji Chu von Xie Huan Zhang, Peking TU Verlag, 1988.

Shang Shu, ein historisches Buch über die vorgeschichtliche Zeit; der Legende nach soll Konfuzius der Autor sein.

Tai Qing Tiao Qi Jing, unbekannter Autor, vermutlich aus der Tang-Dynastie (618–907), klassisches Qi-Gong-Buch.

Wu Yao Yuan Quan, von Wang Ang, Qing-Dynastie (1644–1912), eine der wichtigsten Schriften des Qi Gong.

Yi, Abkürzung für *Zhou Yi*, besteht aus den zwei Hauptteilen *Yi Jing (I King)* und *Yi Zhuan*. Es ist eine der ältesten und wichtigsten konfuzianischen Textsammlungen, die über einen langen Zeitraum hin entstand (etwa vom 21. Jahrhundert bis etwa 476 v. Chr.).

Zhuang Zi. Zhi Bei Jou, aus der Zeit der Streitenden Reiche (475–221 v. Chr.).

Kontaktadresse für:

- das OMNI-MOBIL,
- die Begleit-Video-Kassette,
- die Qi-Gong-Kurse mit Qingshan Liu:

Qingshan Liu
Qi-Gong-Meister und chinesischer Arzt
Postfach 81 05 41
D-81905 München
Tel./Fax: 089/9295663

Weitere Titel aus unserem Programm

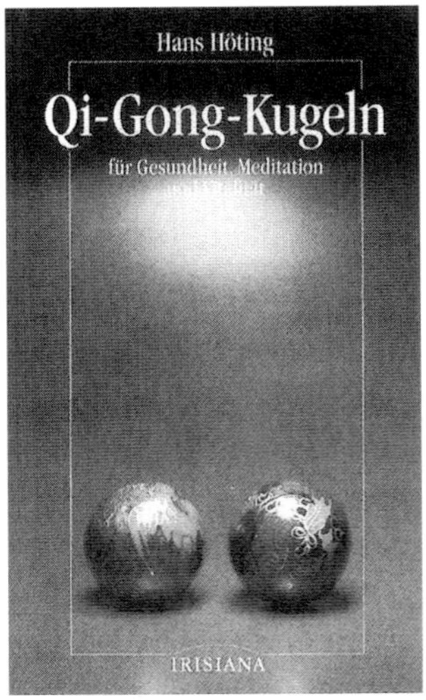

Hans Höting

Qi Gong Kugeln
für Gesundheit, Meditation und Vitalität

352 Seiten mit zahlreichen Abbildungen und Skizzen, Festeinband

Aus intimer Kenntnis der traditionellen chinesischen Heilweisen entfaltet Hans Höting ein differenziertes Hintergrundwissen zu den unterschiedlichsten Qi-Gong-Kugeln, Einzel- und Zwillingskugeln, und ihren therapeutischen Anwendungsbereichen: vom Fitness-Training bis zur speziellen Behandlung körperlicher Leiden.
Sorgfältig beleuchtet der Autor die Qi-Gong-Kugeln aus jedem erdenklichen Blickwinkel: ganz gleich, ob es um ihren Ursprung in der Walnuß in prähistorischer Zeit, ihre Wirkungsweise oder die physikalischen und philosophischen Implikationen ihrer Kugelform geht.

IRISIANA

Toyo und Petra Kobayashi

T'ai Chi Ch'uan

Ein praktisches Handbuch zum Selbststudium

140 Seiten mit zahlreichen Abbildungen und einer Schautafel, Festeinband

T'ai Chi Ch'uan ist ein traditionelles chinesisches System von Übungen, das auf der Philosophie des Tao beruht und positive Auswirkungen auf Gesundheit und Gesamtbefinden hat. Angestrebt ist die Harmonie aller Kräfte von Körper, Seele und Geist.

Petra Kobayashi

Der Weg des T'ai Chi Ch'uan

Geistiger Hintergrund und taoistische Praktiken

167 Seiten mit vielen Abbildungen, Kalligraphien und Fotos, Festeinband

Der Schwerpunkt dieses Buches liegt in der Darstellung des meditativen und geistigen T'ai Chi Ch'uan unter besonderer Würdigung des taoistischen Hintergrundes. Der Theorie schließen sich vorbereitende praktische Übungen an, die mit Fotos und Fußdiagrammen detailliert erläutert und ergänzt werden.

Toyo und Petra Kobayashi

T'ai Chi Ch'uan

Einswerden mit dem Tao

192 Seiten mit zahlreichen Abbildungen und Fotos, Festeinband

Hier ist die hohe Kunst des klassischen T'ai Chi Ch'uan beschrieben, die nicht nur als ganzheitliche Gesundheitsübung, Heilgymnastik, Entspannungs- und Atemübung zu verstehen ist, sondern auch die spirituelle Entwicklung des Menschen fördert.

Petra Kobayashi/Chiang Tao Chi

Die Schwertkunst des T'ai Chi Chuan

ca. 190 Seiten mit zahlreichen Abbildungen, Kalligraphien und Fußdiagrammen, Festeinband

In diesem Buch offenbart sich die Schwertkunst nicht nur als Selbstverteidigung: Sie ist eine ganzheitliche Gesundheitsübung und Meditation in Bewegung, die nicht nur als Vervollkommnung des T'ai Chi Ch'uan zu betrachten ist, sondern in China auch als eigenständiger Weg gilt, der die Kenntnis der T'ai Chi-Übungen nicht voraussetzt.

IRISIANA